U0142525

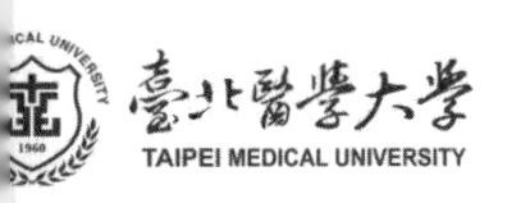

打｜造｜全｜人｜照｜顧｜體｜系

Integration health and long-term care

醫療與長照整合

王懿範／邱文達——等著

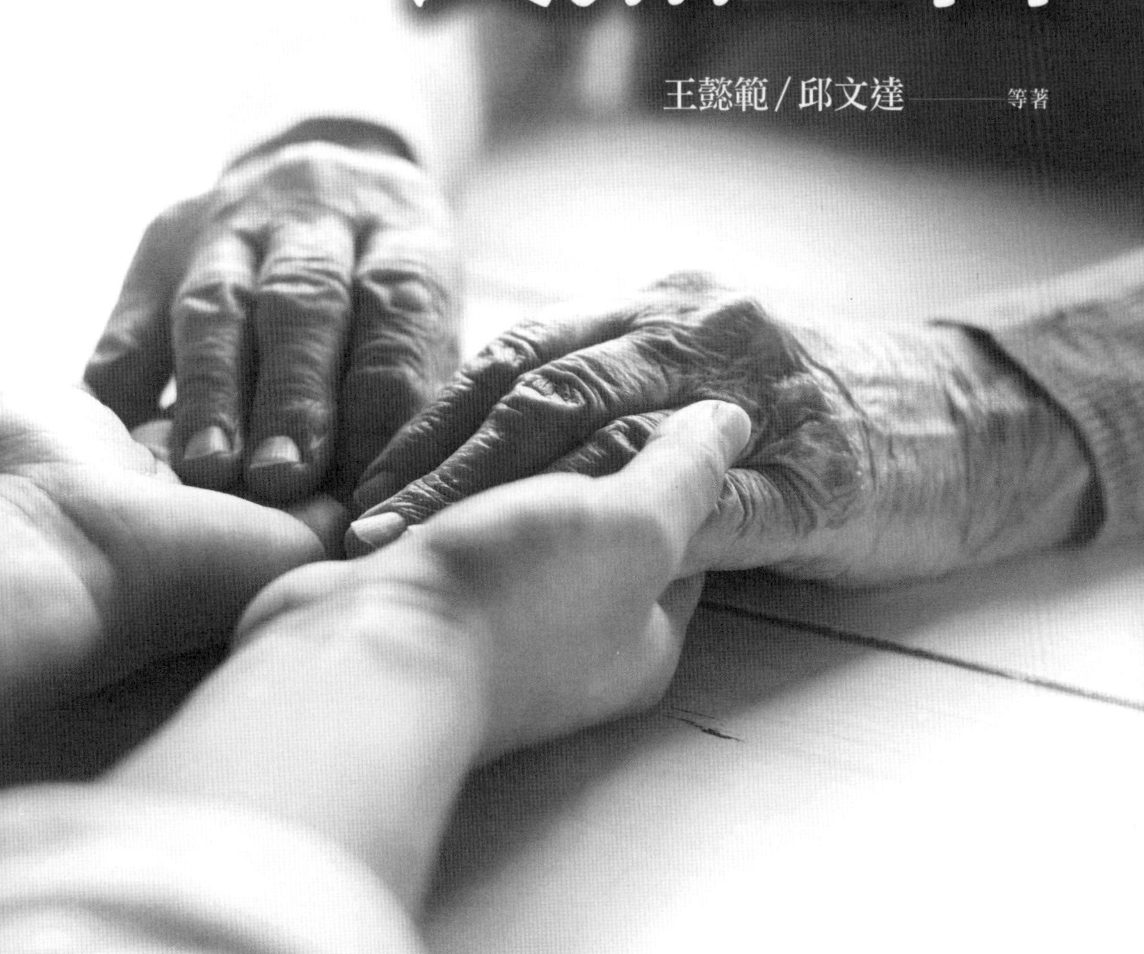

作者簡介

依姓名筆劃排序

王亭貴

現職：國立臺灣大學醫學院附設醫院復健部主任
國立臺灣大學醫學院附設醫院復健科主治醫師
國立臺灣大學醫學院教授
臺灣復健醫學會理事長
臺灣吞嚥障礙學會副理事長

學歷：美國紐約大學附設醫院復健科研究員
美國紐澤西醫學院復健科研究員
國立臺灣大學醫學院醫學系學士

經歷：國立臺灣大學醫學院附設醫院復健科住院醫師

王祖琪

現職：新北市立聯合醫院副院長

學歷：美國華盛頓大學護理研究所畢業
國立臺灣大學護理系學士

經歷：臺北市立聯合醫院長期照護發展中心主任
臺北市政府衛生局簡任技正
臺北市立聯合醫院護理部主任
臺北市立聯合醫院中興院區護理科主任

王懿範

現職：美國凱斯西儲大學醫學院及美國凱斯西儲大學醫學中心臨床教授

臺北醫學大學訪問學者

學歷：美國紐約雪城大學（Syracuse University）麥克斯韋爾公共事務學院（School of Maxwell Public Affairs and Citizenship）公共管理學院及社會科學學院碩士及博士

美國紐約雪城大學（Syracuse University）護理學院學士及社區衛生管理碩士

經歷：衛生福利部及國家衛生研究院「長期照護與醫療服務資訊整合研究計畫」計畫總顧問

北京清華大學人文學院老人研究中心及公共管理學院高級訪問學者

美國班傑明羅斯（Benjamin Rose Institute）研究中心策略發展主管

美國匹茲堡大學醫學院及聖瑪格麗特紀念醫院老年學中心主任

美國匹茲堡大學醫學院助理教授

美國密西根大學 政策及社會研究中心美國衛生研究院研究員

李玉春

現職：國立陽明大學衛生福利研究所教授

學歷：美國德州大學公共衛生學博士

國立臺灣大學公共衛生學系學士

經歷：衛生福利部政務次長

臺灣公共衛生學會理事長

衛生福利部健康資料加值應用研究中心陽明分中心主任

國立陽明大學衛生福利政策研究中心主任

行政院衛生署長期照護保險籌備小組總顧問

行政院衛生署全民健保醫療費用協定委員會主任委員

國立陽明大學衛生福利研究所所長

行政院衛生署全民健康保險規劃小組支付制度組召集人

李孟智

現職：衛生福利部臺中醫院院長

世界家庭醫師會亞太地區（Wonca APR）主席

醫策會教學醫院評鑑暨醫學中心任務指標委員

臺灣家庭醫學醫學會理事長

國家衛生研究院群體健康科學研究所兼任研究員

疾病管制署顧問

國民健康署顧問

學歷：日本東京醫科大學醫學博士

美國明尼蘇達大學公共衛生學碩士（2015公共衛生學院傑出校友獎）

中山醫學院醫學系學士

經歷：臺灣家庭醫學教育研究學會理事長

臺灣青少年醫學暨保健學會榮譽理事長

老年學暨老年醫學會常務理事

臺灣健康醫院學會理事

林依瑩

現任：臺中市副市長

學歷：國立中正大學社會福利研究所碩士

逢甲大學合作經濟系學士

經歷：弘道老人福利基金會執行長

行政院行政院長期照護保險推動小組第7屆委員

勞動部「多元就業開發方案」暨「培力就業計畫」審查委員

臺中市政府高齡友善城市推動委員會第2屆委員

臺中市長期照顧服務推動小組第3屆委員

林金立

現職：社團法人雲林縣老人福利保護協會理事長

財團法人雲林縣同仁仁愛之家董事長

財團法人長泰社會福利基金會附設自立支援學院執行長

行政院長期照顧推動小組委員

學歷：國立中正大學社會福利研究所碩士

東吳大學社會工作系學士

經歷：全方位照顧實務聯盟召集人

臺日高齡福祉推動協進會召集人

社團法人台灣居家服務策略聯盟副理事長

社團法人台灣老人福利機構協會常務理事

社團法人台灣高齡照護暨教育協會監事

朝陽科技大學銀髮產業管理學系兼任講師

邱文達

現職：臺北醫學大學講座教授

美國AHMC醫療集團（Garfield, San Gabriel, Monterey Park,

Greater El Monte, Whittier, Anaheim, Alhambra Hospitals）聯合總執行長／顧問

Visiting Professor, Tufts University, U.S.A.

國際醫療衛生促進協會理事長

財團法人外傷防治暨災難醫學研究基金會董事長

財團法人臺灣基督長老教會馬偕紀念社會事業基金會董事

學歷：日本大學醫學院神經學博士

美國匹茲堡大學流行病學博士

美國史丹福大學神經外科研究員

中山醫學院醫學系學士

經歷：衛生福利部部長

行政院衛生署署長

國家衛生研究院董事長

NIH, USA, Guest Researcher

臺北醫學大學校長

臺北醫學大學署立雙和醫院院長

國立陽明大學兼任教授

臺北醫學大學副校長

臺北醫學大學傷害防治學研究所所長

臺北醫學大學市立萬芳醫院院長

臺北醫學大學公共衛生學系系主任

臺北醫學大學神經外科教授兼主任

洪燕妮

現職：臺北醫學大學高齡健康管理學系副教授

臺北醫學大學長期照護碩士學位學程副教授（合聘）

學歷：國立陽明大學公共衛生（衛生政策）博士

國立臺灣大學公共衛生（醫務管理）碩士

國立臺灣大學護理學系學士

經歷：臺北醫學大學高齡健康管理學系助理教授

國立陽明大學護理學系專案助理教授

和信治療中心醫院企劃部副組長

萬芳醫院醫事室門診組組長

范雅渝

現職：衛生福利部國際合作組研究助理

學歷：國立陽明大學衛生福利研究所碩士

經歷：衛生福利部部長室專員

國立陽明大學衛生福利研究所研究助理

孫茂勝

現職：彰化基督教醫院院長特助

彰化基督教醫院醫療副院長

體系醫療照護整合推動中心執行長

臺灣醫策會評鑑委員

臺灣醫策會諮詢專家

臺灣內科醫學會理事

教育部部定副教授

臺灣消化系內視鏡醫學會理事

臺灣消化系醫學會理事

高齡友善健康照護機構實地訪查認證委員

臺灣醫院協會「專科護理師訓練醫院認定計畫」訪視委員

學歷：中國醫藥大學醫學系學士

經歷：彰化基督教醫院醫療長

涂心寧

現職：社團法人新北市身心障礙者福利促進協會總幹事

社團法人新北市家庭照顧者關懷協會理事

行政院勞動部勞動力發展署訓練品質系統評核委員

社團法人台灣居家服務策略聯盟理事長

社團法人台灣社會企業創新創業學會理事

中華民國家庭照顧者關懷總會第10屆理事

桃園市政府第1屆長期照顧推動小組委員

衛生福利部長照保險資訊系統之需求規劃專家

衛生福利部護理及健康照護司長照制度實施成效檢討與評價計畫工作小組委員

勞動部勞動力發展署北基宜花金馬分署銀髮顧問團顧問

學歷：天主教輔仁大學非營利組織管理研究所修業中

致理商業專科學校五專部國際貿易科畢業

經歷：新北市政府教育局終身學習推展委員會第1～2屆委員

新北市政府國民小學校長遴選委員會委員

新北市政府教育局國民中小學校務評鑑委員

行政院勞動部私立就業服務機構從事跨國人力仲介服務品質評鑑委員

基隆市政府辦理照顧服務員訓練／居家照顧服務暨日間照顧審查委員

澎湖縣政府老人福利機構／居家服務評鑑委員

新竹市政府居家服務評核委員

嘉義縣政府居家服務評鑑委員

涂明香

現職：行天宮醫療志業醫療財團法人附設橫溪恩主公護理之家督導

學歷：國立陽明大學生物醫學資訊所博士候選人

國立臺北護理學院學士

經歷：行天宮醫療志業醫療財團法人附設橫溪恩主公護理之家資深專員

行天宮醫療志業醫療財團法人恩主公醫院護理長

臺大醫院心臟外科加護病房護理師

張博論

現職：國立陽明大學生物醫學資訊研究所教授

國立陽明大學護理學院合聘教授

國立陽明大學整合性健康照護研究中心主任

高齡與健康研究中心科技組召集人

臺灣醫學資訊學會理事長

臺灣護理資訊學會顧問

學歷：美國威斯康辛州麥迪遜校區（UW-Madison）工業工程（Industrial Engineering）健康系統組（Health Systems）博士

經歷：任職於衛生署負責國家疫苗研發自製與產業發展政策規劃，並參與公共衛生與醫務管理教學工作

美國明尼蘇達州立大學護理學院兼任教授

美國威斯康辛州護理學院訪問教授

美國HIMSS資訊科技導向教育改革基金會（TIGER）國際委員
美國護理資訊聯盟（ANI）臺灣護理資訊學會代表
全球護理信息大會（NI 2014）主席

張耀懋

現職：臺北醫學大學衛生政策暨健康照護研究中心副研究員
臺北醫學大學醫務管理學系暨研究所副教授

學歷：國立臺灣大學健康政策與管理研究所博士
美國波士頓大學法學院碩士（LLM）
東吳大學法學院碩士
中國醫藥大學醫務管理研究所碩士

經歷：嘉義市政府衛生局局長
美國哈佛大學法學院EALS中心訪問學者
美國哈佛大學公共衛生學院TAKEME PROGRAM研究員
聯合報／民生報醫藥新聞組組長

莊美如

現職：嘉義市政府衛生局祕書
嘉義市長照管理中心主任

學歷：美國約翰霍普金斯大學衛生政策與管理博士候選人
國立中正大學資訊管理研究所碩士
國立臺灣大學公共衛生研究所衛生政策與管理組碩士
臺北醫學院公共衛生學系學士

經歷：嘉義市政府衛生局代理副局長
嘉義市政府衛生局醫政科科長

嘉義市長期照顧管理中心衛生資源組組長

嘉義市政府衛生局企劃科科長

國立臺灣大學醫學院附設醫院醫療品質管理委員會組員

中央健康保險局臺北分局門診費用組課員

勞工保險局住院費用組八等辦事員

許碧珊

現職：衛生福利部臺中醫院家庭醫學科主任

學歷：東海大學EMBA碩士

中山醫學大學醫學系學士

經歷：臺灣家庭醫學醫學會教育訓練委員會委員

衛生福利部臺中醫院社區醫學暨健康部主任

臺灣家庭醫學醫學會繼續教育訓練委員會委員

行政院衛生署臺中醫院家庭醫學科主治醫師

陳再晉

現職：臺北醫學大學臨床教授兼衛生政策暨健康照護研究中心主任

臺北市立萬芳醫院醫學教育及國際醫療執行長

學歷：美國哈佛大學公共衛生學碩士

國立臺灣大學醫學系學士

經歷：行政院衛生署副署長兼法規會主任委員／兼醫院管理委員會執行長

行政院衛生署技監／參事兼中部辦公室主任

行政院衛生署疾病管制局局長／保健處處長

臺北市立和平醫院／臺北市立慢性病防治院院長

陳秀玟

現職：衛生福利部護理及健康照護司科長

學歷：國立臺北護理健康大學長期照護研究所碩士

經歷：行政院衛生署護理及健康照護處科長

行政院衛生署護理及健康照護處技正

行政院衛生署醫事司技士

陳珮青

現職：臺北市立大學衛生福利學系助理教授

學歷：國立陽明大學衛生福利研究所博士

國立臺灣大學衛生政策與管理研究所碩士

國立臺灣大學公共衛生學系學士

經歷：國立陽明大學衛生福利研究所專案助理教授

陳惠姿

現職：臺灣長期照護專業協會理事

財團法人輔仁大學兼任副教授

天主教長期照護機構協會常務理事

天主教健康照護聯盟理事

學歷：University of Pittsburgh Ph.D.

Medical College of Georgia MSN

國立臺灣大學護理學系學士

經歷：行政院長期照護保險推動小組委員

臺灣長期照護專業協會理事長／常務監事

財團法人輔仁大學副教授兼系主任

財團法人輔仁大學老人學程主任
輔英技術學院副教授兼系主任
高雄市政府衛生局護理科股長／科長

陳逸卉

現職：亞洲大學護理學系助理教授

學歷：美國威斯康辛大學麥迪遜分校護理博士
美國威斯康辛大學麥迪遜分校護理碩士
中國醫藥大學護理系學士

經歷：臺北醫學大學護理學院助理教授

陳適卿

現職：臺北醫學大學醫學院副院長／醫學系教授
臺北醫學大學附設醫院復健醫學部教授／主治醫師

學歷：日本東北大學醫學博士
高雄醫學大學醫學系學士

經歷：臺北醫學大學附設醫院副院長
臺大醫院復健部住院醫師／總醫師／主治醫師
國家復健輔助科技中心規劃計畫主持人
臺灣復健工程學暨輔具科技學會理事長
臺灣復健醫學會常務理事／推廣委員會主任委員
臺灣ICF國際健康功能與身心障礙分類系統研究學會常務理事

楊文達

現職：衛生福利部臺中醫院內科科主任／教學研究部主任

臺中醫院醫務祕書兼全人整合計畫工作召集人

中國醫藥大學兼任助理教授

疾病管制署顧問醫師

學歷：中國醫藥大學醫學研究所博士

經歷：行政院衛生署臺中慢性病防治院慢性病科／胸病科主任

行政院衛生署臺中慢性病防治院胸病科主治醫師

臺灣結核病醫學會理事

中華民國防癆協會監事

廖妙淯

現職：衛生福利部臺中醫院高年科主任

衛生福利部臺中醫院家庭醫學科主治醫師

衛生福利部臺中醫院教學研究部副主任

學歷：中山醫學大學醫學研究所博士生

中國醫藥大學中西醫結合研究所碩士

中國醫藥大學中醫學系學士

經歷：衛生福利部臺中醫院家庭醫學科主任

美國Emory大學失智中心研究員

臺灣家庭醫學醫學會繼續教育委員會委員

臺灣老年學暨老年醫學會專科醫師訓練委員會委員

熊昭

現職：國家衛生研究院群體健康科學研究所特聘研究員／所長

國立清華大學生命科學院及統計研究所合聘教授

學歷：美國哥倫比亞大學統計系博士

美國哥倫比亞大學統計系碩士

國立清華大學數學系學士

經歷：國家衛生研究院群體健康科學研究所特聘研究員／所長

中央研究院統計科學研究所研究員

國科會科技部傑出研究獎

第7屆臺灣傑出女科學家獎

衛生署三等衛生獎章（2004年）

鄧世雄

現職：天主教失智老人社會福利基金會執行長

臺灣天主教長期照顧機構協會理事長

世界華人地區長期照護聯會常務副會長兼祕書長

學歷：國立臺灣大學醫學院醫學系學士

經歷：天主教耕莘醫院院長

天主教耕莘醫院副院長

天主教耕莘醫院永和分院院長

天主教耕莘醫院永和分院副院長

天主教康泰醫療教育基金會創會董事長

鄧素文

現職：國立臺灣大學護理學系兼任副教授

學歷：國立臺灣大學護理學研究所博士班肄業

國立臺灣大學護理學研究所碩士

國立臺灣大學護理學系學士

經歷：衛生福利部護理及健康照護司司長

行政院衛生署護理及健康照護處處長

臺北市政府衛生局副局長

國立臺灣大學護理學系兼任副教授

國立臺灣大學護理學系副教授

鄧復旦

現職：長庚大學醫學系教授暨長庚醫院體系復健科總教育訓練負責人，並選爲長庚體系玉山學者

國際神經復健醫學會理事長

臺灣復健醫學會名譽理事長

國際義肢裝具學會臺灣分會理事長

國際復健醫學會執行委員

學歷：國立臺灣大學醫學院醫學系學士

經歷：美國德州休士頓貝勒醫學院研究員

林口長庚醫院復健科主任協助長庚養生文化村及護理之家成立

臺灣復健醫學會理事長

臺灣義肢裝具學會理事長

第2屆亞洲和大洋洲復健醫學會理事長

第5屆國際康復醫學會副理事長

賴仲亮

現任：衛生福利部臺中醫院副院長

國立臺灣體育運動大學兼任助理教授

臺灣肌痛學會理事

臺灣復健工程暨輔具科技學會理事

臺灣復健醫學會副祕書長

學歷：中山醫學大學醫學研究所博士

亞洲大學健康管理研究所碩士

中山醫學大學醫學系學士

經歷：衛生福利部臺中醫院復健科主任

美國匹茲堡大學醫學中心研究員

國立臺中科技大學兼任助理教授

中臺科技大學兼任助理教授

韓德生

現職：國立臺灣大學醫學院附設醫院北護分院復健科主治醫師

國立臺灣大學醫學院附設醫院北護分院醫療部主任

國立臺灣大學醫學院醫學系臨床助理教授

學歷：國立臺灣大學臨床醫學研究所博士

高雄醫學大學學士後醫學系學士

經歷：臺大醫院復健部住院醫師／總醫師／主治醫師

苗栗大千醫院復健科主治醫師

簡慧娟

現職：衛生福利部社會及家庭署署長

學歷：國立臺灣大學政治學研究所碩士

國立政治大學法律學系學士

經歷：內政部社會司司長

內政部參事兼家庭暴力及性侵害防治委員會執行祕書

內政部兒童局局長

內政部移民署移民事務組長

醫療與長照整合——打造全人照顧體系

依據國家發展委員會推估，我國將於2018年進入高齡社會，老年人口比率將達14.5%；2026年邁入超高齡社會，老年人口比率將達20.6%。隨著老年人口快速成長，慢性病與功能障礙的盛行率將急遽上升，相對的失能人口也會大幅增加，其所導致的長照需要與家庭照顧負荷也將日益沉重。

爲落實蔡總統對建構新長期照顧十年計畫的長照政策，回應民眾對國內長照制度的殷切期盼，衛福部「長期照顧十年計畫2.0」政策計畫特色有：

一、創新整合服務：發展及強化社區整合多元照顧模式，布建社區長照資源，未來目標是3個里至少有一厝邊的長照巷弄服務站，以普及照顧服務據點。2017年全面展開長照2.0服務資源的布建與社區整體照顧輸送體系。

二、發展有效率的長照需求評估系統：採用已經具信效度測試的多元評估量表及行動化載具作業系統，同時建立支付標準及支付制度的資訊系統，以強化評估、照顧管理、核銷及支付等服務效能。

三、簡化服務單位核銷作業程序：未來長照服務單位以類特約方式，簡化核銷作業程序，提升民間參與提供長照服務之意願。

四、長照服務單一窗口：當民眾需要長照服務時，可到各縣市的長照單一窗口——照顧管理中心洽詢。

醫療體系與長照體系整合是全球化趨勢，本書介紹整合照顧的基本概念、架構及模式，提供創新理念與建議，是民眾、專家、學者與政府單位了解國際趨勢的重要工具，新書出版在即，特爲之序。

林奏延

衛生福利部部長

高齡社會，優質長照

根據統計，臺灣在2017年就會邁入高齡化社會，到2025年時，臺灣甚至超過日本，成爲全球少數的超高齡國家，而老年人的比率占總人口數的20%，換句話說，屆時臺灣每5個人之中，就有1個是高齡的銀髮族。

未雨綢繆，爲了做好高齡社會照顧的準備工作，臺北醫學大學貫徹實踐社會責任，特別邀請美國凱斯西儲大學北醫大客座教授王懿範規劃出版這本《醫療與長照整合——打造全人照顧體系》，內容包括整合照護的概念模式、政策導向、整合主題、實務分享等篇章，嚴謹的態度及豐富的素材，將全人照顧的理論與實務，呈現在國人眼前。

首先，値得一提的是本書主編王懿範教授多年來致力於美國醫療及照顧體系整合的政策及實務參與，並擔任我國衛生福利部長照及醫療整合項目的總顧問，結合產官學各界專家學者共同提出整合策略和啓動方案及架構；書中作者包括前衛生福利部部長、前臺北醫學大學校長邱文達教授，他在部長任內致力於我國衛生暨福利相關業務的整併，全心全力首先建立臺灣整合照顧框架與基礎，績效卓著，深受肯定，使得本書更具分量及價值。

眾所周知，臺灣正面臨嚴峻的長期照顧的課題，其中包括：沉重的疾病負擔、失能風險以及可能隨之而來的經濟困境和家人身心與生活的壓力；因此，長照成爲解決老化社會的必要途徑與策略。透過長照可以讓高齡化社會的老人在地老化並活力老化，完善的長照政策與做法不僅可以讓長者獲得適當的協助，減輕家庭壓力與負擔，惟長照的範圍既深且廣，千頭萬緒，需要透過政策、教育及文化與宣導，讓社會大眾認同高齡長者一生對社會、家庭的付出，針對銀髮人生的需求與權利，給予最完善的照護與安排，讓每位長者都能安享晚年黃金歲月。

高齡長者的全人照顧包括醫療與養護兩大部分。對於醫療，在健保制度的推行下，臺灣過去20年已建立兼顧醫療品質與最低成本的醫療服務體系；但是此一體系主要著重在急性醫療的照顧，以治療疾病爲主要的核心理念。然而，對於高齡長者的醫療，主要在失能的預防與減緩，慢性病的有效控制，以及全人的照護，以目前醫療體系的運作方式，難以同時達到這些目的，並會導致費用過高的情形。因此發展以社區爲基礎，鼓勵在地養老的模式，輔以適當的醫療介入，爲目前各國普遍認同的醫養合一模式。

醫療與長期照顧如何整合，涉及體系的建立、品質的確保、人才的培育，以及資源的合理分配。期待未來藉由擬成立的長照局與健保署的共同合作下，規劃穩定的財源，研擬醫療資源與長照資源的銜接規劃，建立人才培養的體系，提供願意投入長期照顧職場的誘因，鼓勵相關產業的積極參與，才能讓臺灣全人照顧體系發展完備，並能永續經營，以提供臺灣高齡長者高品質及可負擔的全人照顧服務制度。

在國內如火如荼推動長照之際，長照與醫療全面整合更是刻不容緩的工作，欣見由王懿範教授主導，結合國內外醫學及相關領域學者專家，耗費無數時間、精力，就各自研究成果與臨床經驗的心血結晶彙集成冊，可供政府制訂政策及醫學界教學的參考，在此感恩所有參與者的奉獻努力，新書出版在即，特爲之序。

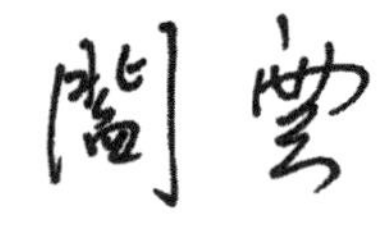

臺北醫學大學校長

引言

整合照顧是一種提供服務的管理原則，目標在於改善病患接受照顧的經驗，並使服務更有效率並達到最高的價值。整合照顧的指引原則是以「人爲中心」。隨著社會的高齡及少子化、疾病的慢性化、服務的專業分工化及照顧體系的複雜化，目前世界整合的重點特別矚目於醫與養的雙向結合，也就是以人需爲核心無縫銜接醫療照顧、長期照顧及生活照顧。

整合及嘗試整合並不是新的觀念，例如：1960年跨多專業的照顧模式；1970年的合作夥伴；1980及1990年代的疾病管理及臨床途徑；2000年的照顧管理及轉銜管理。從2000年起，醫療之家、支付改革及全責照顧模式在美國實行。英國發展出整合照顧途徑及合作醫療，日本的整合式社區照顧和中國大陸列入中央十三五規劃的以醫帶養、以養促醫的「醫養結合」，無論其照顧資源來自稅收、保險或市場機制，這些都是不同國家依循整合原則以不同模式配合各自獨特的社會文化環境試圖整合的實例。目標都是爲了能提高照顧的全面性、可近性、持續性、高品質、高效率度高價值。

臺灣醫療體系已全民化但面臨經費局限，長照體系正在急速發展中但財源人力不穩，然而服務體系已顯出各層面，包括醫療與長照、社政部門之間，中央與地方之間，醫院與社區之間，專業與專業之間，政府與產業之間等各自爲政及服務不協調、資源浪費，甚至是相互的衝突競爭。幸見蔡英文總統及陳建仁副總統意識到問題的關鍵性，而於2015年在「長照十年2.0」的政策主張中明確提出整合衛生、社會福利、退輔等部門服務，發展以服務使用者爲中心的（service user centered）服務體系，排除部門各自爲政的弊端，「長照十年計畫2.0規劃」[1]於2016年8月推出，明定其實施策略爲建立以服務使用者爲中心的服務體系，並發展以社區爲基礎的整合型服務中心。整合照顧是提升健康、改善品質及控制費用刻不容緩的對應，也是臺灣衛服體系目前最大的機會和挑戰。與美日不同之處，臺灣有機會在建立長照及改革健保體系的同時加入整合的觀念，更快地規劃一個公平、可近、有效率、有持續性，並能滿足人民需求的全民福利體系。整合是必需的，而且整合是隨時都要進行的。每個系統各自做得愈多，愈不容易整合。反之，若愈早進行則愈容易成功。

照顧整合是發展國家解決服務體系支離破碎的手段。以美國爲例，過去長照與醫療系統是各自進行，至今20多年仍未成功整合，主因是在服務體系建立時未導入「整合」的概念。2011年美國政府根據「可負擔照顧法案」（Affordable Care Act）在聯邦政府下專設單一醫療及照顧系統的協調機構（Medicare and Medicaid Coordination Office），藉著鼓勵國家資料的使用，政策衝突的協商、福利的協調、示範計畫的驗證、給付的調整、品質的監控、照顧經驗的提升及委外整合照顧發展中心的設立，全速推動全國系統性的改革和成功模式的複製。

臺灣醫療照顧政策整合的第一步是「衛生福利部」的成立。在當時衛生署邱文達署長的領導下，衛生署及內政部社會福利相關單位分成七組，自2011年開始進行整合。經過兩年的緊密協商，在2013年1月完成了衛生

---

1 「長期照護與醫療服務資訊整合研究計畫案」由國家衛生研究院龔行健院長擔任總計畫主持人，凱斯西儲大學（Case Western Reserve University）暨臺北醫學大學王懿範教授擔任計畫總顧問。國家衛生研究院江宏哲主任祕書、臺北醫學大學邱弘毅副校長與陽明大學醫學院邱文祥院長擔任計畫共同主持人，依任務區分七個子計畫，由相關領域專家學者共同組成，包括藍忠孚、洪燕妮、李玉春、陳珮青、陳亮恭、張博論、徐建業、熊昭、賴甫誌、陳再晉、莊秀文、簡麗年。

福利部組織法，並於2013年7月23日正式成立衛生福利部，建立了中央政府醫養整合的基礎，因而得以加速推動2014的急性後照顧的示範、2015年5月長期照顧服務法的立法通過完成長照保險的初步規劃。

整合是一個長期及複雜的工程，除了需要政府及業者對全人照顧的承諾，還需要模式工具及明確的整合藍圖。邱文達部長在推動衛福部內部整合的同時，進而在2014年6月委託國家衛生研究院與臺北醫學大學及陽明大學合作「長期照護與醫療服務資訊整合研究計畫案」，引進產業、民眾及學者的參與，利用國際交流及模式分析在8個月內以創新思維、符合國情爲導向，提出臺灣整合照顧的啓動方案。並研擬「整合照顧政策研發中心」之基本規劃，以內推外輔並進加速全人照顧在臺灣的落實。這個計畫的建議在簡報後蒙受蔣炳煌前部長及林奏延部長的支持。

出版此書是尊崇邱文達前部長在臺灣衛福及醫養整合的貢獻。

最要感謝的是臺北醫學大學及閻雲校長的支持和鼓勵，閻校長是此書的倡議者。閻校長在他的新書《雲淡風清》中說道醫學始終來自於人性。醫者，應具備悲天憫人、痌瘝在抱的情懷，擁有解除病人痛苦、撫慰病人傷痛的熱忱，更進而關懷社會大眾健康，改善人類生活品質。也就是緣於這種對臺灣的關懷和情愫的認同，在陽明大學梁賡義校長和國家衛生研究院龔行健前院長諄諄不倦的支持引導下，作者有機會和臺灣及國際產學研政界擁有同樣信念的同儕們攜手合作，專注於臺灣整合照顧的啓動並持續日後的推動。

推動照顧系列整合的關鍵是對「人爲中心，價値爲導向」的承諾和堅持。在不同的服務體系的衝突中、政策的折衝間和資源的限制下，能把持原則加上創新的思維在各自不同的崗位逆流而上，以實際的行動支持體系的循進改善是本書作者團隊的共同特質。作者以最虔誠的心感謝他們自政策（如邱文達前部長任內衛福部的成立，李玉春前次長以財務推動整合）

創新模式（如彰基的論人計酬、臺中部立醫院的PACE試辦）至全人性化照顧（林金立執行長提倡自立支援）等前瞻性的貢獻和分享。

誠心感謝陳惠姿老師協助文章的覆閱編輯，感謝助理趙于賢小姐盡心的協調文稿的整理，以及在幕後默默支持的林進修組長在出版及行政上的耐心指導。

這是臺灣第一本有關整合照顧的文獻，在許多方面都有改善的空間。我們共同的期望是藉著經驗的分享、知識的傳播及國際的交流互動，基於健保的卓越成績及長照十年計畫2.0的啓動，進一步推動臺灣的醫療照顧整合，以實踐一個公平、可近、穩定、有效率、永續性並能滿足人民需要的全民福利體系。

教授
Ye-Fan Wang Glavin, PhD
美國凱斯西儲大學醫學院
School of Medicine
Case Western Reserve University
臺北醫學大學衛生福利政策研究中心
衛服部「長期照護與醫療資訊整合
研究計畫案」計畫總顧問

目錄

第一篇　概念模式

第二篇　政策導向

第四篇　實務分享

第一篇　概念模式

第一章　整合照顧概念及模式的引導

王懿範、李玉春、洪燕妮、陳逸卉、趙于賢

壹、前言與背景

「整合照顧」一詞經常用於對健康及照顧系統的改革，但因應用的環境、目標、對象及機制不同而有不同的定義。世界衛生組織（World Health Organization, WHO）分析綜合不同的定義後，建議整合照顧的操作面的定義（working definition）為「經由服務的提供和管理，使個人能夠根據本身的需求，跨時間及跨不同照顧程度的體系，得到由預防至治療連續性的服務」。

系統整合支持衛生照顧體系的改革、改善病患的經驗、提升服務品質、有效控制資源的運用，並支持醫療照顧體系的永續發展。以世界衛生組織（WHO）的觀點來看整合照顧應用的最高層次，則是解決全球性的議題，譬如缺乏照顧的可及性、服務體系的片段及分布不均、欠缺服務體系之間及時的銜接、醫療服務品質的懸殊及失控的醫療照顧費用。隨著人口老化，慢性疾病率相繼增加，民眾的需要已經由單純的急性疾病的診斷治療，延伸至對慢性疾病的預防控制和對慢性疾病所引發生理及心理失能的調適和支持，服務範圍及種類也應對民眾的各種不同需要和科技的快速發展而漸趨專業化、特殊化及多元化，並由急性醫療照顧延伸至長期照顧及社區照顧。政府部門及政策的介入亦相繼增加而漸趨複雜化，在窮於應付民眾的多重及複雜的需要和經費局限下，造成機構彼此之間的不協調，甚至衝突和競爭。民眾在尋求適當的照顧過程中，也因而造成使用上的困惑及挫折，經常無所適從，進而在醫療及服務的使用上造成延遲、誤失及不必要的資源浪費。甚至因無法得到及時干預而導致情況惡化，演變成原本可以避免的急診、住院、死亡、長期失能及昂貴的醫療照顧費用。

無論是歐洲的社會主義模式、日韓的介護保險制度、或是美國的公私體系接合，「整合照顧」成為全球現象，趨動全面醫療及服務體系的改革，加強醫養政策與服務的協調以對應醫療、長照、社福支出不斷攀升及迅速人口老化的問題。

照顧不是新的觀念，多年來針對於服務體系的片段化而推動整合已有跡可循，例如：1960年跨多專業的照顧模式（multidisciplinary care）；1970年的合作夥伴（partnership）；1980及1990年代的疾病管理（disease management）及臨床途徑（clinical pathway）；2000年的照顧管理（care management）及轉銜管理（transitional management）。從2000年起，醫療之家（medical homes）、支付改革（payment reform）及全責照顧（Accountable Care Organization, ACO）模式在美國實行。英國發展出整合照顧途徑（integrated care path）及合作醫療（shared decision），日本的整合式社區照顧（integrated community-based care）和中國大陸列入中央十三五規劃的以醫帶養、以養促醫的「醫養結合」，這些都是不同國家以不同模式配合各自獨特的社會文化環境試圖整合的實例。隨著社會的高齡化、疾病的慢性化及服務的專業分工化，目前世界整合的重點特別矚目於醫療及照顧（醫養）結合，也就是以人為核心的醫療照顧、長期照顧、生活照顧的銜接、互動、運行及管理。

貳、整合照顧概念

依世界衛生組織（WHO）的定義，「整合式照顧」是全球服務系統建置的引導理念。整合照顧以人為中心，包括診斷、治療、照顧、復健及健康促進的投入，並就服務的提供、管理與組織等做全盤性及整體系統的考量。換言之，整合照顧的執行是透過醫療組織及管理，以滿足被照顧者全面性的需要，在適當的時候提供易用及適宜的服務，以達到被照顧者預期的成果及價值。

世界衛生組織爲落實「以人爲中心的整合性健康服務架構」（WHO, 2015）並提出實現該架構的五大策略（見圖1-1）：包括：

1. 民眾的賦權與參與。
2. 管理與責信的強化。
3. 照顧及模式的改革。
4. 服務的協調和整合。
5. 環境的創造與充能。

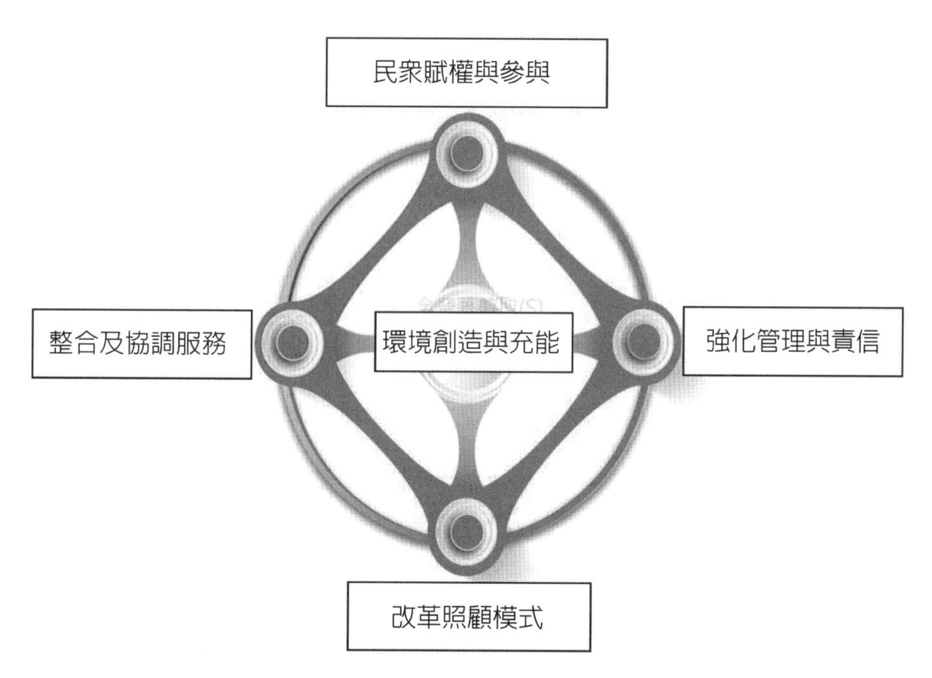

圖1-1　整合性健康服務策略

整合照顧的基本概念以人的需要爲核心，以服務對被照顧者的價值及經驗爲指標。然而在策劃及執行上因內、外環境的不同而有不同模式的考慮，如整合的類型、面向、程度及個案的需求。

(一)整合的類型

在Denise van der Klauw等人（2004）將整合的類型區分爲下列6種：

1. 組織整合（Organizational Integration）：組織或機構透過正式的整併結合在一起，或藉由合約的方式建立合作關係。例如醫療及社區機構的相互轉介。

2. 功能整合（Functional Integration）：指非臨床面的整合，主要是利用支援功能，將不同組織間有關的業務進行整合，例如電子病歷或資訊系統的統一。

3. 服務整合（Service Integration）：在同一個組織內將整個過程以服務整合起來，例如單一評估工具的使用、實證基礎（evidence-based）及照顧管理（Care Management）的標準化等。

4. 臨床及專業整合（Clinical/Professional Integration）：建立跨領域的團隊，具有共同目標，並對每個專業的角色有清楚的定位與分工，同時對專業人員的教育、資訊的交流等都有很好的規劃與協調。如在宅醫療的醫療、護理等服務人員與社區照顧團隊整合，共同提供病人的多種需要，適時引入其他專業，如心理衛生、復健等。

5. 規範性整合（Regulatory Integration）：建立規則以確定服務的責任，並分享服務成果的價值，以在提供服務的過程中能加強相互合作與信任。如整合性門診。

6. 系統性整合（Systematic Integration）：在機構或組織層次建立統一的規則和給付政策，又稱爲「整合輸送系統」。如美國目前推動的全責照顧組織（Accountable Care Organization, ACO）或老人全包式照顧計畫

（Program for All-inclusive Care for the Elderly, PACE）。

(二) 整合的面向

再進一步探討整合的概念，其可分爲水平的整合及垂直的整合。

1. 水平的整合（Horizontal Integration）：是指協調同一個照顧階段（same stage）的不同工作單位的活動，以提供服務；這種整合型式主要是在單一照顧層級（Single Level of Care）中聯合、合併和分享服務。如多家醫院之間的整合以增加經濟及市場規模。

2. 垂直的整合（Vertical Integration）：協調不同階段中不同性質的工作單位以提供更完整的服務，此種整合型式是連結醫院與其他的照顧團體。如門診手術中心和急性後及居家照顧機構連接，增加對病患照顧的選擇性及連續性。

(三) 整合的程度

在整合的過程中可採漸進的方式，進行不同程度的整合，依序爲聯結、協調和全面總體整合。

1. 聯結（linkage）：是一種緩和、適度並且不需要任何新的照顧管理和服務之整合程度，此程度的特色是積極主動地爲使用者提供有關系統如何運作以及如何獲得福利和服務的正確資訊，並進行有效的轉介服務。

2. 協調（coordination）：需要建立明確的結構和照顧過程（協議、路徑及指南）以協調跨醫療照顧機構的服務。協調程度的整合仍然可以透過現有系統的結構來運作，並依據個案照顧需求複雜程度以及個人或家庭的能力來管理照顧過程和系統。

3. 全面總體整合（full-integration）是創造由不同照顧系統結合的新計畫或實體進行系統式整合，譬如急性和長期照顧提供者及管理者透過同一個團隊，針對複雜個案的醫療及照顧服務需求，給予全人的整合服務。

以資訊面來看整合程度，在聯結的層次上，使用者端要求提供服務端能提供相關服務資料，並且在需要的時候就能馬上取得；在協調的層次上，不同醫療機構間能定期互相提供相關的內容或報告，以取得服務的共識；在全面整合的層次上，不同醫療機構間使用一個共同的紀錄系統，作爲每日參與臨床照顧、社會支持和服務管理之用。

(四) 個案的需求（Need Dimensions）

Leutz（1999）和Juhnke等（2013）指出，我們無法同時將所有不同類型的個案及所有的服務整合在一起，必須挑選性的進行整合，要考慮到不同個案需求會影響到整合服務的形式及運作。

個案需求層面可分爲：

1. 疾病的嚴重度。
2. 疾病的穩定度。
3. 疾病持續的時間。
4. 照顧的急迫性。
5. 服務的範圍。
6. 自我照顧的能力。

表1-1呈現需求層面與不同整合程度的運用。譬如慢性糖尿病患者，其歸類是屬於疾病的高穩定度及低嚴重度，其需求是屬於聯結的層面。

參、整合照顧的架構與機制

一、整合照顧的架構

「以人爲中心」整合照顧體系的運作的核心功能是藉著跨服務體系的評估工具了解個案的健康狀況及多元化的照顧需要，服務目的是支持個案的自我照顧能力，促進健康活化並預防失能。在需要時刻則能即時以需要的程度提供全面性及持續性的照顧，並確保服務的高品質及安全性（圖1-2）。

表1-1　需求層面在三個不同層次的整合過程中的統整

整合程度／需求層面	聯結	協調	全面總體
疾病嚴重度	輕度／中度	中度／重度	中度／重度
疾病穩定度	穩定	穩定	不穩定
疾病持續的時間	短期至長期	短期至長期	長期至臨終
照護的急迫性	例行性／非急迫性	大多是例行性	頻繁的急迫性
服務範圍	狹窄／中度	中度／廣	廣
自我照護能力	個案自我照顧能力強或非正式照顧較多者	存在不同程度的個案自我照顧能力或不同程度的正式照顧	能滿足較弱的自我照顧與正式照顧

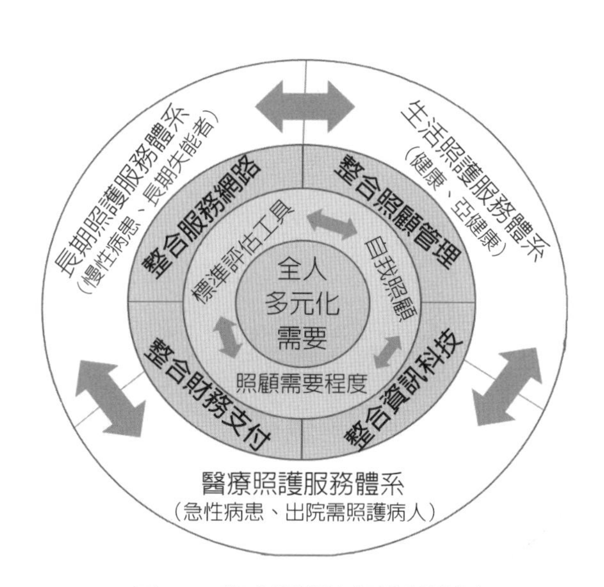

圖1-2　整合照顧的架構與機制

二、整合照顧的機制

支持整合照顧的核心功能，必須要同時考慮4個基本整合機制，包括：整合的服務網絡（Integrated Care Network）、整合的照顧管理（Integrated Care Management）、整合的財務支付（Integrated Care Financing）及整合的資訊科技（Integrated IT and Support）（王懿範，2014）。

1. 整合服務網絡（Integrated Care Network）

整合服務網絡的目標是支持個案及照顧者的需要，確保全人照顧體系以支持服務的可近性（Accessible）、全方位（Comprehensive）、持續性（Continuous），並鼓勵社區服務（涂心寧第17章）及社會基層參與（林依瑩第11章）。整合服務網絡包括醫療照顧體系、長期照顧服務體系和生活照顧服務體系（圖1-3）。整合的目的是建立醫療照顧、長期照顧和生活照顧服務體系間無障礙的互動，而產生建設性的合作關係以提高服務的品質及成效。整合服務網絡除了傳統的醫療長照外，也包括積極的健康促進及失能預防服務。政府在規劃中引導產業的介入可以提升服務的品質、成效及民眾的選擇，也進而減少政府的負擔。

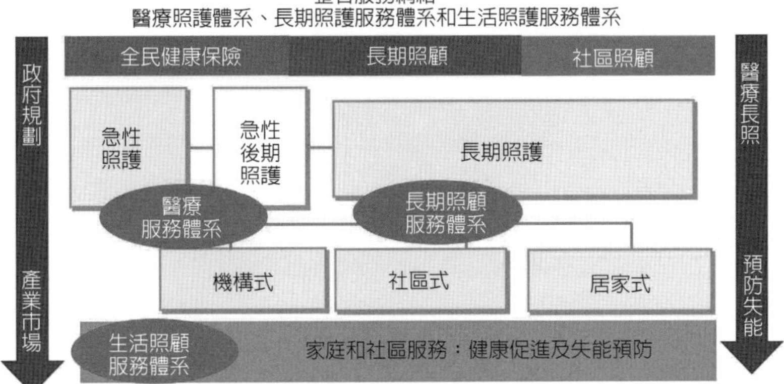

圖1-3　整合服務網絡

2. 整合照顧管理（Integrated Care Management）

整合照顧管理依整合模式與給付方式而有不同的重點，包括個案管理（case management）、費用管理（cost management）、成果管理（outcome management）及風險管理（risk management）（陳惠姿第6章）。照顧管理啓於公平、合理並跨服務體系的標準評估工具及機制（李玉春、王懿範、涂明香、韓德生第1、3、9、10章），支持自我照顧、自立支援（林金立第18章），強調在地老化、活力老化、強化社區初級預防照顧（簡慧娟第5章）及生活品質的提升。

3. 整合財務支付（Integrated Care Financing）

自目前以量計酬的傳統給付模式，依據照顧的需要及資源轉型建立以價值或以人計酬的支付制度（王懿範本章；李玉春等第3章），並給予誘因及動機經由試辦（孫茂勝第13章；李孟智第14章）推動服務面的整合，提供及時和連續性的高品質、高成效及高滿意度服務，進而建立全人全責照顧。

4. 整合資訊科技（Integrated IT and Support）

運用醫療通訊技術結合遠距科技，支持、監控及改善整合性的醫療照護（涂明香第9章），包括個案評估、照顧及風險管理、協調銜接服務、品質監控、營運分析、民眾參與及資訊公開分享。

以上整合照顧的機制在不同的章節中都有更進一步的討論，針對每項機制的主要的工作及任務統整出下列總覽表供參考用。

整合性照顧策略核心要素	提供以個案為中心、跨醫療、長照、社區、社福，提供民衆持續性、可近性、多元化、高品質、高效益及高滿意度的全人照顧。

1 整合照顧網絡	2 整合照顧管理	3 整合財務支付	 4 整合資訊科技
• 透過全面需要及社區資源評估，了解所需要的服務量、種類及分佈。 • 建立以人為中心、家庭為單位、社區為基礎的全人（健康、長照及生活）服務體系。 • 鼓勵自我照顧、健康提升及預防失能並引導民衆及公私產業的參與。 • 透過投資和合作夥伴的關係，建立全方位及持續性、高品質的整合照顧網絡。	• 建立標準評估工具支持照顧給付、照顧計畫、品質及資源的管理及監控。 • 建立跨專業的照顧管理團隊，協調照顧、費用、風險及成效管理。 • 建立管理中心，標準化臨床程序、服務路徑及評估指標。 • 利用資訊管理系統及平臺，支持信息共享和互聯互通，以實證數據健全整合照顧的管理體系。	• 評估服務量和支付額，測試不同的支付模式，包括財務及服務績效。 • 建立戰略合作夥伴關係，如合資企業。 • 分析參與ACO、包裹支付或以人計酬模式的利弊及基礎的完備度。 • 優化財務分析能力量化成本品質，支持項目承包、收益分享和風險承擔。 • 建置給付模式的合約分析、費用申報、核付與管理。	• 建立全人全程全境（GIS）健康指標與效益指標監測系統。 • 以個案為中心，賦予各層級的使用者不同的權限，建立資訊平臺的單一窗口。 • 嚴格遵守保護個案隱私的方式進行資料交換。 • 用大數據及雲端技術，建立健康支持性完整健康照護網路，並藉資訊的透明化協助民衆做適當的決定及藉比較提高服務品質。

王懿範 Ye-Fan Wang Glavin Community-based Care Management Development to Support Future Long Term Care in Taiwan Gerontological Society of America, 2015 annual meeting, Orlando, USA

肆、各國整合模式介紹

目前世界各國有諸多的整合模式，本段以美國爲重點，日本爲參考就整合照顧發展進行簡介。爲了配合我國現階段政策發展，介紹模式的重點包括美國的急性醫療機構診斷關聯群（Diagnosis Related Groups, DRGs）、急性後期照顧（Post-Acute Care, PAC）發展及單一標準評估工具整合、老人全包式照顧計畫（Programs of All-Inclusive Care for the Elderly, PACE）、老人及失能者資源中心（The Aging and Disability Resource Center）全責照顧（Accocutable Care）與日本在社區整合照顧管理。

一、急性醫療機構診斷關聯群的實施

美國自1965年開辦醫療保險計畫（Medicare）後，美國的醫療費用持續15年不斷增加。從1979到1982年，住院支出從30億美金增加到330億美金，住院日均費以每年18%的比率增加。1982年醫院費用的年增率達到15.5%，是當時國家通貨膨脹率的三倍，造成政府及民眾的關切。Medicare在1982年之前，住院費用是採用以「回溯式成本爲基礎支付」的方式（Retrospective Cost-based Payment），由Medicare先依照每項醫療服務的暫定價格及醫院預估的服務量，預先支付給醫院。在年度結束後，醫院繳交詳細的醫院成本報表（cost report），由Medicare審核報價合於規定後，再加入一定比例的利潤決定最終支付數額。這種以成本決定支付（Cost-based Reimbursement）的策略造成醫院在政策法規之下，利用各種手段擴充設施儀器並增加服務量，以增加醫院的收入。醫療體系完全沒有控制醫療費用或品質提升的動機，並造成了不必要的住院、檢驗、治療及非急性的病患占住醫院的現象。

在1983年爲了控制醫院住院費用的急速增加，國會通過實施前瞻性的支付系統（Perspective Payment）。當時採用了由耶魯大學的R. B. Fetter, MD及J. D. Thompson, MD R. B.，MD所提出的診斷關聯群（DRGs），由Medicare按疾病分類建立住院預先付費系統（Inpatient Prospective Payment System, IPPS）。建立DRGs時考慮的目標定在：

1. 確保在公平的補償下，不妥協民眾就醫的可及性，特別是爲重病患者。

2. 確保新的給付考慮到醫療新技術的導入、通貨膨脹和其他影響提供服務費用的因素。

3. 監視醫療保險受益人在醫院接受服務的質量。

4. 提供醫療保險受益人和醫院之間解決治療問題的機制。

DRGs的實施對醫院的經營管理造成根本觀念的轉變（Fundamental Paradigm Shift）。醫院的管理目標從增加服務量及提高費用報價（Cost Report），轉至成本及效率的控制和臨床成果的監管及提升。DRG管理（DRG Management）的機制包括：嚴謹的入院審查、高風險族群鑑定及干預、住院天數的預估及使用資源的管控、最高診斷群碼選定（Optimization or Up-coding）、臨床路徑的建立、醫師臨床成效分析、提早出院準備及建立社區照顧管道等等（王懿範2014）。檢驗、藥劑等部門以往是營利中心（Revenue Center），在DRGs之下成爲成本中心（Cost Center）。

因爲病人住院日大幅縮減，醫院有不同程度的空床現象，爲減短病人急性住院時間並增加額外收入，許多醫院進而建立了醫院內的「急性後期照顧」（Hospital-based PAC）。然而在數年後因爲在同一標準的給付及品質要求下，醫院無法與低費用的「社區急性後期照顧」（Community-based PAC）機構競爭，大部分的醫院選擇在社區裡建立自己的急性後期及長期照顧體系，或是與社區急性後期及長照機構合作（譬如銜接病人出院系統、外輸醫療及復健專業及檢驗、藥品及輔具等服務或列入醫院團體採購體系等不同方式），以結合社區服務來支持病人的早期出院並減少再住院。

DRGs的實施初期造成重症病人滯留醫院及出院病人的重複住院，導致政府制定30天內重複住院不付費的規則，並加速建立機構性及社區性的急性後期照顧及長期照顧。

二、美國急性後期照顧的建立

「急性後期照顧（PAC）」建立於DRGs實施之後，聯邦醫療保險暨醫療補助服務中心（Center for Medicare and Medicaid Services; CMS）期望能透過PAC制度的建立，給予病患復健及穩定醫療情況的服務、銜接急性醫療與長期照護、減少急性期的住院天數、避免重複入院，以達到降低醫療支出費用之目的。

美國急性後期照顧體系在建立時因專業團體無法達成整合的共識，聯邦政府當時採用了四種不同的照顧模式、四種評估工具與四種支付制度。

各系統制度簡述如下：

1. 長期照顧醫院（Long Term Care Hospitals, LTCHs）：病人嚴重度最高，與急性住院類似，但照顧資源超過醫療資源，依據診斷與處置採用長照DRGs（Medicare Severity Long-Term Care Diagnosis-Related Groups）（與急性住院不同的DRGs）。LTCHs爲4種PAC中費用最昂貴的，核定使用比例極低，提供給急性病患出院後仍需長期醫療和復健照顧者，如疾病複雜度高、有多重急慢性情形的病患，此類醫院之平均住院日超過25日。

2. 復健醫院（Inpatient Rehabilitation Facilities, IRFs）：病人嚴重度和技術性護理之家相當，但治療重點以復健爲主。復健醫院病人評估工具（Inpatient Rehabilitation Facilities Patient Assessment Instrument, IRF-PAI）採一次病程（per episode）以病例組合（Case-Mix Groups, CMGs）爲基礎的定額支付，主要提供復健與護理服務。對急性住院出院後每天仍需密集復健且體力可以進行3小時積極復健者，提供入住型的治療。經常病人有復健需要但在情況不穩定的情況下，會先在技術性護理之家穩定情況，再轉至復健醫院或至醫院門診或回家接受復健治療。

3. 技術性護理之家（Skilled Nursing Facilities, SNFs）：採用MDS（Minimum Data Set）評估，以決定資源使用關聯群（Resource Utilization Groups, RUGs）論日計酬支付之金額。爲使用頻率次數最多的PAC服務，包括病患出院後仍需靜脈注射、物理治療等全天候照護者，目前Medicare的支付最多有100天的限制。

4.居家照護（Home Health Agencies, HHAs）：採用Outcome and Assessment Information Set（OASIS）爲評估工具，以居家健康資源群（Home Health Resource Groups, HHRG）支付費用，爲論療程定額支付（Per Episode）。主要針對醫師處方、需要間歇性或週期性的技術性照護，或需要持續性物理、職能或語言治療，由Medicare認可之機構提供之服務；HHAs同時包括居家醫療、社會、健康協助服務，以及其他服務，也支付符合規定的醫療輔具租金（輪椅、病床……等）。

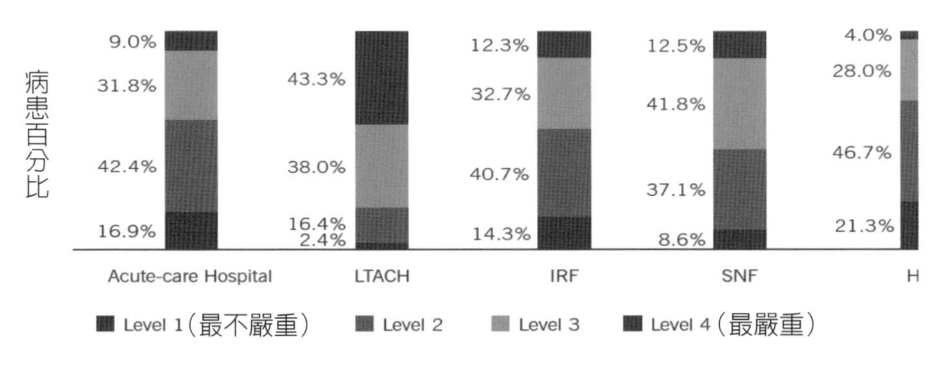

圖1-4 病患在不同急性期和急性後期照顧機構的疾病嚴重程度

資料來源：Analysis of the 2008 100% Medicare Standard Analytical Files by The Moran Company.

表1-2 美國四種急性後期照顧（PAC）機構評估與支付基準比較

PAC類別	長照醫院	復健醫院	技術性護理之家	居家照護
評估工具	病歷紀錄	IRF-PAI	MDS	OASIS
支付制度	MS LTC-DRGs	CMGs	RUGs	HHRGs
支付單位	一次住院	一次住院	論日	60天Episode

英文縮寫詳見正文。

美國PAC體系因爲在建立時沒有納入整合的理念，政府未堅持明確立場而與業界妥協，造成支付與照顧機構類型（settings）有關，卻與病人的功能或照顧資源未必完全相關，因而造成不公平、疊床架屋、缺乏效率，且可能重複支付的浪費現象。爲了整合，乃於2005年依赤字削減法案，國會指示CMS發展急性後期照顧之支付制度改革示範計畫。此計畫之目的爲發展單一標準化評估工具，用以評估急性後期照顧體系內的病人全面性照顧需要，所獲得之資料可用於修正聯邦醫療保險的支付制度，提高支付制度的公平性，最終目標是逐漸推動跨急性、急性後期、長照及社區照顧體系的銜接與整合。CMS委託RTI International諮詢公司發展單一標準化的連續性評估與記錄工具，其命名爲CARE（Continuity Assessment Record and Evaluation），並透過2萬5千人在全國約十個不同的機構測試（Gage, RTI International, 2012）。國會於2014年通過「急性後期照顧轉型改革法」（Improving Medicare Post-Acute Care Transformation Act of 2014），CMS依法將以CARE取代上述4種評估工具建立支付及照顧品質監控系統。換言之，美國將單一標準評估列入PAC的支付的一部分，並且是依評估出的需要程度爲支付依據，而不像臺灣目前PAC試辦是在每天固定的日酬外再付評估費用。

臺灣急性後期試辦計畫因專業團體堅持採用了13種以上的評估量表，支付依醫院的平均費用推算，而與病患的功能及照顧資源無直接關係，再加上使用急性後期照顧的誘因不夠（DRG的遲緩推動及利用政策漏洞重複轉院等），美國的經驗可以得到一些警示。在衛福部「長期照護與醫療服務資訊整合研究計畫案」下（龔行健、王懿範等2015），臺灣長期照顧評估工具Multiple Dimensional Assessment Instrument（MDAI）已由主導美國CARE的總顧問Barbara Gage指導，李玉春及王懿範教授協助下由衛福部社會保險司健保小組以CARE爲參考調整評估項目及級數，加入基本的PAC評估項目，以備跨系統與急性後期的整合及國際標準接軌。健保署於2015年委託臺灣復健醫學會在PAC就CARE工具進行測試，證實了CARE

的高信度，並建議CARE在臺灣急性及急性後期照顧的使用（韓德生，2014）。

三、老人全包式照顧計畫

美國老人全包式照顧計畫（Programs of All-Inclusive Care for the Elderly, PACE）是透過聯邦政府老人醫療保險（Medicare）及州政府低收入醫療救助（Medicaid）資源的整合，針對高風險的高齡者（經評估需要機構性照顧）提供完整的照護，儘可能讓這些高度失能的高齡者留在社區中維持獨立生活而不入住機構。美國的PACE發展起於舊金山中國城安樂居（On Lok）的社區照顧模式，1973年成立第一個健康門診針對華人進行醫療服務，1978年開始試辦整合性社區服務，於1990年開始有第一個PACE的試辦點，之後實施的點及州數迅速增加，而美國在2016年3月共有118個PACE組織在32州以適合當地情況及目標進行運作。

PACE以日間照顧中心（Day Care Center）的基本模式採用全包式論人計酬（結合Medicare急性醫療與Medicaid的長期照顧的支付），提供醫療、復健、預防及健康促進的服務，透過中心專業團隊（包括醫療、復健、護理與社工等專業）提供全面性、整合性、人性化、便捷化的醫療、護理與長照，以滿足老人在地老化的心願、提高生活品質。PACE根據病人的需要及就地養老的觀念結合醫療、居家及社區資源，以提供全人服務。接受此計畫所提供的服務之對象必須年滿55歲以上、符合護理之家的失能入住標準、居住在PACE可提供服務的範圍內、經PACE團隊評估後，認定個案能安全地居住在社區裡，且願意接受及使用該計畫所提供的照顧服務。PACE藉由聯邦政府醫療保險（Medicare）及州政府醫療補助（Medicaid），以論人計酬（Capitation）的支付方式、取消法令的限制（waivers）給予個案管理及資源使用上的彈性，完全針對個案的需要進行整合照顧，鼓勵社區生活。概念上是採用全面總體整合（full integration）模式。PACE的個案必須符合護理機構照顧的失能鑑定，平均年齡76歲，75%是女性，47%有失智症。然而，透過PACE的跨專業團隊的全人照顧只有7%的個案住到護理機構，93%在自己的社區生活。近年來，PACE證實其在急性醫院、急診室及長照機構的使用率、再住院率及平均住院天數，比聯邦醫療保險（Medicare）總人群還要低，並顯示極高的滿意度。

PACE的成功關鍵：

1. 跨專業團隊（醫師、護理專家、護理師、社工人員、治療師、司機及助理等）的緊密溝通，並能及時利用最適當的資源（不受法規政策所限）解決全面性的問題。

2. 論人計酬的支付建立了對高品質及高成效服務和預防失能（Disability Prevention）的重視，避免不需要的機構性照顧（包括住院、急診、護理之家等）及資源浪費。

3. 明確評估個案需要及其對照顧的期望，以人需為主，鼓勵個案及家屬（照顧者）參與照顧計畫的擬定及自我照顧（self-care）。

4. 加入保險及風險管理的觀念，結合照顧管理（Care Management）、費用管理（Cost Management）的原則而專注於成果管理（Outcome Management）。

5. 導入資訊通訊科技支持及時的臨床決定、跨系統的溝通，並以實證數據改善服務體系。

PACE因當時規劃是針對高風險高費用（High Risk and High Cost）的失能老人而設計，也相對的造成未能廣泛推廣的限制。

1. 收案標準限重度失能者（即符合入住護理之家資格者），且收案後個案越來越老風險越高，缺乏輕中度失能者分擔風險，在論人計酬下人數受限，不容易發揮風險分擔之效果及彈性。

2. 因個案的失能度高，人力成本高，要組成包括約11人的跨領域小組負責個案管理，成本昂貴。通常需有200位以上個案納入計畫才能達到財務平衡點。

3. 需45天才能完成核准程序，雖可以給予暫時核定資格，目前已有相當大的改善，但仍然形成障礙。

4. 個案必須轉換由PACE的專任醫師擔任主治醫師。

5. 因爲有保險的成分考量，政府要求要有三個月的財務安全準備金（Reserve）。若沒有資金挹注或擔保，則在保護民眾的利益下無法得到政府支持。

目前因PACE的成功，已開始發展私人付費的PACE模式；如果再放寬符合入住護理之家資格的限制，或許較容易分擔風險，避免費用控制的困難。也有延伸PACE轉向發展全責服務機構（Accountable Care Organization, ACO）或與ACO合作的模式。目前美國國會指示聯邦政府就私人付費的PACE模式在6個地區進行評估，並探索發展及延伸的機會。

臺灣目前醫療有健保的全民給付，但長照資源及體系正在建立，PACE的執行原則對體系的整合有其價值，在支付模式的轉型中可以考慮協調健保、長照十年及社福資源（不同於美國集合醫療保險及長照的論人計酬模式），以社區爲基點，針對中度及重度失能的人群（非局限於護理之家的重失能者）以國家示範的計畫（而不同於業者全負風險）啓動。在支付制度及風險管理的經驗漸趨成熟下，逐漸推進全責式照顧。目前長照2.0推動的「社區整體照顧模式」試辦計畫重於長照及社福的整合，醫療方面計畫與健保署的居家安寧及居家醫療項目銜接，可以考慮進一步和健保署協調類似PACE全人照顧的試辦及推動。

四、老人及失能者資源中心

美國老人及失能者資源中心（The Aging and Disability Resource Center, ADRC）爲「全民」服務：針對所有民眾服務包括但不限於年長者、所有殘障者、退伍軍人、家人、照顧者，醫院、診所是進入長期照顧服務系統的單一據點。ADRCs透過整合和協調來加強現有醫療及長期照護支持和服務系統（Long-Term Services & Supports, LTSS）裡的不同資源單位，如：醫療補貼（Medicaid）和社區內的各種長照資源的整合。其願景是希望能在每個社區裡建立老人及失能者資源中心，此中心能普及所有民眾（不限於收入、年齡或福利），同時也是民眾信賴的地方，透過此單一窗口能提供所有民眾全方面的評估、照顧計畫的擬定、諮詢及服務的銜接。

ADRCs使用兩大策略來避免不必要的機構式照顧，以及確保短期使用機構式服務不會成爲永久性的使用情況：(1)在關鍵性的時刻能提供民眾各種可行的方案和服務諮詢，以完善使用個人、家屬及政府的資源；以及(2)加快對申請社區資源服務的資格認定之流程。

總體來說，ADRCs提供需求者和其家庭成員各種可行的方案與服務諮詢，以及對其需求者進行評估、設計照顧計畫、聯絡資源和追蹤個案等等。聯邦政府下的「社區生活行政機構」（Administration for Community Living）（由前身「老人行政機構」（Administration on Aging）轉型，除老人外，納入失能者的照顧）與聯邦政府醫療保險及醫療補助中心CMS（Center for Medicare and Medicaid Sources），在2003-2005年間提供全美43州及地區財源補助，以整合醫療及社區資源發展ADRC方案。到了2009年9月增加到49州及地區，總資金約1,100萬美元。在2014年ADCR擴展至53州及525個據點。

爲達到快速有效的全國複製，政府委託專業小組建立「ADRC資源中心」（ADRC Resource Center），利用研究、培訓及最佳營運模式有效地在各地區擴展ADRC，並提升標準化及服務效率。王懿範（2014）指出ADRC的設立最主要的目的是，透過跨政府部門的資源共同投入在地區面推動醫療及照顧的整合，並證實這些整合可以促使醫療及照顧體系達到彼此共同的效益，而非醫療與照顧之間費用及責任的相互推托。就經濟效益而言，ADRC針對需求面的早期諮詢可以協助適時及妥善地利用個人和家人資源，以相對減少國家不必要的負擔。民眾也透過ADRC進一步了解長照社服體系及增進服務的可及性和使用的簡化性。ADRC可以是臺灣照管中心的一個參考模式。

五、「可負擔照護法案」

美國的醫療與長照體系分屬於老人醫療保險（Medicare）及低收入補助計畫（Medicaid），各屬不同支付制度與預算部門，造成體系的重疊與分散，責任不易歸屬。因此納入「可負擔照護法案」（Patient Protection and Affordable Care Act, PPACA or ACA），推動以病人為中心，以價值為基礎的醫療照顧體系的改革，達到三個目標（Triple Aims）：改善群體健康（population health），提升照顧品質，並降低醫療費用。

「病人保護及可負擔的服務法案」（又稱於「歐巴馬法案」或「可負擔照護法案，ACA」）在2010年3月23日由歐巴馬總統簽署成為法律，其目的在解決美國醫療照顧體系的三大挑戰：

1. 不斷攀升的醫療支出（目前占17%國內生產總值（GDP），估計到2020年將增長到近20%）。

2. 超過4千6百萬美國人民（占總人口16%）完全沒有（3千多萬）或沒有適度的健康保險。

3. 醫療服務品質效率有待提升。

「可負擔照護法案」遭共和黨反對，理由是會擴大政府赤字，強制所有人民納保，相對的是擴大政府權責並干預人民生活權利，違反美國立憲原則。美國聯邦最高法院於2012年6月裁定「可負擔照護法案」強制投保的規定未違憲，但也賦予各州政府自主權，不能因爲不加入聯邦政府的擴大醫療補助計畫（Medicaid Expansion）而影響或失去目前聯邦政府的經費補助。

「可負擔照護法案」改革以不同的方式推動醫療及照顧體系的整合：

1. 推動以病人爲中心的不同服務模式：包括醫療之家（Medical Homes）、包裹支付（Bundled Payment）全責制的照顧（Accountable Care Organization, ACO）；

2. 以價值爲基礎採購（Value Based Purchase, VBP）的觀念，執行明確獎懲制度，如加強醫院的品質及效率：例如：

• 病人30天再住院的監測及罰款；CMS在2013會計年開始針對肺炎、心臟衰竭、急性心肌梗塞的可避免再住院（Avoidable Readmission Reduction）進行管控，過多再住院的罰款額設在醫院自醫療保險Medicare收入的1%。2014年診斷未改變但罰款額增加到2%，2015增加最高罰款額加至3%。據估計2015年有75.8%的醫院因再住院而減少來自Medicare的收入。自2012年1月到2013年12月CMS估計共減少了150,000再住院的顯著成果。醫院也因而加強了住院評估、提早出院準備，並由醫師對高風險病人繼續提供在出院後的社區服務及追蹤。

• 醫院的價值基礎採購（Hospital Value Based Purchase, VBP）：CMS留存醫院DRGs支付額的1.75%，依據醫院質量數據報告，以整體表現總分（其中病人經驗占總評分的30%）重新分配，以提升服務品質。VBP加強了醫院利用數據跨部門建立針對性的品質報告分析及監控改善。政府以透明化醫院的比較報告（Hospital Compare），以增強醫療體系提升服務品質及病人經驗的動機，並協助民眾就醫的選擇。

3. 發展跨系統的標評估工具，以建立跨系統合理公平的支付制度及品質管控（IMPACT Act，2014）。

可負擔照顧法案的重要的機制如下：

(一) 建立整合的機構和機制

「可負擔照護法案」將整合照顧的推動提升至全國最高層次，於2011年在聯邦政府下成立醫療保險與醫療補助服務協調辦公室（Medicare-Medicaid Coordination Office, MMCO），期能對老人及失能者提供連續性且高品質的健康照護服務，並確保體系具成本效果。藉由聯邦政府單位與地方政府及不同的利害關係者（stakeholders）合作，期能協調整合出更有效果及效率的支付模式，發展出新的照顧模式及支付方案，使品質和財務的應用都能達到最佳化。並在聯合協調辦公室下設立「醫療保險和醫療補助創新中心」（Center for Medicare and Medicaid Innovation, CMMI），協助聯邦政府主導創新模式的設計、執行、評估、改善及擴展。

爲了加速推動體系的整合，聯邦政府委託專家團隊在政府架構之外成立了「整合照顧資源中心」（Integrated Care Resource Center, ICRC），以客觀及專業的角度加強「聯合協調辦公室」與州政府之間的合作，給予一對一的分析及技術上的援助，加強醫療保險和醫療補助之間的協調，設計並提出提高質量及降低成本的整合方案，同時利用分享學習各州的最佳實踐經驗，有效率的加速推動醫養一體的整合照顧。

(二) 全責照護組織（ACOs）或醫療之家（Medical Home）

美國聯邦政府目前推動的全責服務機構（Accountable Care Organization）的原則和PACE相同，但以不同的支付模式針對不同人群，由政府參與業者共同負擔財務和責任。

美國推動全責照顧組織，目的在將論量計酬只重視服務提供的財務誘因的設計，導向一個強調預防、照顧協調（care coordination）、品質與價值（value）的體系，通常由群體執業醫師或醫院或共同合作成立一個整合的團隊提供完整服務，並承擔品質與費用的財務風險，若品質或財務達到某標竿，可分享利潤。另外也有單純以基層開業醫師組成的醫療之家（Medical Homes），負責協調整合病人所需之所有照顧。

臺灣目前也試辦類似ACO精神的論人計酬試辦計畫，分爲區域型、醫院忠誠病人型與社區醫療群型，費用涵蓋門住診，風險較基層醫療論人計酬爲高。爲避免醫院選擇病人，非區域型試辦計畫由健保署提供固定就醫的忠誠病人名單，試辦計畫亦未限制病人就醫地點，以論人計酬計算虛擬總額，與試辦團隊分享利潤，以鼓勵控制費用提升品質；對虧損之團隊，若醫療品質可達成目標，仍可彌補損失。但目前風險校正公式較簡單，醫療品質指標也較局限，團隊外就醫比例甚高，仍有改善空間，但已建立了成功的經驗及模式（彰基孫茂勝副院長，見第13章）。

(三) 包裹式支付（Bundled Payment）與照顧協調整合經驗（吳肖琪、黃姝慈與吳秋芬，2014；王懿範，2016）

爲避免病人在不同體系間的移轉、互推病人，美國推動包裹式支付與照顧品質改善制度（Bundled Payments for Care Improvement, BPCI），CMS依據事先定義的照顧療程（episode）所提供的服務而支付，共有四種包裹支付類型可供醫療機構選擇參與：

類型一：急性住院前3天與醫院住院期間。

類型二：急性住院前3天、醫院住院期間、住院期間醫師服務、急性後期服務與相關再住院。

類型三：急性後期服務與相關再住院。

類型四：急性住院前3天、醫院住院期間、住院期間醫師服務與相關再住院。

上述包裹支付制度預期結果爲透過服務整合，使整體醫療成本降低與品質指標改善，評量的量化指標包括：功能改善程度、縮短住院時間、降低再住院率及60日內出院返家率。

包裹式支付制度促成服務協調整合之基本設計，以美國PAC市場占率最高的Kindred Health Care爲例，選擇了參與類型三：急性後期服務與相關再住院的示範，建立了下列五個配套措施（Rothaman, 2014）：

1. 設立聯合品質及照顧管理委員會：在不同機構間促進改善結果，並採用一致的品質評量指標。

2. 增進與醫師的合作：增進多重機構間更良好的協調照顧。

3. 導入資訊支援及共享：不同體系間資料的共享與交流。

4. 落實轉銜照顧（transitional care）模式：由過渡照護護理師引導每位患者渡過PAC階段到出院返家爲止。

5. 實施臨床計畫與路徑：臨床計畫支援療程照顧管理（episode care management），臨床決策與學習。

Kindred Health Care以增加基層照顧（Primary Care）醫師的參與、使用標準評估工具、增進急性、急性後期及長期照顧體系的銜接、促進患者參與照顧規劃與目標設定、減少用藥錯誤以降低再住院率，並改善關鍵品質及臨床指標和患者體驗。針對再住院風險最高的患者，照顧管理師會加強個案管理、訂定照顧過渡計畫；並透過以上五個方法以減少照顧之不連續，包括：患者及照顧者在不同的服務體系下參與及接受衛教、共同照顧過渡計畫支援與合作、醫護專業人員跨系統的溝通、用藥管理、支援追蹤照顧計畫（Rothaman, 王懿範，2015美人老人學會報告）。

上述包裹式支付制度的經驗旨在利用經濟動機及具體的成果跨系統，以有限的風險鼓勵服務的整合，可作爲我國發展整合照顧之借鏡（圖1-5多種整合模式）。

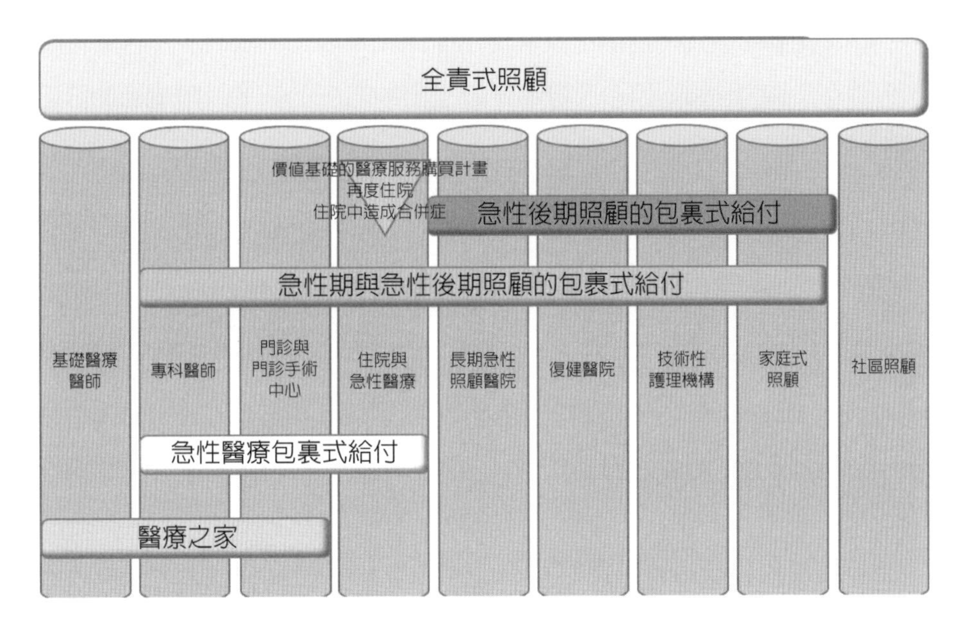

圖1-5　可負擔服務法案（Affordable Care Act）2010：以多種模式推動醫療及照顧體系的整合

資料來源：王懿範，長期照護與醫療服務資訊整合研究計畫案，2015

(四) 醫療保險及醫療補助雙重合格受益人：高失能、高費用、高風險人群

符合醫療保險和醫療補助雙重資格人群「雙重資格者」。大約有1,020萬美國人有資格獲得醫療保險和醫療補助計畫，通常被稱爲「雙重資格者」（Medicare and Medicaid Dually Eligibles）示範方案。這些人都是長期患病及失能（生理、心理、智能等）的患者，估計平均的醫療照顧成本比非雙重資格的人群多60%。醫療保險（聯邦政府）支付他們的急性和急性後期的服務，而醫療補助計畫（州政府）則支付醫療保險的保費分攤，長期照顧和社會支持服務及處方藥費。大約一半的雙重資格者符合醫療保險資格是因爲長期失能而不是年齡，其中近五分之一有3種以上的慢性疾病，超過40%需要長期照顧及支援服務（Long Term Support and Services, LTSS）。

這個高風險高費用的弱勢人群使用了國家不成比例的資源：占醫療保險受益人總數的16%，但占了醫療保險支出的四分之一；占醫療補助計畫人數的18%，但支出將近一半。

雙重資格受益人包括老年人和年輕的殘疾患者，在系統中通常是最貧困和病重的患者需要醫療及長期照顧。然而醫療保險（醫療）和醫療補助（長照）體系分屬聯邦及州政府，行政體系各自分立。兩個體系有不同的法規、福利及預算，造成體系之間的服務重疊與分散，責任不易歸屬而經常相互推托。病患往往在兩個系統之間不知所措造成服務的延遲中斷，而導致情況的失控、服務的延誤、可以避免的急診、住院和機構性入住導致經費的浪費。

在ACA法案下專設醫療保險與醫療補助服務協調辦公室（Medicare and Medicaid Coordination Office, MMCO）的專責，則是確定雙重資格受益人在醫療保險及醫療補助之間的協調。該辦公室負責醫療保險及醫療補助之間更有效地協調整合，提高質量、控制成本、簡化流程、消除計劃之間的衝突，並監管成本的轉移。

雙重資格受益人的示範項目是從2013年7月開始由聯邦政府及州政府和示範機構在同意的給付金額下，依病患的需求透過臨床管理機制適時適度地提供個案醫療及長照的服務。原來的合約是3年。CMS最近決定再延長兩年。在2015年底美國聯邦政府已經和13個州簽訂了14個示範合作計劃。其中有10個州（加利福尼亞州、伊利諾伊州、馬薩諸塞州、密西根州、紐約州、俄亥俄州、南卡羅來納州、羅德島州、德克薩斯州和維吉尼亞州）測試「以人計酬」的財務模型；兩個州（科羅拉多州和華盛頓州）測試「管理性以服務計費」（Managed Fee-For-Service）的財務模式；明尼蘇達州測試管理功能的整合，而未做財務調整。

CMS並與RTI International諮詢公司簽約，就雙重資格的示範項目進行整體評估。評鑑結果每季向MMCO報告，以採取必要的行動支持示範項目的順利進行及成果成效的提升。自2013年到現在，示範計畫已發展出新的照顧模式，提供更佳的整合照顧，在政府提供預算及技術支援下，橫跨基層醫療、急性照護、行爲健康（Behavioral Health）及長期的支援服務（LTSS）等，發展以人爲中心的照護，並驗證這些整合照護及支付的模式在其他州擴展複製的可能性。

雙重資格人群在美國醫療照顧的改革路徑和得失經驗，因族群對醫療與長期照顧需要及高費用、高風險和弱勢的特質，可以當作一個參考人群（Reference Population），可以是臺灣在長照及醫療整合政策研究及模式發展過程中很有價値的借鏡（王懿範，2014）。

伍、日本社區整體照顧體系（何田忠志，2015）

日本於西元2000年開始實施介護保險（Long Term Care Insurance）制度，之後經歷多次修正，西元2005年日本政府對介護法修法的重點中，有一項爲期望在「建構活力開朗的超高齡社會」、「制度永續運作的可行性」及「社會保障統合化」等基本觀點上，透過介護保險制度之各種新措施，達到提升老人照顧服務、促使保險支付效率化與重點化，以及強化在地老化照護體系等目標，而建構「社區整體照顧體系」（community-based integrated care system），使民眾在30分鐘的生活圈（中學學區）的範圍內，除了醫療、照顧外，還可獲得住宅、預防、生活支援服務，讓使用者習慣居住在社區中生活直到生命的盡頭。其所提供的照顧服務包括：(1)在宅系統服務（訪視照顧、訪視照護、往返機構照顧、小規模多機能型居家照顧、短期入住機構生活、24小時訪視服務、複合型服務（小規模多機能型居家照護＋訪視照護）；(2)設施、入住系統服務（介護老人福祉設施、介護老人保健設施、認知症共同生活介護、特定設施入所者生活介護等）及(3)生活支持服務（老人俱樂部、自治會團體、志工、非營利組織、照護預防服務等）。

爲迎接超高齡社會的來臨，促進社區醫療和介護的合作，目前厚生勞動部正積極推動在宅醫療，要求所有市町村到2017年都要負起責任，推動在宅醫療。在宅醫療是多職種（跨專業）的整合居家照顧，結合醫師（牙醫師）、護理師、照顧服務員，透過病患從醫院到社區服務的轉銜，可預防病患衰弱，有助於早期與順利的轉銜長期照顧。有些大型的在宅醫療單位甚至提供24小時對應服務，以支援小規模單位的需要。余尚儒醫師歸納日本在宅醫療成功的條件包括：需有熱心的領頭醫師，要有地方醫師公會的支持、靈活運用各種科技以交換病人資訊（未必需要尖端科技，運用email或傳眞即可達到目的）、政府法令的配套（如彈性的報備制度、適當的支付制度）以及地方政府之協助，如與消防體系之合作（余尚儒，2014）。

日本政府依據研究會議（Research Committee）的建議，以社區爲單位就當地情況，由其主導就三項目標進行整合：在宅醫療、社區住宅及預防和生活支持。經過6年「社區整體照顧體系」的推動，整合照顧仍有空間改善。目前政府就「社區整體照顧體系」建立更清楚明確的定義：「社區整體照顧體系」結合醫療照顧體系及社區照顧供應全天候24小時的服務，包括所有居民無論其居住處所。醫療照顧服務應在30分鐘的可及範圍內，其目標是支持居民的健康，安心及安全。王懿範結論整合照顧已是全球化的現象，各國相互借鏡成功的模式。丹麥的24小時照顧系統、芬蘭的在地養老機構及美國的PACE均對日本的社區整體照護體系的建立都有一定的影響。

陸、小結

一、總結美國健康系統的演進

美國自1983年開始利用DRGs控制急性醫院的費用，1987年開始建立急性後期及長期照顧體系及相關的給付制度，1990年導入長期照顧及社區支持管理式照顧模式，逐漸將照顧的重點自醫院內轉至社區，至今已近30年。美國的醫療體系目前正在進行前所未有的改革。2011年政府意識到整合是達到國家三重指標（Triple Aims：(1)改善接受照顧者的經驗；(2)提高群體的健康；(3)減少照顧人群的人均費用）的必需途徑，在過去5到10年在國會支持及聯邦政府的主導下快速進行系統的整合。改變的重點在於服務的整合與協調、病人參與、病人為中心的照顧、服務管理的新架構及依價值而定的給付方式。政府可與營利及非營利組織密切合作測試這些新的支付及服務模式以建立高品質、高成效，可持續的社區整合服務模式，以提高總人群健康（population health）。

為了全力推動整合策略，聯邦政府根據「可負擔照顧法案」專設單一醫療及照顧系統協調機構（Medicare and Medicaid Coordination Office, MMCO）藉著鼓勵國家資料的使用，政策衝突協商、福利協調、示範計畫驗證、給付調整、品質監控、照顧經驗提升及創新研究發展中心設立，加速推動全國系統性的改革。為了加速推動體系整合，聯邦政府進一步投入資源，委託專家團隊在政府架構之外成立了「整合照顧資源中心」（Integrated Care Resource Center, ICRC）以客觀及專業的角度加強「聯合協調辦公室」與地方政府的合作，給予一對一的技術援助及諮詢，並利用數據及最優實踐分析，有效率的加速推動醫養整合照顧。

聯邦政府Health and Human Services（HHS）明確的的立下指標：將Medicare由傳統的以費計酬（fee-for-service）在2016年底轉換達到30%以

質或價值（quality and value）計酬的給付（如全責組織（ACO）或捆綁支付（Bundled Payment）），在2018年底達到50%以質及價值計酬的給付制度。 HHS更進一步設定Medicare的醫院價值基礎採購（value-based purchase）給付（如可避免的再住院及院內感染等）在2016年達85%，2018年達90%。HHS明確就Medicare給付改革以推動服務的整合及品質成效，並訂出明確的目標及時間表，此舉尚屬歷史上首次，也顯示其政府在整合照顧的承諾及決心。

美國疾病預防控制中心（Center for Disease Control and Prevention, CDC）引用Halfon N.等就美國健康系統的演進途徑，總結爲3個階段：急性照顧系統1.0；無縫接軌照顧系統2.0；社區整合照顧系統3.0。演進的服務重點由急性照顧、無縫照顧至社區整合照顧。每個階段都有其發展的模式取向（以病、以人、以總人群）、任務指標及整合機制（參見圖1-6）。

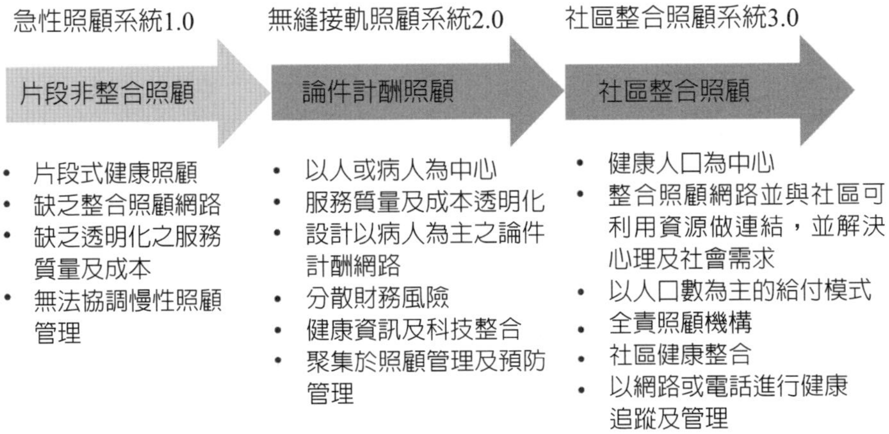

圖1-6 美國健康系統演進：健康照顧系統關鍵途徑

資料來源：Halfon N, Long P. Chang Dl. Hester J. Inkelas M. Rodgers A. Rodgers A. Applying a 3.0 transformation framework to guide large-scale health system reform. *Health Affairs* 2014:31(11). doi:10.1377/hlthaff.2014.0485.

整合機構（政府或產業）在轉型的過程中，除了需要檢視民眾的需求外，也需要評估本身的使命、基礎配制、政策、財源、民眾的接受度及機構的整合能力。整合機構可用美國健康系統演進途徑作爲參考，提出可行的發展藍圖及步驟時程。轉型的過程中要給予充分的時間及學習的機會，以提升轉型中所需要的理念、知識、能力與配套工具。

二、歸納國際的整合照顧的發展經驗

1. 建立「以人爲中心、以家庭爲單位、以社區爲基礎」的全人全責健康照顧服務體系。

政府爲解決多年來機構之間，各自爲政所造成服務的重疊、分散及責任不易歸屬的問題，因此主導進行策略性及全面性的醫養整合是全球所趨的優先政策。中央政府設立專責機構，協調建立醫療照顧整合體系的政策法規、給付制度、照顧模式及服務資源並透過資訊化建立無縫銜接，如美國的Medicare與Medicaid。政府專責部門利用跨部門的多元財源分配，全速推動系統性的改革。最終目標是提供以個案爲中心、跨服務部門（醫療、長照、社區、社福）的整合，提供民眾持續性、可近性、多元化和及時性的照顧，控制費用並提升服務效率及照護結果與品質。

2. 建立公平、合理、具有正面誘因及以價值爲指標的給付制度

藉包裹支付制度（如論案例、論人）或全責照顧模式（如PACE、ACO）鼓勵跨專業、跨體系、跨服務部門的整合照顧，建立跨專業的照顧（個案）管理團隊、完整健康照護網絡、強化轉銜照顧（Transitional Care）管理，並引介財務誘因以提高服務的品質及成效。包裹式支付制度綑綁不同的服務，旨在利用經濟動機及具體的成果跨系統，以有限風險鼓勵服務的整合。除了醫療有不同服務的包裹方案外，州政府在Medicaid包裹式的給付包括長期照顧及社區支持服務（Managed Long Term Support and Services, MLTSS），涵蓋居家及機構照顧並已有多年的試辦經驗，預估參與的人數會繼續增加。以給付系統推動整合的成功關鍵是政府經過審慎的規劃，允許足夠的時間及彈性制定方案。政府除了建立明確的目標、時程、指標外並適時提供服務業者數據、知識、工具等等的支持以確保平穩的過渡。

3. 建立社區單一窗口整合性的照顧管理機制

借鏡社區單一窗口整合性照顧管理機制（如美國老人及失能資源中心（Age and Disability Resource Center, ADRC）），包含全面性的需求評估、照顧計畫及照顧資源的擬定、服務的轉介銜接、追蹤、提供民眾照顧資源和方案的諮詢。整合性照顧管理機構在社區基層推動醫療及照顧的整合。其目標是促進醫療及照顧體系彼此共同的效益，共同減少不必要的急診、再住院及機構性的照顧，而非醫療與照顧之間費用及責任的相互推托。單一窗口的服務對象是全體民眾，不限於需要長照的老人、失能者及家屬。就經濟效益而言，整合性照顧管理機制針對需求面的早期諮詢，可以協助民眾提高自我健康管理（Self-Care Management）的能力，適時妥善的利用個人及家人資源，相對減少國家不必要的負擔。民眾也能進一步了解長照社服體系、增進服務的可及性及使用的簡化。

4. 發展整合性以功能爲基礎周全性的評估工具

參考整合性評估工具（譬如The Continuity Assessment Record and Evaluation, CARE）。單一標準評估工具根據失能程度及照顧資源決定給付等級或費用，可以藉公平合理的單一標準支付制度驅動不同體系間服務之協調，並減少服務的重複、缺失或照顧機構相互推脫嚴重失能者之問題。單一標準評估工具除了建立給付系統之外，可以利用隨著服務使用者（Follow the Person）的多次使用數據、程式設計及資訊科技的導入，避免重複的評估，即時擬定及調整照顧計畫、監控服務質量及管理資源使用。政府部門根據服務品質及服務資源由網路公布結果（如Nursing Home Compare[1]、Hospital Compare[2]）協助民眾選擇，並將照顧機構未達標準的項目列入機構評鑑重點以提升追蹤服務的品質。

5. 規劃建立「社區健康照顧網絡」

整合全人服務網絡包括醫療照顧體系、長期照顧服務體系和生活照顧服務體系。日本的小社區多功能及美國的PACE模式都是針對地域或特定對象需要建立整合服務網絡的典型案例。整合服務網絡除了傳統的醫療照顧外，包括積極的健康促進及失能預防，並支持自我照顧管理（Self-care Management）、營利和非營利產業的介入，進而減少政府負擔並增加民眾對多元化服務的選擇。

6. 導入資訊科技支持整合照顧管理

透過與醫療（健保）資訊集合及分享，運用醫療資通訊技術的發展，並結合遠距健康照護服務平臺資訊（如醫療雲、照護雲等雲端資料庫）設計以個案為中心的資訊平臺，支持整合性醫療照護單一窗口、系統性個案評估，提出出院後延續性醫療照顧，包括急性期、急性後期及社區醫療照護單位之間的轉介，使病人在社區中亦能獲得適當的持續性照顧。政府監督醫療照顧服務之品質及效能，運用雲端資料庫，擴大電子病歷系統為個人健康檔案（Personal Health Record, PHR），建置全人健康管理雲端服務平臺及預防保健記錄平臺，提供民眾即時查詢社區健康資源及個人健康生活管理等行動化雲端服務。藉分享個案跨機構完整的醫療、評估與照顧管理與長照服務資訊，提升照顧的連續性與品質、降低成本、改善健康。（國衛院「衛生福利部科技政策皮書」，2016）

---

1 https://www.medicare.gov/nursinghomecompare/search.html

2 https://www.medicare.gov/hospitalcompare/search.html

7. 設立支持架構有效加速整合的落實

參考美國聯邦政府在中央設定專案機構負責協調及推動政府跨部門的整合工作外，同時外委專家團隊成立「整合照顧資源中心」 加速推動及落實整合的工作。中心的功能包括研究、策劃、技術援助 、實務諮詢、國際交流，試辦方案的評估、複製推廣及資訊體系的建立。中心的一個關鍵角色是鼓勵並協調地方政府、民眾與產業的參與、溝通及合作。

柒、結語

本章以美國爲重點，日本爲參考回顧整合醫療與長照在制度及服務上的挑戰及不同的解決方案，結論是整合照顧在高齡化及少子女化下爲必然的趨勢，不同國家以不同模式配合獨特的社會文化環境整合，雖然採用的模式不同但是循序的整合原則一致。隨著社會的高齡化、疾病慢性化及服務專業分工化，世界整合的重點均朝向以人爲核心的醫療照顧、長期照顧、生活照顧的整合。財務給付的改革則由以量計酬轉變爲以人計酬或以質計酬，是一種建立對全民健康（Population Health）的服務品質及成效負全責。政府在過渡中的角色自微觀的細節管理開始鬆綁法規的限制而轉型爲宏觀的「價值基礎採購」（Value Based Purchase, VBP）。

臺灣能在推動長照2.0及健保改革的同時加入整合的觀念，借鏡國際經驗，透過前瞻性及系統性的策劃及支持平臺的設立，可以更快及更有效率地規劃一個公平、可近、透明化、高效益、有持續性並能滿足人民需要的全民福利體系。

參考文獻

1. WHO Integrated Health Services-What and Why? Making Healthcare System Work Technical Brief No.1, 2008
2. Sun, X., Tang, W., Ye, T., Zhang, Y., Wen, B., & Zhang, L. (2014). Integrated care: a comprehensive bibliometric analysis and literature review. Int J Integr Care, 14, e017.
3. Leutz, W. N. (1999). Five laws for integrating medical and social services: lessons from the United States and the United Kingdom. Milbank Quarterly, 77(1), 77-110.
4. L. Kodner, D., & Spreeuwenberg, C. (2002). Integrated care: meaning, logic, applications, and implications-a discussion paper. International Journal of Integrated Care, 2, e12.
5. Johri, M., Beland, F. & Bergman, H. (2003). International experiments in integrated care for the elderly: a synthesis of the evidence. International Journal of Geriatric Psychiatry, *18*, 222-235.
6. Valentijn, P. P., Schepman, S. M., Opheij, W., & Bruijnzeels, M. A. (2013). Understanding integrated care: a comprehensive conceptual framework based on the integrative functions of primary care. International Journal of Integrated Care, 13.
7. WHO Global Strategy on Integrated People-centered Health Services 2015-2016
8. Van der Klauw, D., Molema, H., Grooten, L., & Vrijhoef, H. (2014). Identification of mechanisms enabling integrated care for patients with chronic diseases: a literature review. International Journal of Integrated Care,

14.

9. Curry, N., & Ham, C. (2010). Clinical and service integration. The route to improve outcomes. London: The Kings Fund.取自https://www.kingsfund.org.uk/sites/files/kf/Clinical-and-service-integration-Natasha-Curry-Chris-Ham-22-November-2010.pdf
10. Leutz, W. N. (1999). Five laws for integrating medical and social services: lessons from the United States and the United Kingdom. Milbank Quarterly, 77(1), 77-110.
11. Fox-Grage, W., & Walls, J. (2013). State Studies Find Home and Community-Based Services to Be Cost-Effective: Washington: AARP Public Policy Institute, March
12. Avison, D., & Young, T. (2007). Time to rethink health care and ICT? Communications of the ACM, 50(6), 69-74
13. Gage, Ｂ., Constantine, R., Aggarwal,J., Morley, M, Kurlantzick,V.G., Bernard, B et al. (2012). The Development and Testing of the Continuity Assessment Record and Evaluation (CARE) Item Set: Final Report on the Development of the CARE Item Set: Final Report on the Development of the CARE Item Set., *1*(3).
14. Rothaman, M. D., Glavin, Ye Fan Wang.,Ph.D., (2014). Post-Acute and Long-Term Care: The American Experience. Paper presented at the 全民健康保險急性後期照護研討會，臺北市公務人力發展中心。
15. Fetter RB,Shin Y,Freeman JL,Averill RF,Thompson JD. (1980). Case mix definition by diagnosis-related groups. ;18(2 Suppl):iii, 1-53.
16. Hester JA, Stange PV, Seeff LC, Davis JB, Craft CA.(2016). Towards Sustainable Improvements in Population Health.-Overview of Community

Integration Structures and Emerging Innovations in Financing. CDC Health Policy Series.

17. 吳肖琪，黃姝慈與吳秋芬（2014），美國住院與急性後期照護之包裹式支付制度。臺灣衛誌，33(5)，459-469。
18. 何田忠志醫師（Tadashi Wada）（2015），日本因應超高齡社會社區整體照顧體系現況與展望。新北市演講，2015年8月12日。
19. 余尚儒（2014），〔居家與長照系列〕淺談日本在宅醫療（中）：不同地區在宅醫療團隊模式。公醫時代，http://pubmedtw.blogspot.tw/2014/11/blog-post_37.html。
20. 監察院（2009），參訪日本老人照護機構報告。臺北市：監察院。
21. 劉惠敏（2014），美國整合醫療照護及對臺灣的啓示。全民健康保險雙月刊，110，36-41。
22. 王懿範教授（2014），整合照護與管理模式——國際經驗：自美國的醫療改革探索和學習。衛生福利部中央健康保險署演講。
23. 王懿範教授（2016），美國PAC、PACE、ACO的經驗及臺灣照顧體系建立的啓示。衛生福利部、美國凱斯西儲大學演講。
24. 龔行健，王懿範等（2014-2015），長期照護與醫療資訊整合研究計畫案。衛生福利部。
25. 財團法人國家衛生研究院（2016），衛生福利科技政策白皮書。
26. 王懿範（2014），急性後期照護國際趨勢——美國急性後期照護現況與未來發展。全民健康保險急性後期照護研討會，臺北市公務人力發展中心。
27. 龔行健、王懿範等（2014-2015），長期照護與醫療服務資訊整合研究計畫案——以腦中風急性期後的醫療與長照需求整合爲例。臺北：衛生福利部。

第二篇　政策導向

第二章 我國的長照策略及醫療整合的全球發展趨勢

邱文達

日本推動長期照護或介護已近30年，並於2000年4月正式實施介護保險，韓國則於2008年7月實施老人長期照護保險法，臺灣在法規及推動已落後日本16年、韓國8年，需加快臺灣整體長期照護的規劃腳步，使快速增加中的老人及失能者能及早獲得全面性的照護。

回顧臺灣長期照護的發展可分為四階段。第一階段是從1993年（居家護理實驗計畫開始）、1998年（老人長期照護三年計畫建構各縣市長照管理中心）；第二階段從2008年開始執行的「長照十年」；第三階段是長照服務網的建立與「長照服務法」的立法通過，目前已完成大部分；第四階段是「長照保險法」的通過及長照保險的實施與「醫養整合」的啓動。本章將簡要說明衛生與社會福利整合的重要性，以及我國長照政策和策略。

壹、衛生與社會福利的整合——臺灣長期照護的最重要基礎工作

要推動長期照護最重要的關鍵是衛生與福利必須整合，才能達到全人照護的目標，因此十多年來執政單位均全力推動衛生與福利的整合。

一、歷史淵源

中央衛生主管機關之組織型態，歷經政府北伐、抗戰、國民政府遷臺等政局動盪，進行多次組織改造，1971年3月17日在臺灣正式成立行政院

衛生署，之後經過近10年的規劃，於2013年7月23日成立衛生福利部。

二、衛生福利部結合之背景

爲因應少子化、高齡化、全球化等社會需求，並符合時代潮流與國際趨勢，美國、加拿大、日本、韓國、挪威、瑞典、荷蘭、芬蘭等國皆已將社會福利與衛生合併行政主管機關。

三、衛生福利部成立特點

因應人口結構改變及新型態社會的挑戰，強化健康及福利照顧，全方位照顧國人生理、心理及社會各層面達到世界衛生組織所定義的健康，讓衛生醫療與社會福利合而爲一，達到全人健康與福祉的新境界。此爲自1970年衛生署成立以來，最大幅度的組織變革。

四、衛生福利部成立後之變革——社會及家庭署與社會保險司和長期照護的關係最為密切

1. 成立全新的社會及家庭署，整合弱勢者、婦女、兒少、老人、身障者之福利服務政策與執行，結合家庭與社區資源。

2. 設置心理健康及口腔健康的專責單位，以提升國人重視心理及口腔健康程度。

3. 設置社會保險司，統整規劃國民年金、全民健康保險及長期照護保險。

4. 設置保護服務司，強化性別暴力防治，整合弱勢者與被害人之保護工作。

5. 社會救助及社工司，建立社會工作專業制度，落實福利服務社區化，以保障弱勢族群經濟生活、扶貧自立。

6. 中醫藥委員會改設爲中醫藥司，強化中醫藥管理，發揚傳統醫藥。

7. 移入國立中醫藥研究所，增進中醫藥實證研究。

五、組織的改變

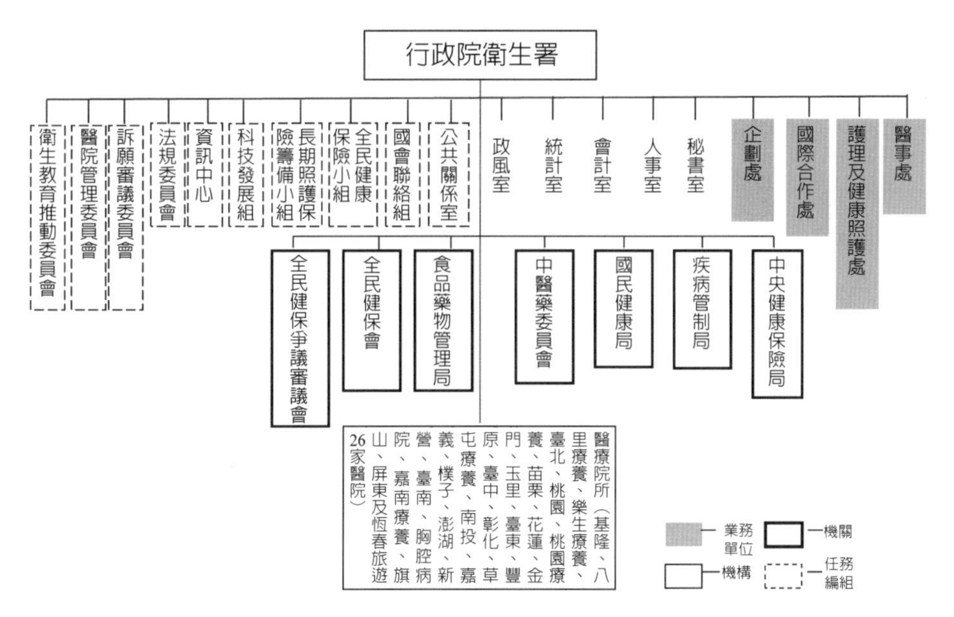

圖2-1　原行政院衛生署組織圖

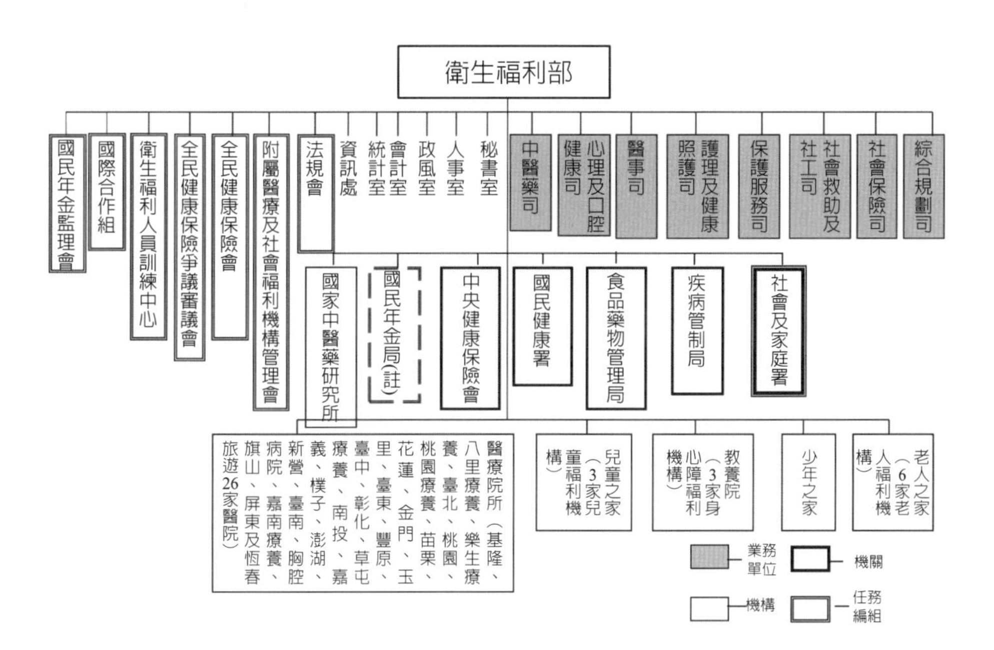

圖2-2　整合後衛生福利部組織圖

六、衛生福利整合的目標

貧病互為因果，欲打破貧病交迫的循環，唯有融合衛生醫療與社會福利，方能共創健康幸福的社會。同時也因為此種整合，使長期照護的規劃能更為完整。

貳、長照規劃與衛生福利

早期臺灣長期照護未能順利推動的主因是衛生與社會福利分屬衛生署及內政部，雙方溝通不易，雖經近10年的發展，始終未能突破。例如社會福利單位與衛生單位對同一性質的長照機構與護理之家，有不同的評鑑標準，因此整合確有其必要性。

一直到2011年雙方的整合開始加速進行，衛生署及內政部社會福利相關單位分成數組，每月持續進行整合會議，終於完成所有前置作業，並於立法院通過新組織法。在克服甚多困難及衝突後，經過兩年數十次的協商及修正，在2013年1月23日將衛生和社會福利整合完成衛生福利部組織法。2013年7月23日終於正式成立衛生福利部，長期照護的整合進入一個嶄新的里程碑。也因為這樣的整合，衛生與社會福利單位便可以在同一機構下，每週甚至更頻繁的聚在一起討論，並逐步達成共識，終於在2015年5月15日經立法院通過長照服務法，展開歷史新頁。

參、當年臺灣的長照政策原規劃

臺灣的長照政策原規劃主要分為長照服務法及長照保險法草案二個層次實施，首先希望將基礎架構作好後，再逐步進入全面的長照保險。實際上，衛生和福利的整合是一個相當大的工程，花費的時間非常冗長。從提案到整合經過了將近10年，眞正的加速是在這兩、三年，為了打好長期照護的基礎，再實施長照保險，使臺灣在長照保險像全民健保一樣再創世界奇蹟。我們決定仿當年先通過醫療法，建立完整的醫療網後，再通過全民健康保險法，過去也因十餘年所建置的醫療網十分完整，因此全民健保很快獲得成功，成爲全世界健康保險的典範。

長照服務法的目的是建立完整的長照服務網，使長照病人不論是接受居家、社區或機構照護，都能很快從長照服務網獲得照顧。目前長照服務法已通過立法，正進行子法規劃。長照保險法則是藉由全體國民自助互助，共同分攤長照風險，於民眾失能有長照需要時，能夠獲得基本的保險給付，以減輕家庭的照顧負擔；主要的規劃是保險機構的設置、給付，政府、雇主及民眾的保險費負擔等，目前長照保險法，行政院已於2015年6月4日通過並送立法院審議。

肆、長照服務法實施的七個策略

過去長照服務網規劃，將臺灣地區分爲22大區、63次區、368小區，依長照資源提供服務方式，分爲社區式、居家式、機構式之類型，並分別訂定各類型完成目標數。在2012年完成長照資源盤點，發現無論是社區式日間照護中心、居家服務據點、長照入住機構式服務及失智入住機構式服務，均明顯的不足，整個長照服務網仍不甚完整，如冒然實施長照保險，必然漏洞百出。因此，在2014年決定先朝建立完整的長照服務網的七大策略，作爲先行，當然未來仍會依實際情況作一些修正：

1. 日間照顧據點，在2013年全國及離島布建63個點。接續完成120處日間照顧中心，希望未來369鄉都有日間照顧中心。

2. 2014年啓動急性後期照護（Post-Acute Care, PAC）試辦計畫，先以中風爲對象。當年共有129家醫院，39個團隊參與。主要目的在於接續急性治療後，訓練獨立自主及培育自我照顧的能力。下階段將擴及各種急性後期或其他被認爲中期的疾病。

3. 2014年在資源缺乏地區建置89個居家據點，讓全國各地均能有居家服務據點。

4. 2015年輔導建立長照機構，使每一區域每1萬失能人口能有700床以上。目前仍有20%的次區域仍未達此目標，將仿過去醫療網的方式，以補助或獎助達成標的。

5. 2016-2017年，將補足所有照護人力，其中最不足的是照顧服務員，依估計在長照保險法實施時需要57,854名照顧服務員，目前有2萬人在工作崗位上，在這期間需補足38,700名左右；其他人力如社會工作專業人員、護理人力、物理治療師及職能治療師等均需依計畫逐漸補齊。

6. 2016-2017年完成長照資訊系統。首先要進行日間照顧中心及居家照顧據點的網路系統，接著完成機構式照護系統。所有系統都需在長照保險實施前完成，且需與目前的全民健康保險資料檔結合，以達成「醫養整合」的目標。

7. 完成全面立法程序及子法撰寫。目前長照服務法已通過，正進行子法撰寫工作；長照保險法草案已在2015年6月4日送立法院審議。所有立法程序完成，再加上長照服務網的建立，就是我國啓動長照保險最重要的里程碑。

伍、長照保險法草案的原規劃

2008年12月經建會依據行政院指示，會同衛生署及內政部開始進行長照保險規劃；2009年7月23日衛生署成立「長照保險籌備小組」，2013年7月23日衛生福利部成立，社會保險司接續規劃長照保險制度草案。

一、規劃目標

建構高齡化社會完善之長期照顧制度；藉社會自助互助，分擔長期照顧財務風險；帶動長照服務資源發展，提高可近性；維護與促進失能者獨立自主生活。

二、規劃原則

體制，採全民納保之社會保險制度，健保署爲保險人。

保險對象分類、投保金額及保險費負擔，參照健保法規定，但長照保險有3年投保資格等待期。

強化財務責任制度——採部分提存制，財務收支連動、每3年依公式檢討調整費率。

經評估有長照需要，始能給付。以實物給付爲主，照顧者現金給付爲輔。依保險人核定之長照需要等級及照顧計畫提供定額給付，超過部分自付。

三、財務制度規劃

主要財源：保險費。

政府負擔之總經費，不得少於每年度保險經費扣除其他法定收入後金額之36%，不足部分，由主管機關編列預算撥補之。

保險經費分擔，與全民健康保險法規定相同，中央政府、雇主及保險對象三方負擔。

保費計繳方式，與全民健康保險法規定一致，但財務獨立。

強化財務責任制度，採財務收支連動，每3年檢討調整費率，定期精算平衡費率，自開辦第6年起每年年底之安全準備至少3個月。

四、給付制度規劃

規劃長期照護案例分類系統（LTC-CMS），依服務屬性分爲六大類：居家式服務——居家照顧服務案例分類系統、居家護理案例分類系統。社區式服務——心智障礙類案例分類系統、非心智障礙案例分類系統。機構住宿式服務——心智障礙類案例分類系統、非心智障礙類案例分類系統。

依照長期照護案例分類系統（LTC-CMS）核定長照需要等級——反映失能者（需照顧者）之長照需要程度，被歸於同級的個案，失能情形（need）與所需長照服務種類與數量（resources use）相似。

給付方式，實物給付爲主，照顧者現金給付爲輔。於保險人核定給付額度內，得依需要，以居家式、社區式或機構住宿式等方式提供服務。

五、費用控制機制，與健保設計不同，較易控制保險財務

需求面措施，限制給付對象，使用服務前需經專業評估，有失能才獲給付。限制保險給付額度，事先核定給付等級、給付額度與照顧計畫，控制每人保險給付金額。只給付基本需求，超過部分自付，需部分負擔，自付膳宿費用。限制機構住宿式給付，只給付重度失能者或符合特殊條件者。

供給面措施，藉由前瞻性定額支付（論時、論次、論案例、論人計酬）控制費用，以論質支付，鼓勵提升品質。透過給付案件審查、檔案分析、實地訪查等機制，確保服務品質。

長期照顧保險法草案，目前業經行政院於2015年6月4日通過並送立法院審議，其內容針對保險人、保險對象、保險財務、保險給付及支付、保險給付之申請及核定、保險服務機構等事項進行規範。

陸、醫養整合的啓動

當年規劃長照服務網的建立及長照保險的實施後，最重要的是順應世界朝流的趨勢，進行醫養整合，將醫療網與長照服務網整合，使全民健保與長照保險相輔相成。

一、什麼是醫養整合

醫養整合就是把健康照護跟社會照護做一個結合，健康照護包括醫療、精神衛生及健康保險等，社會照護包括社會福利及生活照顧等。

二、各國發展情形

最早由英國人Reed在2005年提出，他說醫養結合是因為老人有很複雜的醫療及社會需求，若將其結合可以整合各種照護、專業及服務，甚至各個機構在同一時間可以照顧病人，如此稱作醫養結合。

美國最早以Program of All-inclusive Care for the Elderly（PACE），來進行Medicare健康照護及Medicaid長照體系的醫養整合。同時再用急性後期照護（PAC）作為整合急性病與長照之間的橋樑，讓急性病人恢復到最好的狀況。PAC實施以後，不論是Medicare或是Medicaid，都可看到住院率明顯的下降，從43%降低到16%。

其他各國亦加強發展醫養整合的模式，如加拿大很早就開始發展以社區為基礎的整合型照護系統，特別是針對老人族群。

日本的介護保險舉世聞名，但未能與健康保險整合，近年來財務壓力越來越大，因此提出2025年之願景——發展全人醫療及社會照護整合系統。

中國在研究全球通用養老模式後，提出在醫療的帶動下完成養老服務內涵的過程，以醫帶養，以養帶醫，整合醫和養的優勢。目前正努力建立醫養結合質量評介體系及標準。

由國際的趨勢可見，結合醫療衛生及社會福利的醫養整合，不論在病人照護的品質、照護的連續性及成本效益等，都有很大的助益。

三、急性後期照護的實施與醫養整合的啓動

急性後期照護（PAC）是由美國首先提出，是醫養整合最重要的一環。透過這個系統將急性醫療串連到長照體系。最重要是透過6至12週間的強度復健、職能及語言治療，訓練病人獨立自主及自我照顧的能力，減少入住長照機構或甚至醫院的機率。在美國對PAC主要是以功能恢復爲目的，透過評估、照護計劃、品質管控、證照管理及使用全國一致的評估工具——持續評估及記錄量表（Continuity Assessment Record and Evaluation, CARE）來作標準化的衡量。

PAC是臺灣邁向醫養整合的一個重要里程碑，於2014年1月全國實施，採垂直整合模式，由地區及區域醫院組成團隊，再與醫學中心作整合，目前以「中風」爲主，然後再擴大至所有急性後期疾病，初期成效不錯，據健保署2014年的初步報告：87%經PAC治療後有明顯進步，81%治療後，可以直接回家或在門診追蹤治療，當然眞正的效益仍需有更長時間的觀察。

柒、醫養整合的整體規劃與未來展望

臺灣的長照服務體系在衛政與社政體席中各自發展多年，但在衛生與福利整合成衛生福利部更進一步合一發展。也因爲部的成立，衛生與福利才有辦法一起完成長照最重要的基礎建設及長照服務網絡的規劃，進而一舉在立法院通過長照服務法。依原規劃，未來需繼續進行長照保險法的立法等。更爲了與世界潮流接軌，我們也需逐步邁向醫養整合的最高境界，

將急性醫療、急性後期照護、長期照護甚至安寧療護等，整合爲一個連續性照護體系，如此才能提升整體品質及成本效益，使我國繼全民健保的成功之後，能讓長照服務體系有更大的突破。

我國的長照體系全面覆蓋已經落後日本16年、韓國8年，期待能以最快的速度提供數百萬的老人與失能者最完整的照顧，我國的長照體系原規劃已融入全球趨勢的「醫養整合」概念未來應有機會比日、韓現制更湊完整。當然，以上所提的規劃與執行都是依過去的政策方向進行，未來也有可能在不同的時空背景環境下作更多元化的發展。

參考文獻

1. WHO Global Strategy on Integrated People-centered Health Services 2016-2016.
2. Eng, C., Pedulla, J., Eleazer, G. P., McCann, R., & Fox, N. (1997). Program of All-inclusive Care for the Elderly (PACE): An innovative model of integrated geriatric care and financing. Journal of the American Geriatrics Society, 45(2), 223-232.
3. Gage, Ｂ., Constantine, R., Aggarwal,J., Morley, M, Kurlantzick,V.G., Bernard, B et al. (2012). The Development and Testing of the Continuity Assessment Record and Evaluation (CARE) Item Set: Final Report on the Development of the CARE Item Set: Final Report on the Development of the CARE Item Set., 1(3).
4. Glavin, Ye Fan Wang, Ph.D., (2012) "Using An Information Support System to Guide and Assess Implementation of Long Term Care System An Evidence-based Approach to Improve Best Practices of Dual Eligibles"
5. Rothaman, M. D., Glavin, Ye Fan Wang.,Ph.D., (2014). Post-Acute and Long-Term Care: The American Experience. Paper presented at the 全民健康保險急性後期照護研討會，臺北市公務人力發展中心。
6. 王懿範（2014），急性後期照護國際趨勢——美國急性後期照護現況與未來發展。全民健康保險急性後期照護研討會，臺北市公務人力發展中心。
7. 行政院（2007），「我國長期照顧十年計畫」（2006-2017年）。
8. 行政院（2013），「長期照護服務網計畫（第一期）（2013-2016年）」。

9. 行政院（2015a），「長期照顧保險法（草案）」。
10. 龔行健、王懿範等（2014-2015），長期照護與醫療服務資訊整合研究計畫案——以腦中風急性期後的醫療與長照需求整合爲例。衛生福利部。

第三章 藉財務支付制度促進醫療長照與社區服務體系之整合

李玉春、陳珮青、王懿範、范雅渝

壹、背景

臺灣人口急速老化，2019年（2025年）將邁入高齡社會（超高齡社會），2061年老年人口將高達總人口38.8%，使臺灣僅次於日韓成爲全球老年人口比率最高的國家之一（國發會，2016）。

人口老化將使需要長期照顧的人口增加。長期照顧是針對身心失能持續已達或預期達6個月以上者，依其個人或其照顧者之需要，所提供之生活支持、協助、社會參與、照顧及相關之醫護服務（總統府，2015），目的在維持或恢復其功能自立。就需要長期照顧的失能人口而言，2016年有78萬人失能，推估2060年將成長爲193萬，需要長期照顧人口將大幅增加（如圖3-1）（衛福部，2016a）。

對需照顧者而言，僅22.6%使用過正式長照服務（衛生署，2012），其餘皆由家屬或外籍看護工照顧，後者在2016年已占失能者28%。對家庭而言，照顧經濟負擔沉重，有40.49%主要照顧者有經濟上的壓力（衛生署，2012）。有鑑於未來家戶平均人口與外籍看護工來源皆逐漸減少，且失能率逐年攀升，故建置臺灣長期照顧制度已是刻不容緩。

爲提早因應未來人口快速老化、少子化而造成長照需求之急速增加，馬政府過去規劃分三階段建構完善的長期照護制度（邱文達，2011）：第一階段：長照十年計畫（2008-2017年）；第二階段（2013-2018年）：

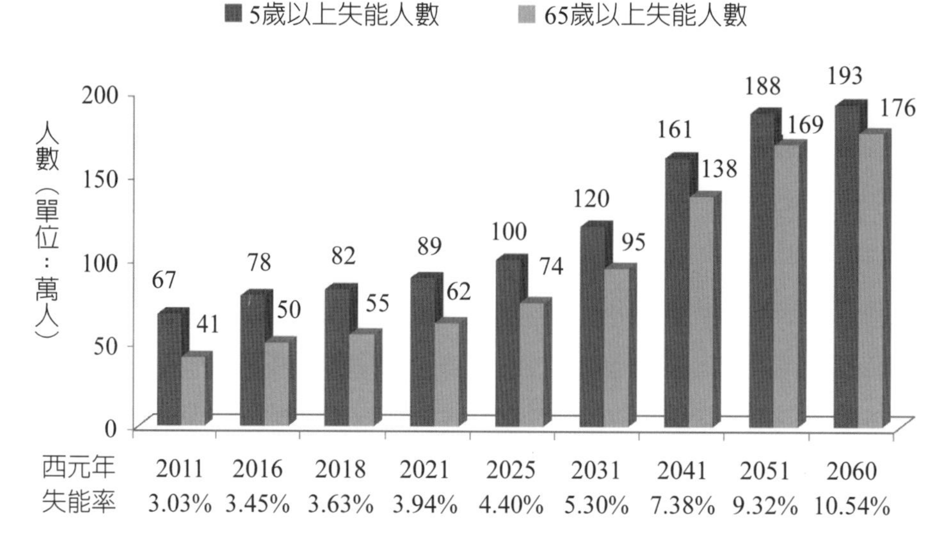

圖3-1　臺灣未來需要長期照護服務人數推估

資料來源：衛生福利部運用下列資料推計：1.行政院衛生署（2010），2010年國民長期照護需要調查（第一階段）；2.國家發展委員委（2014），2014年至2160年人口推計。

推動長期照護服務網計畫（2014-2016年）、長期照顧服務法（2015年底整合第一、二階段為長照量能提升計畫）；第三階段：推動長期照顧保險。但2016年大選後，蔡政府擬以稅收取代保險制，推動「長期照顧十年2.0」計畫（簡稱長照2.0），以提供普及、優質、平價的長照服務（民進黨，2015），並特別強調整合性社區照顧體系的發展，以及與預防和醫療服務的連結。

除長照制度改革外，目前社會輿論亦不斷要求改革健保制度，若可藉此機會規劃與推動健保與長照相關制度的改革，可促進醫療、長照、社區照顧體系之整合，提升照護之品質、效率與效果，則臺灣有機會建立一個最理想的整合照護體系。

「整合照顧」（Integrated Care）或協調式照顧（Coordinated Care）

包含複雜且多樣的意涵，其用語也不一致。世界衛生組織（WHO）定義整合式照護如下：通盤考量診斷、治療、照顧、復健及健康促進等相關的投入、服務提供及服務的管理與組織，以協調性的方式針對醫療財務、管理、組織、服務與臨床照顧的模式加以組合，用以創造醫療與照顧部門間的合作關係（Gröne & Garcia-Barbero，2001，2002）。在2015年的一份報告中，WHO呼籲各國一定要立即進行健康照顧體系典範的改革，才能落實提供全民普及、公平、高效率、永續健康服務的目標，並在報告中提出建立「以人爲中心的整合性照顧框架」（People-centered Integrated Care Framework）（WHO，2015）。此框架以個案、家庭與社區的需要爲中心，建立普及、公平的整合性健康服務顧網絡，透過社區參與、健康部門財務、服務與管理系統的連結，以及與社會服務、教育、勞動等部門密切的合作，以提升照護可近性、連續性、減少片段的服務、增進體系的效率、避免資源及服務重複，降低生產成本，並且更能回應民眾的需求與期待，最終希望改善群體之健康。在該報告中WHO定義整合式的健康服務：指在健康照顧體系中，服務的提供與管理能依據民眾生命歷程各階段的需要，確保民眾能在不同部門、不同照顧機構獲得連續的健康促進、疾病預防、診斷、治療、疾病管理、復健與安寧照顧。

誠如第一章的文獻回顧可知，照護的整合過程通常是複雜且長期的，需要廣泛的體系變革，且需獲得政策及服務提供者的承諾與支持；整合可以有不同型式（管理式照護、全責照護、區域整合或體系的水平與垂直整合等）及不同程度的整合（從轉介、協調至完全整合（full integration）），不代表體系中所有的組織都需要合併成爲單一的組織。在一個體系中可以同時存在多個不同程度的整合照顧模式（Shaw, Rosen and Rumbold，2011），最重要的是能否滿足民眾的需要。醫療與長照服務的整合是一個動態發展的過程，不同國家因醫療制度與服務體系不同可能面臨不同的整合問題，因此在參考其他國家的照顧模式時，需考量其文化、歷史制度與時空背景的差異，才能發展出符合國情及民眾需求的整合模式。

本文依據作者參與衛生署（以及改制後的衛生福利部）長照保險規劃與推動7年的經驗（衛福部，2016c），參與衛生福利部委託「長期照護與醫療服務資訊整合研究計畫」（國家衛生研究院，2015）有關整合照顧長照財務支付規劃（其中有關各國整合照護模式之回顧與省思已融入第一章），以及督導衛生福利部跨衛生及福利部門所完成的「幸福活力，在地安老：建構社區健康照顧服務網絡」規劃結果（衛生福利部，2016b）加以撰寫，並納入「長期照護與醫療服務資訊整合計畫案」計畫總顧問王懿範教授的建議，主要目的如下：

1. 回顧臺灣目前的健保與長照制度及其整合之障礙。

2. 借鏡國際的經驗，提出促成臺灣健保、長照、社區與社福體系整合之策略。

貳、現況分析

一、社區照顧與長照照顧現況

依據行政院核定的高齡社會白皮書（行政院，2015b），主要政策在藉由初級預防（primary prevention）落實活躍與健康老化，增加健康人年，減少失能與使用長照的機會；而針對16.5%的失能老人，始提供長照服務，減輕對長照的依賴。白皮書針對占83.5%的健康與亞健康老人，主要策略在藉由推動縣市高齡友善城市計畫、社家署補助推動社區照顧關懷據點以及民間在食衣住行育樂各方面發展的銀髮產業，以滿足長者的需要。其中關懷據點係由志工協助提供健康促進、共餐（送餐）、關懷訪視與電話問安等社會參與活動，以促進健康老化；部分據點甚至升級爲日托，提供日間托老服務。2016年初，全國已有2,529個社區關懷據點，村里涵蓋率高達67%，有助於提升老人自覺健康，促進社會參與。若未來能持續拓點與升級，增加據點涵蓋率及服務內容，並與健康、醫療、長照與福利服務連結，我國將有機會建立全世界最好的社區整合健康照護體系，實現幸福活力、在地安老的理想（衛福部，2016b）。

爲布建長照資源，滿足長照需要，政府自2008年開始推動「長期照顧十年計畫（2008-2017年）」（簡稱長十計畫，行政院，2007），藉中央與地方政府稅收，在需要部分負擔（0-30%）的前提下，提供失能老人免費的七大類居家與社區式長照服務，並提供經濟弱勢者住宿式長照服務。此外爲布建長照資源促進資源均衡分布，自2014年起推動「長期照護服務網（2013-2016年）」（簡稱服務網，行政院，2013），將臺灣劃分爲大區（縣市）、次區（數個鄉鎮）、小區（鄉或鎮），訂定各級區域長照資源布建應達成之目標。而「長期照顧服務法」也於2015年6月通過，統整長照過去零散分歧的4種法規，提供長照機構、人力統一的規範，並建立長照發展基金（5年120億元），以輔助服務網計畫之推動，加速長照資源之布建與區域資源合理分布（總統府，2015）。

長照十年計畫的推動已有一定成就，2015年初涵蓋超過17萬失能老人（涵蓋率35.7%），已超過原訂目標。依據2014年的長照資源盤點，依據長照服務網計畫，目前各縣市（大區）皆設照管中心、社區輔具資源中心，已達成目標；另外除澎湖外，皆有身障住宿機構，除金門外，每萬失能人口皆有700床住宿型服務，82%縣市有失智專區住宿服務；在63個次區（數個鄉鎮）的社區資源方面，73-100%達成目標；在小區（鄉或鎮）方面，100%鄉鎮有居家服務提供，原先無資源的89個偏鄉目前皆有服務據點，可見長照資源的布建已有長足的進步。預計2016年進一步完成一鄉鎮一日照的理想（行政院，2015a）。

因計畫已達一定成效，2015年底行政院整合長照十年計畫、長照服務法與服務網爲「長期照顧服務量能提升計畫」（2015年11月-2018年12月），以3年300億的預算，持續擴大服務對象，更積極布建社區與居家長照資源、培育長照人力與整合長照資訊，建構以失能者及家庭需求爲核心之長照服務體系，爲長照保險的開辦，積極整備相關資源（行政院，2015b）。

當前臺灣在長照服務方面，仍面對很多挑戰（李玉春等，2013，2016），不得不改革；主要問題在政府稅收財源不足且不穩定，無法滿足基本照顧需要，家庭照顧壓力與經濟負擔沉重；再加上長照人力不足、服務成長不易、居家服務提供模式僵化，近30%失能家庭只好選擇外勞；復因政府預算有限，無法提供聘外勞者正式居家照顧服務，外勞常超時工作，嚴重影響人權，形成惡性循環。在體制面，各縣市政府財務狀況不一，造成區域的不公平，而中央透過地方政府補助長照機構，每年重新招標，長照機構財務與經營風險高，資金週轉困難，再加上居家照顧服務採分項、論時補助，核銷程序繁瑣，服務提供模式僵化，影響長照業者投入之意願與經營之困難。

改善之道首先必須爲長照建立充足而穩定的公共財源，提供好用的長照服務，滿足基本照顧之需要，才能減輕對外勞之依賴與家屬照顧之負擔，形成良性的循環。對長照機構應採特約管理取代招標，以包裹支付制度取代論項、論時支付與核銷，依據服務提供成本訂定支付標準而非部分補助，降低經營風險與行政成本，才能鼓勵長照機構投入且永續經營，達到三贏的局面。

二、長照照顧財源

馬政府自2009年起規劃「長期照顧保險（簡稱長照保險）」，擬比照健保的社會保險經驗，透過全民社會互助，集體分擔財務與照顧風險，促進失能者獨立自主生活，也帶動長照資源發展，滿足高齡社會長期照顧之需要，實現「老吾老以及人之老」的理想。

長期照顧保險係以長照服務法與服務網爲基礎，藉強制性社會保險達到全民納保，確保全民都能獲得基本之保障，符合保險之大數法則（納保人數越多，分擔風險能力高），也避免年齡歧視之問題。主要財源來自稅收、保險費（雇主、受僱者及其他民眾繳交）與部分負擔。給付方式以實物給付爲主，現金（限家人提供之照顧服務）爲輔。給付項目共13項，可在居家、社區與住宿式機構提供服務。服務內容除長照十年服務項目外，特別強化主要照顧者支持訓練以及預防失能者失能惡化，或支持其盡可能獨立自主生活的服務（包括自我照顧與復健訓練、護理服務等）。爲避免濫用，失能者需經過健保署單一窗口整合照顧評估始能獲得基本定額之給付。對長保計畫，2016年有86%民眾支持，其中0-29歲的年輕人支持率甚至高達89%（衛生福利部，2016a），顯示全民已體會到分擔照顧風險的必要性。

「長照保險法（草案）」（行政院，2015a）在2015年經行政院通過送立法院審查，初期預估每年1,100億元，約健保的1/4-1/5左右，占國內生產毛額（GDP）約0.66%。原擬先推動立法，俟法通過後至少有兩年準備期，再視2018年量能提升計畫完成後長照資源整備狀況，以及當時的社會經濟狀況由行政院擇期開辦。2016年衛福部的民調顯示86%民眾支持該項計畫（衛福部，2016b），但2016年大選後，新政府擬以稅收取代保險制，藉調高遺贈稅、房地合一稅（後改爲菸稅）以及公務預算，每年籌措330億的財源，推動「長期照顧十年2.0」計畫（民進黨，2015），充實社區居家長照資源，未來再視需要調高營業稅或開辦長照保險以籌措更多的財源，因應長期的需要。

新政府計畫短期內與馬政府原先以稅收推動的量能提升計畫目標相似，但財務規模增加3倍，顯示新政府對長照的重視，爲全民之福。目前除公務預算，主要財源將來自調高遺贈稅與菸稅，前者可能透過財產移轉，收入有先；後者固可降低吸菸率、提升國人健康、並增加稅收，但因吸菸率下降，一段時間後菸稅收入也會受到影響，因此兩者皆只適合當短期或補充財源。更何況330億占GDP不到0.2%（長照保險1,100億約占GDP 0.66%），與OECD國家公共長照支出平均占GDP 1.7%差距甚遠，與新政府擬學習的北歐以稅收提供長照服務的國家支出相比更是九牛一毛（丹麥2.3%，挪威3.4%，瑞典3.2%）（OECD，2013）。由新政府2017年實際只能編列178億，即可知政府財政困境，僅靠稅收恐難支應未來10年快速增長的長照需要。因此新政府最終可能仍需另籌財源（如調高營業稅）或開辦社會保險制，在稅收外，由雇主與受僱者、民眾共同分擔支出，才能建構永續經營的長照體系。

無論是保險制或稅收制，目的都在增加長照公共財源，減輕家庭負擔（OECD，2011），其給付內容是否滿足需要、給付核定機制是否公平合理、照顧計畫與服務是否彈性好用、長照人力是否充足、長照機構的特約管理與支付制度是否適當，皆攸關長照財務制度的成敗。因此無論財源爲何，衛生福利部規劃長達7年，完成的「長期照顧保險規劃報告」（衛生福利部，2016c）必然有可做爲新政府決策參考之處。

三、健保制度之現況

實施超過20年的全民健保制度目前也面臨很大的挑戰。全民健保開辦初期主要提供急性醫療與慢性照顧，支付制度主要採論量計酬，另外也有論日、論病例、論人與論質計酬。2014年開始試辦急性後期照護，針對有復健潛能的中風、燒燙傷病患，在急性出院後，透過密集的復健醫療照護，以協助病人恢復功能或減輕失能程度，減少依賴。中風病患急性後期照護支付標準依功能群組（Functional Related Group, FRG）分爲FRG1、FRG2，採論日支付（包括檢查、診斷、病房、護理、復健費等13項費用），另支付評估費，但藥費、藥事服務費、治療處置費、手術費、副木材料費可另核實申報。該計畫初步實施結果已證實可改善中風病人之功能（蔡淑鈴，2014），但收案量不如預期，可能因病人對下轉PAC信心不足或醫學中心將病人轉至自家醫院復健病房（見韓德生，第十章）。2016年因八仙塵暴，健保署亦將燒燙傷病人納入PAC試辦計畫。

面對慢性病盛行，治療模式多元、複雜，健保雖不斷改革支付制度，引進論質與整合照護，但因多數服務採論量計酬，各層級醫院與診所各自爲政，醫療體系缺乏整合，服務提供斷裂、重複（如用藥、檢查）、零散，面對高齡社會，這樣的醫療化模式不但造成很多浪費，醫療效率不彰，醫護人員血汗很難永續經營。爲促進醫療服務體系之整合，除急性後期照護外，也試辦以病人爲中心的整合性照護計畫，例如家庭醫師、門診整合照顧、論質計酬、論人計酬等，並在住院試辦以疾病診斷關聯群（Diagnosis-Related Groups, DRGs）爲基礎的包裹支付制度（李玉春，2014），在居家試辦包括在宅醫療、居家護理、居家呼吸照護與安寧療護之整合性居家醫療照護。但整體而言，目前健保支付制度最主要仍採論量計酬，加上長期照顧體系之布建尙未完備，病人常在醫院間輪住，缺乏出院之誘因，導致社會性或超長住院之情形。

四、長照與健保服務整合之障礙

臺灣長照十年計畫已建立照管、給付、支付、服務輸送體系，且已建立單一評估機制來決定個案是否需長照服務，但在整合照體系之發展方面仍有下列障礙：(1)評估工具仍有改善的空間：評估工具未能反映失能者多元完整長照之需要，尤其是對有心智功能障礙者之長照需要，目前缺乏適當評估工具；(2)服務輸送體系各自爲政，缺少跨專業領域的整合。目前居家服務、居家護理、居家職能治療、物理治療等人員皆各自爲政，缺乏跨專業的對話與合作的機制，造成服務無效率，品質與服務成效有待提升；(3)缺乏適當的財務誘因以促成服務體系整合：目前主要係採分項、論時（照顧服務）或論次（居護、物治、職治）支付，不但缺乏誘因鼓勵照顧服務員升遷，更無誘因鼓勵跨專業整合；(4)服務有限：補助主要以居家與社區爲主，時數有限，未必滿足家庭需要，住宿型服務亦僅限中低收入戶之補助；(5)資訊系統片段、缺乏整合，造成服務整合之障礙：服務單位未完全資訊化，其資訊與政府的照管系統亦無法連結，造成資料重複輸入，無法藉資訊整合提升服務效率與品質；(6)體系間缺乏連結：健保出院準備不夠落實，無法即時連結長照體系，而長照體系亦尚未建置完備，病人未必能留在社區或家裡接受照顧；(7)照顧計畫未必滿足需要：居家照顧多數以一天一次的方式提供服務，無法滿足需要一天多次服務個案之需要。另因經費有限，照顧計畫常限縮使用多元服務的可能性，無法彈性提供整合照顧；(8)醫療與長照主管單位缺乏連結：長照十年由地方政府主政，政策制定雖由社家署與照護司負責，但與健保署少有互動，影響醫療與長照服務之整合（參見表3-1）。

全民健保多數服務仍採論量計酬，缺乏整合動機，多是由病人自主決定是否就醫，因此服務是片段的，較難以病人爲中心提供最好的完整服務。急性住院雖試辦DRGs支付制度，透過包裹支付，有助於提升服務效率與品質，但只涵蓋部分住院；另外健保試辦的家庭醫師制度、整合照護門診、居家整合醫療、論質、論人計酬等有助於提供以個案爲中心之整合照護，但多數服務對象仍有限，且試辦計畫缺乏整合，目前健保署正檢討這些試辦計畫希望盡可能整合。

表3-1　急性醫療、急性後期及長照支付制度與現行垂直整合之誘因

照顧層級	財源	支付制度	現行垂直整合之誘因
急性醫療	全民健保	總額下主要論量，尤其是門診。試辦論質、DRGs、家庭醫師制度、呼吸器整照、門診整照、論人計酬等。	DRGs支付制度 試辦計畫（論質、整合照護、家醫、論人）。 加強出院準備
腦中風急性後期照顧試辦計畫	全民健保	論日支付	出院準備，限制給付：照護期間最長12週。
長照十年	中央及地方政府	論時支付或論次計酬。 論月支付：住宿。	較少
長照保險	長照保險（規劃中）	論案例、論人、論質計酬給付與支付（例外：論時、論次、預算）。	論案例（人、質）包裹支付

在急性後期照護（PAC）部分，採論日計酬，鼓勵團隊合作，但僅限中風與燒傷，且評估工具過多，如中風即採用超過10個評估工具，尚未建立所有急性後期照護皆可適用的單一標準化評估工具，不利推廣整合，更遑論與長照服務之轉銜。另外中風PAC試辦的場域只在醫院，不適用護理之家或居家照護，治療模式較醫療化，治療費用仍甚昂貴，有待發展更具成本效益的照護模式並逐步擴大涵蓋之範圍與場域。

規劃中的長照保險擬以案例組合（Case-mix）——長照個案的分類爲基礎，依據個案嚴重程度分級包裹給付與支付，可促成跨專業、跨部門服務之整合，減少重複服務，亦可透過各類醫事專業人員與照顧服務員之合作，提升服務完整性與照護品質。若急性醫療與急性後期照護也改爲論病例計酬包裹支付，則可鼓勵醫院控制住院日，藉由出院準備之加強，讓病人急性住院後可轉到急性後期或進一步轉到長期照顧，促成服務之整合。欣聞長照2.0將比照長保規劃以包裹支付，將有利服務整合。

五、小結

綜觀臺灣，目前在社區照顧體系、急慢性醫療體系、急性後期與長期照顧體系皆具體而微，但多數各自發展，即便有試辦計畫也多在各體系內少數醫療機構之合作，而少有系統性的在同一體系內跨機構、跨專業的水平整合（Horizontal Integration），更遑論跨體系的垂直整合（Vertical Integration）。因此在全民健保20週年研討會，多位學者建議健保最需要的改革就是進行根本的醫療體系改革，避免醫療照護體系各自為政。但各層級照護間仍缺乏協調與連續，病人不了解醫療與長照體系，常盲目到處求醫或求助無門，因而延遲必要的醫療或照顧，造成照顧成本增加，服務品質及病人滿意度下降，照顧效果亦受到影響。

照顧體系支離破碎的原因常因給付政策或支付制度設計不良或病歷等相關資訊無法共享，造成不同層級的照顧單位（機構）間缺乏協調合作，特別對需要多元、複雜、長期醫療或長照之多重疾病病人或失能的個案時，因需要來自不同層級、不同專業醫療組織或長照機構的服務，更易突顯照顧體系失調的問題。

目前我國除推動健保制度改革外，也正在推動長照制度的改革，若能同時帶動醫療（健保）、長期照顧與社區照顧體系的水平與垂直整合，落實WHO及美國CDC以個案、家庭、社區為中心的整合性健康照護體系，將可提升服務即時、連續、有效性與品質，增進服務體系效率、降低醫療照護費用、避免資源重複浪費、有效利用社會有限資源，提升服務價值與工作滿意度，改善民眾健康、提升滿意度與生活品質，落實幸福活力、在地安老的理想。

參、結論與建議

綜合上述分析與前章之國際文獻回顧，為促成臺灣醫療、長照與社區照顧之合作，發展整合性健康照顧體系，茲提出在財務、支付制度相關的建議與配套措施如下：

一、長照財務制度：國家長期目標仍應推動長照保險

(一) 長照保險財源來自稅收與保費，財源較為穩定與充足，較不受景氣與其他預算排擠影響；且全民除經濟弱勢外皆需繳納保費，制度較容易永續，為高齡社會長期較穩健之財源。當前國家財務窘困，長照2.0計畫長期而言財源必然不足，最終還是要另增稅或實施社會保險制，才能建構永續經營的長照體系。

(二) 長照與健保為同一保險人，相對於稅收制由地方政府負責，更易促成醫療體系與長照體系的分工與整合，避免制度分立、疊床架屋、財務責任不明；借重健保署一條鞭制度，可避免縣市財政貧富不均、管理標準不一導致之不公平現象。另可借重健保署多年來在山地離島與偏鄉發展資源經驗，促進長照資源發展。

(三) 社會保險才能籌措足夠的資金，加速帶動長照資源加速成長，滿足社會基本需要。 避免因稅收不足，長期以低於成本方式補助社福團體，長照機構經營管理不易，更限縮非社福團體投入之意願。明確的保險機制可以提升產業的投入意願，就民眾不同的需要及期望給予支持，相對的減少對政府的負擔。

二、推動包裹式支付制度改革，促成急性醫療、急性後期照顧與長照體系之垂直整合（見圖3-2）

(一) 無論健保或長照皆應建立短、中、長期支付制度改革策略藍圖，朝向包裹支付方式（論案例包裹支付或論人計酬），避免論時、論量或分項補助造成服務提供者只重視服務提供，而不管是否能滿足醫療或長照需

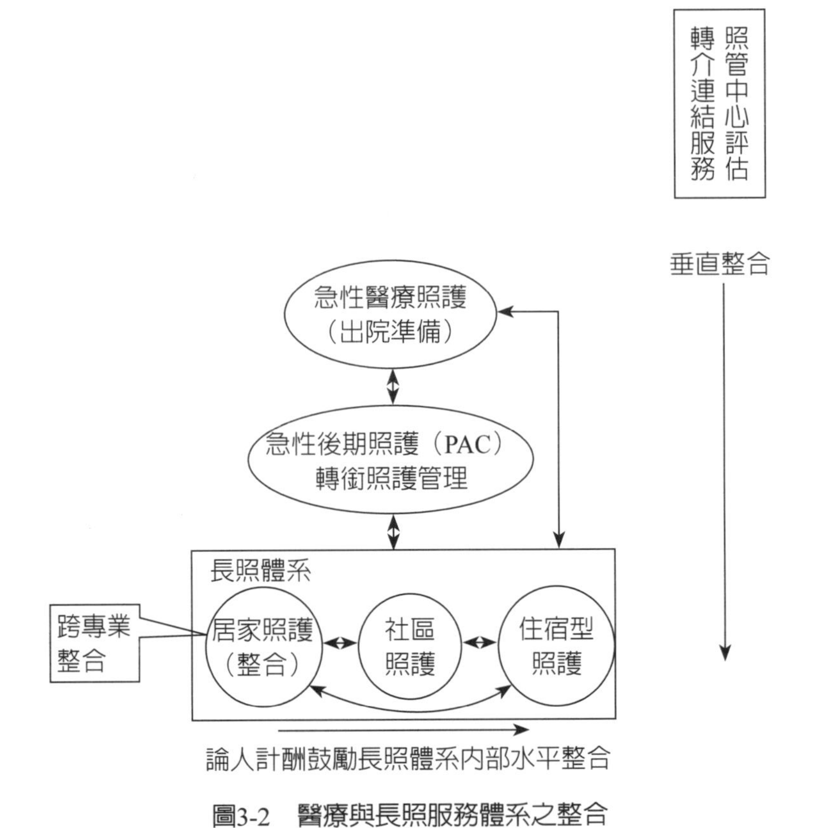

圖3-2 醫療與長照服務體系之整合

要。包裹支付可促進跨專業跨體系醫療與長照服務就共同一致的目標之合作，提升服務連續性與即時性，避免不需要的住院、機構式服務，提供誘因，鼓勵在一定額度內，提供民眾最需要、最有成本效益的服務，才能有效利用有限資源、提升服務效率與品質，促進健保、長保、社區與社福體系之整合。

(二) 加強急性醫療、急性後期照顧與長照協調及整合之機制與誘因：目前健保已加強出院準備計畫，配合DRGs支付制度的擴大實施，或論人計酬或包裹式支付，連結長照單一窗口標準化整合性評估與照管機制，配合上述支付制度改革，可落實急性、急性後期與長照三個體系服務之無縫接軌，提升照顧之效率與成效，爲保費加值。

表3-2爲各體系現行之支付制度，以及爲促進各體系垂直整合建議之支付制度改革方向。包裹支付的比例越高，整合的誘因越強。各層級最終若試辦論人計酬或全責（當責）式照護機構（Accountable Care Organizations, ACOs），很容易將三個層級以整合性論人計酬串連在一起成爲臺灣版的全包式整合照護模式（Program of All-inclusive Care for the Elderly, PACE）（見第一章之說明）。

表3-2　促進急性醫療、急性後期及長照垂直整合之支付制度改革建議

照顧層級	財源	現行支付制度	支付制度改革
急性醫療	全民健保	總額預算下主要採論量計酬，另有DRGs、論日、論質、論人試辦、居家醫療、居家安寧等整合計畫	全面實施DRGs（醫院包裹式支付制度）、以功能為指向的評估工具、運行及品質管理系統策劃機構（如醫院價值基礎採購（Value-based Purchase））和社區式急性後期照顧。 仿照ACOs發展區域型跨部門以病人為中心，以證據為基礎之整合照顧計畫，藉論人及質計酬提升照顧結果與價值。
急性後期照顧試辦計畫	全民健保	論日支付給整合團隊	配合DRGs試辦，發展以病例組合（Case-mix）為基礎的包裹支付（包括急性及急性後期或急性後期及長照等不同方式的包裹支付）。
長照保險	長照保險	論時、論次、論月	論案例、論人計酬，論質。 利於與急性醫療、PAC結合，甚至連結衛生福利服務發展臺灣版PACE模式。

三、急性、亞急性照護與長照短、中、長程支付制度改革策略建議

(一) 短程支付整合策略

各體系各自引進論病（案）例計酬（如DRGs）爲基礎之包裹支付制度以降低住院日，鼓勵垂直整合，讓急性後期照顧、居家、社區、住宿型長照機構，皆有機會擴大需求替代較昂貴的住院服務，各體系因皆採包裹支付，需控制自身費用，會有誘因整合跨專業的團隊，依據臨床路徑或照顧計畫提供更完整的服務，不但能節約費用，也能提升整個系統的效率與民眾的健康。

建立整合單一標準評估工具配合急性DRGs的執行及結合長期照顧評估工具（MDAI），借鏡美國單一標準照顧評估工具（CARE），建立整合性的多元照顧評估工具（I-MDAI），以落實急性後期照顧的給付制度，給予業者公平合理的誘因，以提供高品質機構及社區急性後期照顧模式。

在急性醫療擴大實施DRGs支付制度後，可採取包裹式支付方式試辦急性醫療與急性後期照顧之整合。另外，亦可整合現行各種整合照護、論質、論人計酬試辦計畫，發展多元、跨部門、以區域病人爲中心、依據醫學證據提供服務的類似ACOs的整合照護試辦計畫，提升照護效率、品質與群體健康。

(二) 中程整合策略

在急性醫療、PAC及長照皆分別試辦類似ACOs的整合照護試辦計畫，依據當代證據醫學或實證研究，提供最好的照護（顧）。

(三) 長程支付整合策略

針對急性醫療、PAC及長照甚至社區服務，以修正式PACE模式，仿照ACOs、WHO及美國CDC以人爲中心整合性健康服務架構的精神，試辦全包式的整合照護計畫，以落實在地安老（說明如下）。

四、發展臺灣版PACE試辦計畫與落實WHO及美國CDC提出的整合健康照護服務架構

(一) 臺灣版PACE體系建議以區域為試辦範圍，以利於社區資源整合

其對象不需限嚴重失能個案，利於風險分擔，其財源及服務範圍可結合健保、長保（長照十年2.0）、社區關懷據點、其他社會福利與相關政府補助服務，其支付可運用案例組合校正風險的區域論人計酬，其服務模式應仿照ACO的實證基礎，提供跨部門、跨層級、跨專業之連續性，以個案、家庭、社區為中心之醫療長照與社區整合服務，由初級預防做起，落實健康促進、疾病預防，結合次級與三級醫療診斷、治療、疾病管理、復健與安寧照護之功能，並提供以社區（居家、日照）為優先的長照服務，使民眾能盡可能留在社區，減少住院或對住宿型機構的利用，提升生活品質，落實在地安老。

(二) 藉臺灣版PACE，落實WHO及美國CDC的整合性健康（社會）服務體系

臺灣的社區關懷據點提供送餐、共餐、健康促進、電話問安、關懷訪視功能，已涵蓋到67%的村里，甚至升級為日間托老中心。因此在發展臺灣版PACE模式時，應發揮已甚普及的社區關懷據點初級預防之功能，結合醫療與長照初級、次級及三級預防和醫療照顧功能，以及其他社區與社會福利資源，讓長者或失能者能盡可能獨立在社區生活，實現在地安老的理想。此外，臺灣已環繞著大中小社區建制保建、醫療與社會福利相關網絡，如醫療網、長照服務網、防疫網、社會安全網、家暴防治網、糖尿病共同照護網、高齡友善城市、健康城市……等，若能結合這些網絡計畫，建立轉介或合作的跨域合作機制，發揮綜效，達到網網相連的整合功能，可落實甚至超約WHO所倡議的以人、家庭與社區為中心的整合性（健康照顧）服務架構，發展世界最好的健康暨長照整合服務體系。目前衛福部的「幸福活力，在地安老：建構社區健康照顧服務網絡」即擬藉社區組織

與社區關懷據點發展經驗，結合衛福部12個司署以及跨部會（如原民會、農委會）資源，一方面擴大關懷據點的數量與村里涵蓋率，另一方面擴大據點的服務，結合專業服務與志工人力爲據點加值，促進網網相連，以落實幸福社區的理想（如圖3-3）（衛福部，2016c）。

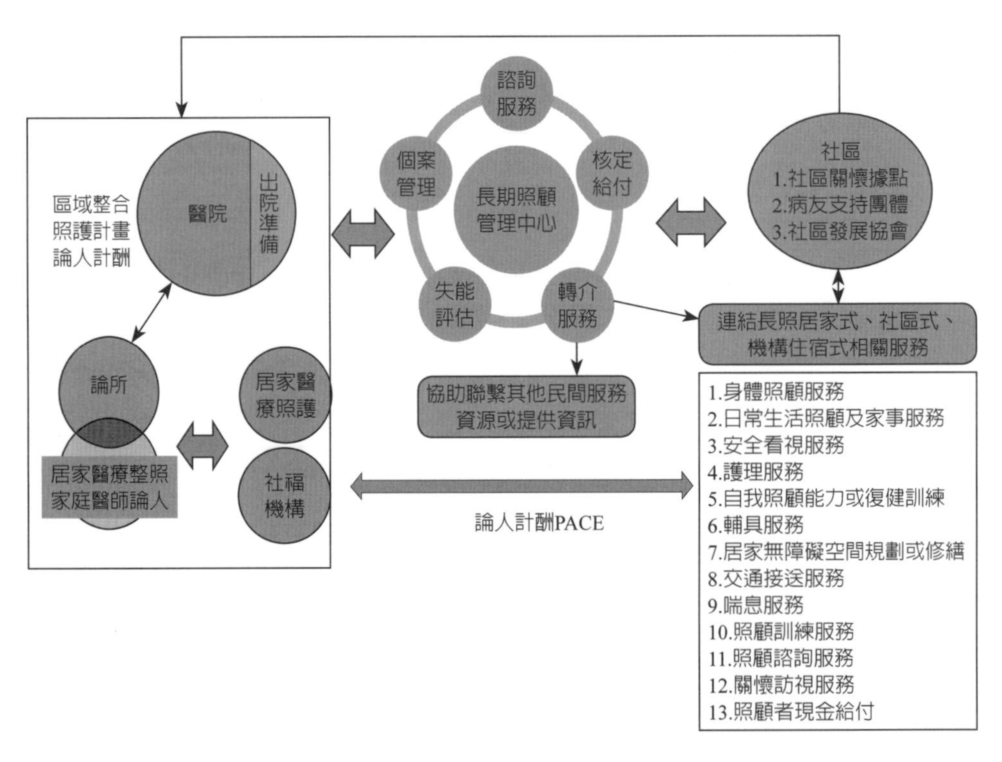

圖3-3　社區醫療長照與社區服務整合照顧模式

資料來源：修改自衛生福利部：幸福活力、在地安老簡報，2016c

五、運用長照保險規劃策略，促進服務垂直與水平整合之配套措施

(一) 長照保險規劃促成服務垂直與水平整合之配套措施

長照保險規劃內容具體而微，很多策略一方面符合OECD可提高長照服務價值（OECD，2011），也呼應WHO及美國CDC模式促進發展整合健康照

護服務架構（醫療、長照、社區與社福制度的整合）之要求，摘要如下：

1. 由單一保險人主管健保與長保提供完整的基本長照服務，利於醫療與長照服務無縫接軌。

2. 建立單一窗口以個案爲中心的整合性評估與照顧管理機制和出院準備服務：利於各部門服務的轉銜與整合。

3. 發展標準化多元整合性長照評估工具：利於長照服務之整合，並銜接急性後期照護。

4. 提供負擔得起的給付，可與健保銜接。

5. 建立協調性的照顧管理、支持與教育訓練體系。

6. 提供彈性整合並符合家庭需要的照顧計畫。

7. 依據長照案例分類核定包裹（定額）給付與支付標準，提供跨專業（護理、物治、職治、照顧服務）、跨層級長照服務整合之誘因，促成與醫療與社區、社福服務之整合。

8. 建立整合資訊系統，可與健保申報資料、電子病歷、照護雲、保健雲、防疫雲等系統銜接，利於服務整合。

(二) 長照保險促成服務垂直、水平整合之策略與現況比較

上述策略與現行長照十年計畫比較，可大幅改善現狀之問題（見表3-3）。在給付方面提供組合式的給付，允許消費者彈性選擇以滿足其需要。另外長保給付盡可能與健保區隔，醫療服務（含急性後期）歸健保給付，長期照顧服務始歸長保。另外現有社會福利體系有關長照的部分，皆優先由長保給付，但福利體系可加碼補長保之不足。意即，透過單一窗口的評估，藉多元的財源支持，可提供以個案爲中心的整合照顧計畫，甚至落實長保、保健、醫療、健保及福利體系的無縫接軌。照顧管理機制上，將大幅增加照管專員的聘僱，透過以個案爲中心、單一窗口整合性評估，藉e化的照顧管理資訊的整合，提升照顧管理效率、給付核定公平性、強

表3-3 長照保險如何促進體系內之水平整合

整合標準	長照十年計畫	長期照護保險
單一、標準化、全人的評估	目前為地方政府自行評估，評估與判定標準各縣市不同	• 由健保署進行統一評估，使不同縣市、不同評估人員間、不同居家或機構間之評估較為一致，且易整合醫療與長照資訊。
具信效度且完整的評估工具	ADL、IADL、CDR…… 較無法評估認知功能障礙	• 發展具信效度的多元評估量表（Multi-Dimensions Assessment Instrument, MDAI），反映身體與心智功能障礙者長照需要
提供失能者及其家庭照顧者需要的給付服務與彈性的選擇機會	提供基本長期照顧	• 提供組合式的基本給付（實物為主，現金為輔），利於彈性選擇與安排，並與健保給付區隔，透過照管機制無縫接軌。 • 提供主要照顧者支持服務：諮詢、訓練、支持、喘息。
建立整合協調的照顧管理機制	已有單一評估機制、照顧計畫及諮詢	透過以個案為中心、單一窗口整合性評估，藉e化的照顧管理資訊的整合提升照顧管理效率、給付核定公平性、強化諮詢、轉介（長照醫療與社區服務）與品質確保。
擬定整合之照顧計畫	目前較少整合	• 多元整合的服務：除保險給付與特約機構資源，對縣市政府加碼、民間資源均藉PAD的GIS系統，一次涵蓋在照顧計畫中，藉多元財源，提供無縫接軌的整合服務，甚至包括醫療社區服務之轉介。 • 擬定以失能者需要為導向的彈性照顧計畫（如一天多次走動式服務）。
協調的而非零散的服務體系	較少	• 利用財務誘因鼓勵跨部門、跨專業的合作或整合，尤其是在居家服務體系內，居家、社區、住宿式、醫療機構、社區關懷據點與健康促進體系間。

（接下頁）

表3-3　長照保險如何促進體系內之水平整合（續）

整合標準	長照十年計畫	長期照護保險
設計適當的財務誘因促成服務整合	較少	• 多元財源、藉案例組合或校正風險的論人計酬為基礎的支付制度以及論質計酬促進跨專業跨部門跨層級的服務整合與提升品質。
整合的資訊系統	較少	• 透過電子化資訊系統（電子病歷、長照保險資訊系統、醫療雲、照護雲、健康雲、防疫雲）與其他體系整合 • 保險人之資訊：行政管理、照顧管理（需要評估、給付判定、照顧計畫擬定、特約機構資源、地區資源、品質監控）、稽核、剖析、精算分析。 • 長照機構資訊：需要評估、照顧計畫、個案管理、品質確保與改善、認證，人力調度管理、計費。

化諮詢、轉介（長照醫療與社區服務）與品質確保。在照顧計畫方面，除長保給付外將透過已完成建制的平板電腦評估系統，藉GIS系統將長保給付、健保醫療資源、縣市政府加碼資源、民間資源以及社區相關資源一併帶入，提供整合的照顧計畫，擬定以失能者需要爲導向的彈性居家照顧計畫，如一天多次的走動服務以更符合被照顧者需求。另外可利用財務誘因，藉論案例、論人包裹支付鼓勵跨專業的合作，改善現有體系零散、片段之問題，建立協調而非零散的服務體系。長保已完成各部門服務之案例分類系統，配合平板電腦的電子化評估系統之輔助，可自動判定長保給付等級與支付標準，可提升照管專員評估標準的一致，提升給付之公平性與效率。亦可藉平板電腦規劃訪視路線、打卡、連結長照與其他服務資源等。服務提供者亦可直接運用保險人評估資料，不必重新輸入資料，與個案討論細部照顧計畫，使服務更符合民眾需求，改善現行資訊系統斷裂、

重複輸入之問題，亦能促成跨專業、跨部門服務體系之整合。資訊系統的整合可透過雲端、照顧管理的資訊，與後端的服務體系整合，將有助於服務提供、保險人的管理。

六、發展整合單一標準化核心評估工具

發展跨部門別整合單一標準化核心評估工具，有助於統一需要評估與給付標準核定，避免病人在體系間移轉造成資源重複投資或不公平現象，亦能藉以發展以案例組合爲基礎的包裹支付制度，促成體系間之整合，美國發展CARE（見第一章說明）即希望解決四個PAC制度各自分立之問題，並加強急性、急性後期、長照和社區的轉介及銜接。

臺灣目前在長照十年計畫、中風急性後期照護（PAC）試辦計畫及長照保險分別有不同之評估量表，長照十年主要依據Activities of Daily Living（ADL）、Instrumental Activities of Daily Living（IADL）及Clinical Dementia Rating（CDR）判定給付等級；中風急性後期照護（PAC）試辦計畫使用6個核心量表與8個專業量表對中風個案進行功能評估，但支付標準與評估量表不完全相關，也非以功能爲基礎，反映資源使用多少而非需要的高低。

長照保險已發展出PAD版之多元評估量表（MDAI），可橫跨各種照護模式（居家、社區、住宿型機構）進行個案需要評估，避免重蹈美國之問題。2015年藉由衛福部的「長期照護與醫療服務資訊整合研究計畫案」，CARE計畫主持人Gage教授指導及王懿範、李玉春教授協助下，衛福部已將部分CARE中適用於復健或PAC的項目，導入MDAI中。臺灣復健醫學會於2015年由健保署選定執行CARE在臺灣PAC使用的測試，證明了CARE的高效性度，並建議健保署CARE在臺灣急性及PAC的使用。因此新版的MDAI未來也可做爲PAC需要評估之核心工具，再視需要增加其

他非核心評估項目。

未來有關核心評估工具發展策略比較（如表3-4），若能以修正後的MDAI爲核心評估工具，參考CARE加入PAC有關項目，用於急性後期與長期照顧，比較起來最具優勢。

臺灣PAC下一階段的推廣，應先討論PAC的適用範圍，決定最好的服

表3-4　三種發展PAC與長照核心整合評估工具之策略比較

方案	發展公平一致以功能為基礎的案例組合以判定需要等級或包裹支付之可行性	擬定治療或照顧計畫加強個案在不同服務體系之間無縫銜接	提供整合之誘因減少個案在不同部門移轉機會提升品質
參考CARE，在MDAI加入PAC所需項目（已完成），依PAC與DRG的規劃需要調整以整合為單一核心量表：整合性多元化評估工具（I-MDAI），非核心項目以模板方式跨系統補充架構	+++	++（與支付有關調和專業與保險目標誘因一致）	+++
急性後期照顧（PAC）採用CARE；長照採用MDAI	++	++（與支付有關調和專業與保險目標誘因一致）	++
比照中風PAC試辦計畫，依疾病別由各專業提出適用之評估量表	+	++（專業擬定照顧計畫較容易但易與支付衝突）	+

資料來源：作者自行整理

系統），做爲給付與支付依據，並據以建立可促成垂直與水平整合的照顧管理機制，發展整合資訊系統，然後逐步試辦。試辦後可運用該評估工具務提供模式（best practice），選定核心評估工具，建立評估工具信效度；並藉收集資料，發展以新評估工具爲基礎的急性後期照護病例組合（分類定期評估，以持續監控、改善品質與照護結果。因此發展標準化適合的核心評估工具，爲推廣急性後期照護之重要基礎。

肆、結語

本章回顧臺灣目前的健保與長照制度之現況及其整合之障礙，藉由先進國家整合照顧模式及過程對我國之啓發，最後運用長保規劃、長期照顧與醫療服務資訊整合研究計畫，以及督導衛福部跨衛生及福利部門所發展的「幸福活力，在地安老：建構社區健康照顧服務網絡」規劃結果，提出促成臺灣健保、長照、社區與社福體系整合之財務支付策略及相關配套措施。這些策略雖爲長保體系規劃，但除財源外，運用在稅收制的長照制度，以及改革健保急性與急性後期照護，仍有一定的效果。但長期而言，仍應開辦長照保險，與健保制度銜接，才能發揮最大的效果，以臺灣健保實施的經驗，若能逐步落實上述策略，期待未來可建立甚至超越WHO所倡議的以人、家庭與社區爲中心的整合性（健康照顧）服務架構，提供全民普及式、高品質、高效率、高價值的健康暨長照整合服務體系。

參考文獻

1. 王懿範（2014），急性後期照護國際趨勢——美國急性後期照護現況與未來發展。全民健康保險急性後期照護研討會，臺北市公務人力發展中心。
2. 民主進步黨（2015），長照十年2.0計畫。
3. 行政院（2007），我國長期照顧十年計畫（2008-2017年）。
4. 行政院（2013），長期照護服務網計畫（第一期）（2013-2016年）。
5. 行政院（2015a），長期照顧保險法（草案）。
6. 行政院（2015a），高齡社會白皮書。
7. 行政院（2015b），長期照顧服務量能提升計畫（2015-2018年）。
8. 吳肖琪、黃姝慈與吳秋芬（2014），美國住院與急性後期照護之包裹式支付制度。臺灣衛誌，33(5)，459-469。
9. 李玉春、林麗嬋、吳肖琪、鄭文輝、傅立葉與衛生署長期照護保險籌備小組（2013），臺灣長期照護保險之規劃與展望。社區發展季刊，141，26-44。
10. 李玉春、黃昱瞳、黃光華等（2014），全民健保支付制度改革之回顧與展望。臺灣醫學，18(1)：53-66。
11. 李玉春（2016），長照制度不需大船轉彎。聯合報民意論壇，http://udn.com/news/story/7339/171，2016年5月24日。
12. 李玉春（2016b），臺灣長照制度之檢討與改革策略建議——如何建立「平價、優質、普及」的長期照顧體系？社區發展季刊，153:19-31。
13. 余尚儒（2014），〔居家與長照系列〕淺談日本在宅醫療（中）：不同地區在宅醫療團隊模式。公醫時代，http://pubmedtw.blogspot.tw/2014/11/blog-post_37.html。

14. 邱文達（2011），衛生福利的融合綜效——長期照護的前瞻。研考雙月刊，35(2)，123-130。
15. 何田忠志醫師（Tadashi Wada）（2015），日本因應超高齡社會社區整體照顧體系現況與展望。新北市演講，2015年8月12日。
16. 國家發展委員會（2016），中華民國人口推計（2016-2061年）。
17. 國家衛生研究院（2015），長期照護與醫療服務資訊整合研究計畫報告。
18. 蔡淑鈴（2014），全民健康保險急性後期照護推動與未來展望。全民健康保險急性後期照護研討會，臺北市公務人力發展中心。
19. 衛生署（2011），「國民長期照護需要第一階段調查」報告。
20. 衛生署（2012），「國民長期照護需要第二階段調查」報告。
21. 衛生福利部（2016a），「長期照顧保險規劃」報告。
22. 衛生福利部（2016b），幸福活力，在地安老：建構社區健康照顧服務網絡。衛福部部務會議簡報，2016年5月11日。
23. 衛生福利部（2016c），「長期照顧保險民意調查」報告。
24. 總統府（2015），長期照顧服務法。
25. 龔行健、王懿範等（2014-2015），長期照護與醫療服務資訊整合研究計畫案——以腦中風急性期後的醫療與長照需求整合爲例。臺北：衛生福利部。
26. Eng, C., Pedulla, J., Eleazer, G. P., McCann, R., & Fox, N. (1997). Program of All-inclusive Care for the Elderly (PACE): An innovative model of integrated geriatric care and financing. Journal of the American Geriatrics Society, 45(2), 223-232.
27. Gage, B., Constantine, R., Aggarwal,J., Morley, M, Kurlantzick,V.G., Bernard, B et al. (2012). The Development and Testing of the Continuity

Assessment Record and Evaluation (CARE) Item Set: Final Report on the Development of the CARE Item Set: Final Report on the Development of the CARE Item Set., 1(3).

28. Glavin, Y. W., Ohio Health Transformation. Columbus, Ohio. (2012) "Using An Information Support System to Guide and Assess Implementation of Ohio's Long Term Care System An Evidence-based Approach to Improve Best Practices and Policy for Ohio's Aged, Blind and Disabled (ABD) Population/Dual Eligibles"
29. Gröne, O., & Garcia-Barbero, M. (2001). Integrated care: a position paper of the WHO European Office for Integrated Health Care Services. Int J Integr Care, 1, e21.
30. Gröne, O., & Garcia-Barbero, M. (2002). Trends in integrated care: Reflections on conceptual issues. Copenhagen: World Health Organization.
31. Luxenberg J.S. (2015). On Lok Lifeways and The Program of All Inclusive Care for the Elderly (PACE). 銀享全球國際研討會：臺北，2015年10月23日。
32. Newhouse, J. P., & Byrne, D. J. (1988). Did Medicare's Prospective Payment System cause length of stay to fall? Journal of Health Economics, 7(4), 413-416.
33. OECD (2011). Help wanted? Providing and paying for long-term care.
34. OECD (2013). Health Statistics. Retrieved from http://dx.doi.org/10.1787/health-data-en.
35. Rothaman, M. D. (2014). Post-Acute and Long-Term Care: The American Experience. Paper presented at the 全民健康保險急性後期照護研討會，臺北市公務人力發展中心。

36. Shaw, S., Rosen R. & Rumbold B. (2011). What is integrated care: an overview of integrated care in NHS. Nuffield Trust. U.K.

37. World Health Organization. (2015). WHO global strategy on people-centred and integrated health services: interim report. WHO Document Production Services, Geneva, Switzerland.

38. Wright T. (CEO of Age UK): Paths to sustainability-social finance for an ageing population. 銀享全球：亞洲高齡事業發展的機會與挑戰。臺北，2016年3月1日。

第四章 我國長照制度及未來的發展與整合

鄧素文

根據內政部統計，截至2014年底我國老年人口占總人口比率達12%，人數達280萬8,690人；依國家發展委員會推估2018年將超過14%，進入「高齡社會」（Aged Society），屆時可能每5位臺灣人就有1位爲65歲以上老人，人口老化上升的速度與世界老化最快速的日本相當。隨著老年人口快速成長，慢性病與功能障礙盛行率將隨之上升，失能人口也將大幅增加。老年人口數的快速成長亦使扶養負擔更顯加重。1993年我國老年人口占總人口的7.1%，達聯合國所稱高齡化社會，當時平均每10個青壯人口扶養1個老人；2006年老人人口占總人口達10%，每7.2個青壯人口扶養1個老人，至民國2011年平均每6.9個青壯人口扶養1個老人；民國2041年，更將降爲每1.8個青壯人口需扶養1個老人，扶養負擔加重。上述現象均使長期照顧（以下稱長照）需求隨之快速增加。

壹、我國長照制度之發展

我國長照制度可溯自2000-2003年由衛生署及內政部共同提出「建構長期照護體系先導計畫」。在此之前及其後，行政院衛生署及內政部亦分別提出各項策略及規劃，包括1998年行政院衛生署推出「老人長期照護三年計畫」，2001-2004年將「長期照護」納入「醫療網第四期計畫——新世紀健康照護計畫」。內政部則於2002至2004年提出「加強老人安養服務方案」，2002-2007年並與經建會共同提出「照顧服務福利及產業發展方案」。2002-2008年行政院提出「挑戰2008國家發展重點計畫——社區化長期照護網絡計畫」。

2008年全國性的「長期照顧十年計畫」正式上路，進入全國性長照服務模式建立與量能的建立時期，爲建構我國長照制度及長照網絡之重要計畫。該計畫實施以來，已建立我國長照制度之基礎服務模式，發展各類長照服務方案，建立提供民眾長照需要評估，並連結服務提供單位提供長照服務之機制，政府並提供一定比率的經費補助，我國長照服務體系因而完成初步建立。2013年行政院通過「長期照護服務網計畫」，該計畫主要係爲發展長照資源、普及長照服務、促進長照之在地性與可近性，並以在地老化之長照資源布建爲目標。

2015年考量此二大計畫需相輔相成，長照服務需有完善體系建置方能得以達成，體系建置後則需有服務需求之挹注，才能永續；另由於「長期照顧服務法」通過，使長照服務制度有明確且一致之規範，在各方條件皆完備的情形下，故將此二計畫整合爲2015至2018年爲期3年的「長期照顧服務量能提升計畫」。至於與長照服務、長照資源發展及長照服務品質維護密切相關的「長期照顧服務法」，則於2015年6月3日經總統令公告。

蔡英文、陳建仁總統競選辦公室則於2015年9月提出「長照十年2.0」之規劃，其目標定爲提供社區化、普及化且平價的長照體系，讓老人在地安養、在地老化。

貳、我國長照服務及資源建置概況

檢視前述各項計劃推行後我國長照服務的現況，依據衛生福利部「長期照顧服務量能提升計畫」，接受「長期照顧十年計畫」之服務人數，自2008年開辦至2014年底爲155,288人，服務量占老年失能人口比率爲33.2%

（若以全國失能人口比率計算則占21.1%）；分析所提供之服務內容，則發現服務項目以居家服務最多，每年皆占約七成，而喘息服務增長最速，自2008年占17.73%，增至2014年占58.88%。

在長照服務資源布建方面，行政院衛生署於2010年全國首次長照資源盤點發現，當時接受長照服務類型之分布，入住機構式與居家、社區接受長照服務人數之比例約為6:3:1，並提出居家及社區服務仍應加強；而三類服務中，又以社區式長期照顧服務最需發展。衛生福利部復於2014年進行我國第二次之長照資源盤點，根據其所委託之「長照資源即時調查盤點計畫報告」，我國長照社區及居家式服務資源之各項長照服務提供單位數，由97年2,295家，提升至103年2,768家，成長20.6%，但仍有不足之現象；在長照人力資源方面則發現，我國長照人力分布仍集中於機構服務（占72%），其次，為居家（占22%）及社區服務（占6%），其中照顧服務員人力嚴重不足。該報告並針對資源及人力調查結果提出建議「……宜增強長照服務據點多元化服務量能，配合現行日照政策家數宜漸增建立因地制宜之日照服務模式，另有鑑於失智人口增加，亟需擴充失智照顧專區及專責單位；並為達服務輸送可及性，需提高居家服務資源輸送覆蓋率，另需重視長期照顧服務人力品質及資訊化管理」之建議。

參、我國長照發展之挑戰

現階段我國長照之發展仍需面對諸多挑戰。2009年行政院經濟建設委員會委託之「因應長期照護保險法制規劃檢視我國長期照顧十年計畫成效及發展方向」中提出，因經費來自政府預算支應，因此適用對象有所限制，無法涵蓋全部的需求人口；法令與中央主管機關分散於不同單位，或是沒有法規依據；此外亦於該報告中提出專業照顧人力不足，人才培訓規劃與體系尚待開發，服務需求高於供給，照顧服務補助額度低於市場行情，造成推動之困境。2013年簡慧娟等檢討我國長期照顧計畫，提出長照計畫之課題與挑戰，包括：服務資源及輸送體系仍待布建拓展、照顧服務人力未能穩定充足、使用者付費觀念有待建立提升、民眾使用認知與資訊傳達仍需宣導推廣及長照補助經費與挹注財源未能一次到位。蔡英文、陳建仁總統競選辦公室2015年亦提出現今長照的四大危機，包含預算編列不足、家庭負擔沉重、照顧員人力不足、鄉村資源不足、未能因地制宜及社區式照顧服務嚴重不足。衛生福利部2015年「長期照顧服務量能提升計畫」則提出我國現階段長照發展所面臨之挑戰，包括：服務資源不足及不均，我國長照資源仍有居家式及社區式服務資源不足、機構式服務資源分布不均之現象，山地離島偏遠地區資源待開發，以及家庭照顧者支持服務資源有待普及發展等挑戰；人力資源待擴充，包括最爲缺乏的照顧服務員及其他各類長照人力不足，有待培訓與發展等；其他挑戰尚包括服務資源及相關資訊系統待整合；在民眾長照需求保障前提下，如何適度引進產業發展長照；而長照財源的永續更是我國長照發展所需解決的重要議題（如圖4-1）。

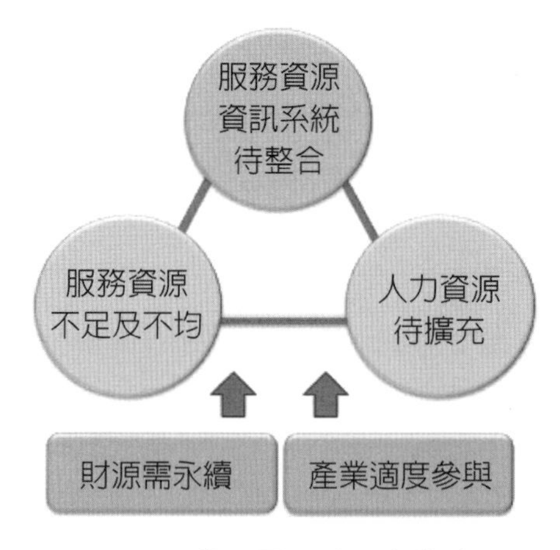

圖4-1　我國長照發展之挑戰

肆、我國長照服務之未來發展

2009年「因應長期照護保險法制規劃檢視我國長期照顧十年計畫成效及發展方向」中，提出我國長照十年計畫轉銜策略之建議，包括長照法制化；長照管理中心制度化及長照相關資訊系統整合等之制度建置；服務對象應爲全民之需要者，並與健康保險對象有明確區隔；建立長照專責訓練中心、學校體系長照相關學程、照顧服務證照分級制度等人力資源發展；以及鼓勵創新方案、多元化服務，解決城鄉資源配置不均，落實社區關懷等服務供需策略建議。

檢視我國長照服務之檢討及我國長照發展之挑戰，長照之未來發展重點應包括服務之量能提升、服務整合及永續之長照財源規劃。

一、長照服務之量能提升

雖然我國長照制度後續仍面臨許多挑戰，但縱觀我國之長照發展，長期照顧之服務量能提升應爲下一階段的重要目標。所謂長照服務「量」的提升，應包括接受服務人數、服務次數的提升，也包括服務樣態、服務單位家數、長照專業人力的增加；「能」的提升，則係指服務品質的提升，包括強化長照服務輸送效率，提升效能及長照服務品質之提升。如何採取策略克服前述各項挑戰，以提升長照服務的「量」與「能」，應爲未來所需思考、規劃及執行的重要方向。

衛生福利部於「長期照顧服務量能提升計畫」提出解決策略，包括：(1)普及及均衡發展居家、社區及機構服務資源，三類服務中又以社區式長照服務最需發展；(2)逐步擴大服務對象；(3)強化長期照顧服務管理之整合機制及品質提升；(4)長照資訊系統之強化、建置及整合；(5)充實長照人力，規劃長照人員培訓課程以提升專業品質；(6)外籍看護工與長照服務之檢討；(7)適度發展產業參與長照服務；以及(8)推動長照保險。其中普及與均衡發展居家、社區及機構服務資源之策略包含：強化及發展社區式日間照顧服務、加速發展失智症多元長期照顧體系及照顧措施、獎助長照資源不足地區發展長照資源、完善家庭照顧者支持服務，以及獎勵發展小規模多機能等整合式或創新長照服務模式。

2015年蔡英文、陳建仁總統競選辦公室則提出「十年長照2.0」之規劃，其主張包括：(1)將臺灣的長期照顧體系從支持家庭照顧者、到宅服務、居家醫顧、日間照顧、短期臨託、餐食服務、交通接送、團體家屋（group home）、機構式照顧等基礎建設完成；(2)整合衛生、社會福利、退輔等部門服務，發展以服務使用者為中心的（service user centered）服務體系，排除部門各自為政的弊端；(3)積極發展以社區為基礎的小規模多機能整合型服務中心，提供在地老化的社區整體老人、身心障礙者的綜合照顧服務；(4)提高服務時數、擴大服務範圍、增加新型服務樣式，以滿足失能老人與身心障礙者的長期照顧需求；(5)推展失智症者照顧服務，應促進國人對失智症的理解，並充實失智症老人照顧設施、積極開創失智症照顧模式、培訓失智症老人照顧所需之人力，以提升失智症患者之照顧品質。

比較分析「長期照顧服務量能提升計畫」之策略與「十年長照2.0」之規劃主張，可發現二者均重視社區式照顧、多元化服務、整合式照顧，而失智症患者之照顧為共同觀點；對長照專業人力的充實及培訓亦均為政策重點；如何整合跨領域及跨部會之資源，以共同、有效率、有品質的推動長照服務則均規劃為未來長照發展重點之一。

2015年通過之「長期照顧服務法」則為前述重要規劃立下法治基礎，包括長照社區服務、整合式長照服務，以及規劃與獎勵長照資源均衡配置等。「長期照顧服務法」除納入家庭照顧者支持服務，另定義居家式、社區式長照服務及入住式機構服務均為長照服務之重要類型；同時明定社區式長照服務指於社區設置一定場所及設施，提供日間照顧、家庭托顧、臨時住宿、團體家屋、小規模多機能及其他整合性等服務；這使多層級、多功能之整合型長照服務機構及服務型態獲得法令依據。此外，該法明定中央主管機關應定期辦理長照有關資源及需要之調查，據以訂定長照服務發展計畫及採取必要之獎助措施，並以長照基金獎勵資源不足地區及型態之長照資源等，均為未來均衡長照資源相關措施之重要依據。

二、服務整合

我國健康照顧體系大致可區分為醫療照顧與長期照顧體系。隨著我國人口結構快速老化，民眾可能同時有此二體系服務之需要。良好的連結與協調，將可使「分段式醫療照護及社會福利」成為「整合式個人服務模式」，民眾方能獲得更有效率、品質的連續性醫療與照顧。而長照服務更具有跨專業、跨領域及跨組織之特性，故法規及組織、功能的整合更為重要。

然依據2014年衛生福利部委託之「長期照護與醫療服務資訊整合研究計畫案─以腦中風急性期後的醫療與長照需求整合為例」報告，卻發現我國推動照顧系統整合的12個問題，其中即包括資訊系統片段不連續；政策規劃執行機構及部門嘗試整合，但缺乏動機以善用或共用有限的政府資源和提升政策協調與效率；以及醫療與社福在中央與地方均各自為政，缺乏跨專業及機構之整合機制。

為達成更有效率及品質的長照服務，「法規與行政整合」及長照相關「資訊與服務整合」應為未來我國長照發展服務整合的重點之一。

(一) 法規與行政整合

2009年行政院衛生署委託之「長期照護服務法研究報告」即曾指出，

我國相對應各服務之長期照顧相關法令，分由衛政、社政及退撫三大體系訂定，所屬法規包括醫療法、護理人員法、精神衛生法、老人福利法、身心障礙者權益保障法及國軍退除役官兵輔導條例等。以機構式服務爲例，各類機構服務對象有重疊之處，但因主管部會不同，導致規範主體不明確，公平性及一致性皆值得探討。「長期照顧服務法」於2015年6月經總統令公告，並將於2017年6月正式實施，該法爲整合社政、衛政及退撫系統所轄長照服務及管理訂定法源依據。

但實務層面，相關行政業務仍分由不同部會或單位主責，而且尙缺整合之具體討論及擬具共識。除長照服務單位分由社政、衛政及退輔會主責；長照專業人力培訓則涉及衛生福利部、勞動部及教育部。再以長照服務爲例，即使同屬衛生福利部主責，但卻分屬其下不同單位負責，其中整合性評估及派案，喘息服務、居家護理等3項服務屬護理及健康照護司主責，另居家照顧、輔具服務等5項長照服務則由社會及家庭署負責。過度分工使醫療照顧與社會福利在中央與地方均各自爲政。如何協調、連結，甚或組織功能重新規劃，以整合不同主管機關，於2017年6月長期照顧服務法正式實施前，即應規劃及準備。

(二)資訊與服務整合

藉由長照相關資訊系統的整合，可建立個人之長照及身障服務資料庫，有利於提供民眾連續性之服務，且使相關服務更有效率及更高品質；長照機構及人員之管理亦可經由資訊系統整合，而更有效率且具一致性；雲端巨量資料更可在個資保障前提下，作爲政策分析之最好依據（如圖4-2）。

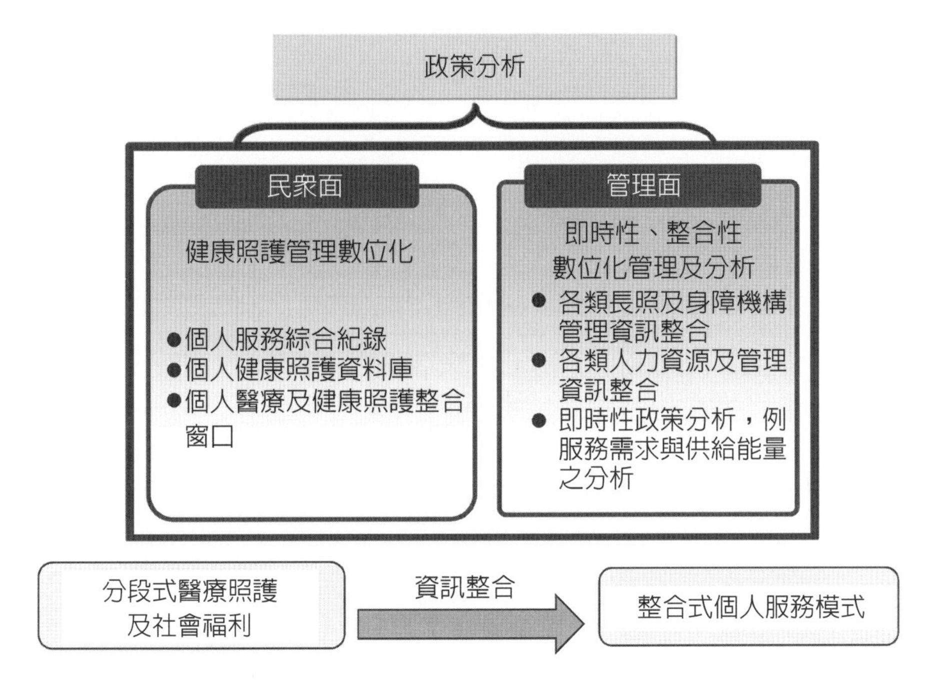

圖4-2　長照資訊與服務整合概念圖

由於我國長照服務分屬不同單位，即使同屬衛生福利部，不同單位亦各自發展其業管範圍之資訊系統。目前社政部分有「照顧服務人力資料庫系統」，其子系統之機構管理方面，包括服務提供單位管理作業系統、老人福利機構管理系統、社區照顧關懷據點管理系統、身心障礙福利機構管理；人員管理類包括聘僱外籍看護工系統、照顧服務人力資料庫系統、培訓管理系統；服務個案之個案管理方面包括長期照顧個案管理、老人福利機構個案管理；服務管理類方面則有輔具管理系統。衛政方面則分別建置「長期照護資訊網」，其子系統之機構管理方面包括醫院照顧服務員造冊管理資訊系統、偏遠地區長期照顧服務據點系統；人員管理方面包括長期照顧人力繼續教育資訊系統、護理人員執業及積分管理系統；服務管理方面則包括遠距健康照顧資訊平臺及全國身心障礙福利資訊整合平臺之身心障礙鑑定系統。而各地方政府亦分別建立不同之相關系統。這些已建置之資訊系統，其資料格式、系統功能各有不同，垂直傳遞功能遠優於水平溝通功能。如何整合各資訊系統，提升整體效能，已成爲我國長照服務發展的重要課題。

2014年衛生福利部爲整合上述長照相關資訊系統，啓動「照護雲」之建置規劃，以整合分屬「護理機構及人員管理」、「長期照顧」及「身障」之資訊系統，期藉由雲端化資通訊科技使機構管理、人員及人力管理得以整合；中央及地方政府政策分析更有所據；最重要的是可經由個案管理之個人資料庫建立，提供民眾更有效率及品質的連續性服務。惟上述資訊整合系統仍有待管理者與使用者的密切配合，中央與地方相關資訊的整合亦爲未來所需強化之處。

三、永續之長照財源

「長期照顧服務量能提升計畫」之策略與「十年長照2.0」之規劃歧異，包括長照服務之公共化議題、何謂產業適度投入長照；而最大差異則在對長照財源規劃之不同，二者分別主張採用「社會保險制」及「稅收制」；財源及金額之不同也影響服務對象的差異。

由於我國長照需求快速增加、服務人數快速成長，穩定財源爲各項長照服務及資源建置所必須面對的課題。2004年鄭文輝等於國家衛生研究論壇之「長期照護財務制度規劃」中，即針對財務面設計提出五項建議以有效掌控長照相關費用，包括：明確界定照顧需要性之制度；給付範圍應涵蓋基本給付，提供普及式保障；重視預防原則，建立適當照顧管理制度；採取居家優先原則及價格機制透明化，宜採行論人論月支付制度。

穩定長照財務之來源，「社會保險制」及「稅收制」二者均爲可能方案。衡諸國外各國所採取之長照財源策略，德國、荷蘭、日本、韓國等係採取保險制，丹麥、芬蘭、挪威、瑞典等北歐國家則採取稅收制。「社會保險制」及「稅收制」二者各有利弊，分析其優缺點如表4-1。

表4-1　長照財源採「社會保險制」或「稅收制」之優缺點分析

	社會保險制	稅收制
優點	1.保險費隨薪資或所得成長而自動成長，有基本保險費之設計，財務充足性及穩定性較高，專款專用。 2.財務費用由社會成員共同分擔，維持權利、義務對等的基本精神。 3.人人皆需繳保險費，互助性較佳。 4.服務較易普及，民間投資意願較高。	1.統由稅收課徵，行政成本較低。 2.較易建立排富機制。 3.民眾感覺分擔風險之負擔較輕。 4.政府可量力而為控制預算。 5.政府較易量力訂定長照發展之優先順序。
缺點	1.徵收保險費，需較高行政成本。 2.財源籌措制度設計較為複雜。 3.全民及雇主皆需付費，反彈大。 4.需直接收保險費，民眾繳交意願較低。但若隨其他保險費徵收，影響較小。 5.服務資源需完全建置，以免全民參加保險，於保險付費後，卻無法取得服務。	1.政府全額負擔，財務責任重。 2.稅收受景氣影響較深，致長期財務來源的穩定性及充足性較為不足。 3.納稅者因不同稅目而異，部分民眾因無所得資料無法課稅，故非人人皆有分擔。 4.加稅民眾反彈壓力大。 5.預算需與其他政事競用資源。 6.受預算限制，服務提供及資源建置較受限制。

無論採取「社會保險制」或「稅收制」，均需針對其可能衍生的缺點進行研討及採取因應措施。亦或短期內以稅收制，待長照資源建置達到一定程度後，再思考長照保險之採行，亦可為政策方向考量之一。

四、其他待討論議題

長照財源及金額之不同除使接受服務之對象有所限縮，財源規劃也會影響長照服務的公共化程度及產業投入長照之方式與運作。依2016年衛生福利部長照保險之規劃，係採政府、雇主及被保險人（即民眾）三方付費，總金額較高，達臺幣1,100億元，係爲全民納保，故全國所有失能者均可經由長照保險獲取所需服務。而採稅收制，估計可用於長照保險之金額約爲300至400億元，必須考慮財務規模，訂立長照服務對象及服務內容之優先順序；但由於稅收制，政府有較大空間量力而爲，逐步發展。無論採取何種策略，由於長照需求龐大，完全倚賴稅收建置服務資源，提供民眾長照服務，勢必無法滿足民眾服務需求。如何協助產業適度參與，並保障弱勢需求者獲得所需服務，有待政府訂定相關制度與規範。

伍、結語

我國人口快速老化，長照需求隨之快速增加。近十餘年來，我國推動長照以「長期照顧十年計畫」爲主軸，並推動「長照服務網計畫」，「長期照顧服務法」亦於2015年6月經總統令公告，相關計畫2015年整合爲「長期照顧服務量能提升計畫」。但我國長照發展仍面臨服務資源不足及不均，人力資源待擴充，服務與相關資訊待整合，長照財源應永續，以及保障弱勢者長照需求前提下適度引進產業發展長照。

針對所面對的挑戰，我國長照服務之未來發展重點應包括長照服務之量、能提升；長照服務整合，其涉及法規與行政整合及資訊與服務之整合；以及採取「社會保險制」或「稅收制」之永續財源規劃。但無論政府所採取的方案爲何，綜而言之，「完善社區照顧，普及均衡長照資源，充實長照量能，整合長照服務，永續財務規劃」必爲我國長照未來發展的重要方向。

參考文獻

1. 行政院（2007），我國長期照顧十年計畫——大溫暖社會福利套案之旗艦計畫（合訂本）。臺北：行政院。
2. 行政院衛生署（2013），長期照顧服務網計畫（第一期）。臺北：行政院。
3. 吳肖琪等（2009），長期照護服務法研究報告。臺北：行政院衛生署。
4. 陳聽安等（2004），長期照護財務制度規劃。臺北：財團法人國家衛生研究院。
5. 詹火生等（2009），因應長期照護保險法制規劃檢視「我國長期照顧十年計畫」成效及發展方向。臺北：行政院經濟建設委員會。
6. 鄧世雄等（2014），長照資源即時調查盤點計畫報告。臺北：衛生福利部。
7. 蔡英文、陳建仁（2015），長照十年2.0計畫。2016蔡英文、陳建仁競選辦公室，取自http://iing.tw/policies/long-term_care。
8. 衛生福利部（2015），長期照顧服務量能提升計畫（2015-2018年）核定本。臺北：行政院。
9. 簡惠娟、莊金珠，楊雅嵐（2013），我國長期照顧十年計畫現況與檢討。社區發展，141（Mar.），6-18，臺北：內政部。
10. 龔行健、王懿範等（2014-2015），長期照護與醫療服務資訊整合研究計畫案——以腦中風急性期後的醫療與長照需求整合爲例。臺北：衛生福利部。

第五章 推動老人照顧政策整合與創新

簡慧娟

壹、背景說明

近年我國人口快速老化，人口結構呈現少子女化、高齡化趨勢，社會及家庭環境均面臨巨大轉變，分別說明如下：

一、我國人口結構呈現少子女化、高齡化趨勢

近年我國人口快速老化，人口結構呈現少子女化、高齡化趨勢。我國於1993年65歲以上老年人口達149萬人，占總人口比率超過7%，使我國成為高齡化社會（Ageing Society）。近年由於戰後嬰兒潮人口邁入老年及生育率下降等因素導致人口老化趨勢遽增，根據衛生福利部統計（2015），截至2016年3月，我國老人人口達298萬1千餘人，占總人口比率12.69%，又依據國家發展委員會（以下簡稱國發會）推計資料顯示，我國預計在2018年及2025年老年人口比例達14%、20%（如圖5-1），分別邁入高齡社會（Aged Society）及超高齡社會（Super Aged Society），成為超高齡社會。

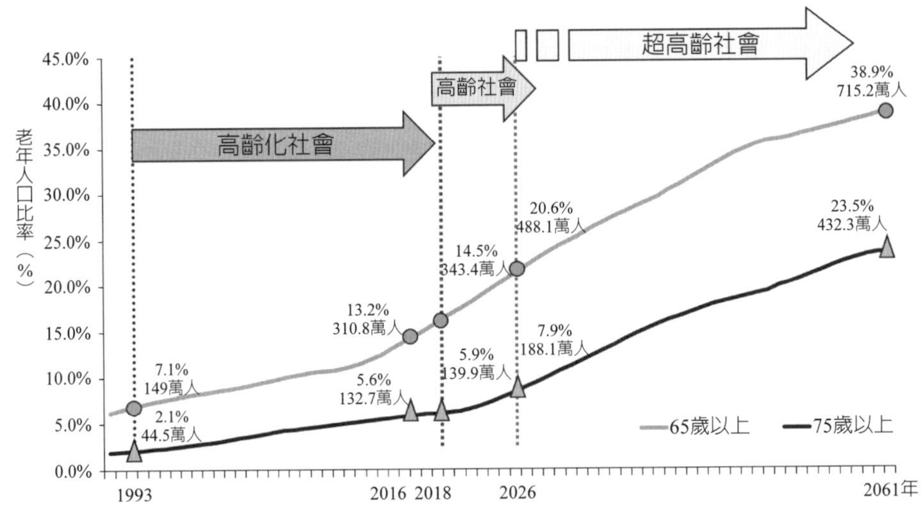

圖5-1　我國高齡化趨勢

資料來源：國家發展委員會（2016）「中華民國人口推估（2016-2061年）數據」中推估，取自http://goo.gl/d4kckk、內政部統計處（2016），內政統計月報1.11資料歷年單齡人口數、人口年齡中位數，取自http://goo.gl/05L1A4；2018年以後之人口數據係推估值。

人口老化是世界各國共同面臨的變遷經驗，我國與歐美日等已開發國家均面臨少子女化及人口老化問題。但歐美日等國人口結構係歷經數百年的轉型經驗，我國由高齡化社會邁入高齡社會僅約25年左右，由高齡社會轉變爲超高齡社會更縮短爲7年，顯示我國人口老化的歷程將愈來愈快，老化之速度較歐美各國快速（參見附錄一）。隨著老年人口快速成長，慢性病與功能障礙的盛行率將急遽上升，相對的失能人口也將大幅增加，其所導致的長照需求與負擔也隨之遽增。迎接高齡社會，發展全方位老人福利政策，厚實長期照顧服務體系，成爲我國刻不容緩之重要課題。

二、回應高齡化社會的到來

人口老化是全球共同在經歷的歷程，聯合國組織早於1991年提出「老化綱領」（Proclamation on Aging），揭示老人應擁有「獨立、參與、照顧、自我實現、尊嚴」等五大原則項目，而世界衛生組織（WHO）於2002年提出「活力老化」（Active Ageing）之概念，主張從健康、參與以及安全等三面向提升高齡者之生活品質。除了強調老人具享有健康安適生活的權利，國際間亦積極從社會層面促進高齡者社會融合及參與，世界衛生組織於2007年公布「Global Age-Friendly Cities: A Guide」指出敬老與社會融入（respect and social inclusion）爲建構高齡友善城市八大環境面向之一，提供空間促進長者社會參與、就業及娛樂之機會。

我國即將步入高齡社會，伴隨著國人平均餘命延長，中高齡者退休後生活的時間也變長，面對結構性的變化，未來如何迎接全新的社會，延長健康年數，減緩失能發生，讓健康、亞健康及失能高齡者之生活及照顧需求皆能得到滿足，是政府一大挑戰。爲了延長健康餘命，促進活力老化，目前政府係以健康促進之預防觀點介入，推展「良好生活習慣」、「疾病預防」、「社會參與」等預防性照顧措施，透過身心功能的改善與環境的調整，提升老人的生活功能與社會參與；另外透過保障老人經濟安全、促進人力資源再運用，以及創造友善環境與社會價值等策略，積極增加老人健康年數，促成活力老化，增進老人健康福祉以及生活品質。

根據衛生福利部統計（2010），目前全國失能人口約77萬人，占總人口3.3%，其中老人有51萬人，占失能人口的6成6；至2031年全國失能人口將大幅增加至118萬人，其中近8成爲老人，約有93萬人（如圖5-2）。失能、失智老人之照顧需求日益增加，面對經濟環境變遷及家庭結構核心化，家庭照顧功能式微，如何有效因應並提升長照服務量能，永續發展長照制度，以維護老人身心健康，並減輕家庭照顧負擔，成爲老人照顧政策的重要課題。

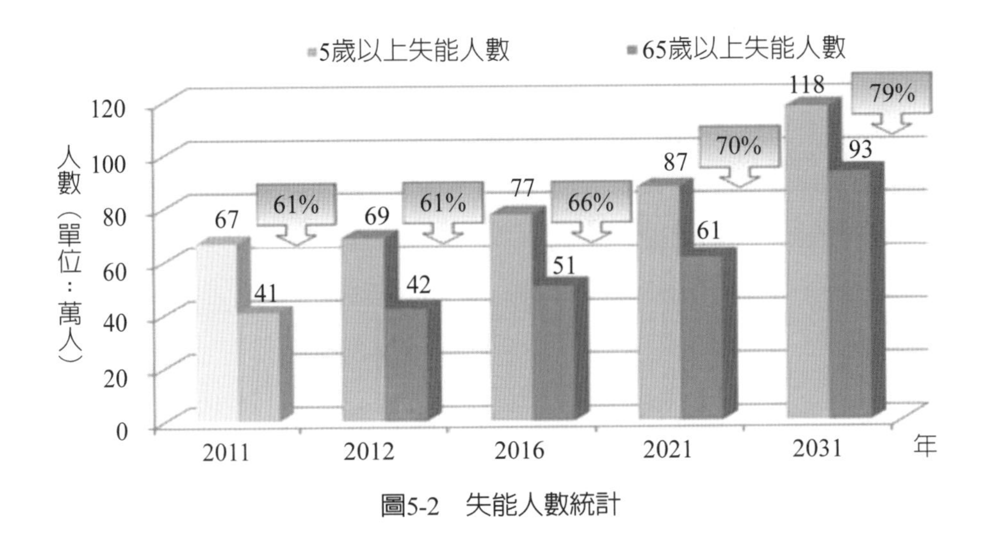

圖5-2 失能人數統計

貳、服務模式

我國對於老人照顧法制化，起始於1980年老人福利法，歷經1997年、2007年兩次大修法，從中可以看出我國對老人照顧政策（尤其是長期照顧政策）的轉變（歷次重要修正對照，詳見附錄二）以及服務模式的建構。

1980年制定公布之「老人福利法」，明定老人[1]搭乘大眾運輸工具及進入文教康樂場所半價優惠，並明定醫療費用優待及無力負擔醫療費用者之補助，以及老人健康檢查、保健服務等老人福利措施。當時該法並未明列失能者的照顧。

1980年6月18日「老人福利法」修正公布，除了將老人福利機構[2]明定

1 依1980年1月11日公布施行之老人福利法第3條，老人係指年滿70歲以上之人。1997年5月31日修正公布之老人福利法，將老人明定爲年滿65歲以上之人。

2 依該法第9條規定，老人福利機構分類如下：一、長期照護機構：以照顧罹患長期慢性疾病且需要醫護服務之老人爲目的。二、養護機構：以照顧生活自理能力缺損且無技

爲長期照護機構、養護機構、安養機構、文康機構及服務機構外，並明定服務機構係以提供老人日間照顧、臨時照顧、就業資訊、志願服務、在宅服務、餐飲服務、短期保護及安置、退休準備服務、法律諮詢服務等綜合性服務爲目的。同法第18條[3]並將居家式照顧服務明文規定，第9條雖明定服務機構可以提供日間照顧服務，但是當時尚未發展如現行之日間照顧、臨時照顧等社區照顧服務[4]。

2007年修正老人福利法，該次修法強調失能照顧以全人照顧，在地老化及多元連續服務原則，並明定應提供居家、社區及機構式服務，同時以老人及其家庭經濟條件與失能程度補助長期照顧費用。另外對於老人居住也定有明文，以小規模、融入社區及多機能之原則，規劃適合老人居住之住宅[5]，並回歸住宅法相關規定辦理[6]。

術性護理服務需求之老人爲目的。三、安養機構：以安養自費老人或留養無扶養義務之親屬或扶養義務之親屬無扶養能力之老人爲目的。四、文康機構：以舉辦老人休閒、康樂、文藝、技藝、進修及聯誼活動爲目的。五、服務機構：以提供老人日間照顧、臨時照顧、就業資訊、志願服務、在宅服務、餐飲服務、短期保護及安置、退休準備服務、法律諮詢服務等綜合性服務爲目的。

3 該法第18條第1項規定，爲協助因身心受損致日常生活功能需他人協助之老人得到所需之持續性照顧，地方政府應提供或結合民間資源提供下列居家服務：一、居家護理。二、居家照顧。三、家務服務。四、友善訪視。五、電話問安。六、餐飲服務。七、居家環境改善。八、其他相關之居家服務。同條第2項規定，居家服務之實施辦法，由地方政府定之。

4 1997年修正身心障礙者保護法，該法第40、41條亦明定地方政府應提供身心障礙者居家、社區服務。其後該法於1997年全文修正，並修正名稱爲身心障礙者權益保障法，更擴增個人照顧與家庭照顧服務內容。

5 老人福利法第33條。

6 住宅法2011年12月30日公布，並於1年後施行，依該法第4條、第2章住宅補貼及第3章社會住宅章等相關規定，65歲以上老人爲具特殊身分者，得依該法規定申請購屋貸款利息、租金、簡易住宅修繕等住宅補貼或承租社會住宅。

2015年6月3日總統公布「長期照顧服務法」，整合老人福利法、身心障礙者權益保障法、護理人員法等與失能者照顧相關之規定，預定於2017年6月3日施行，衛生福利部刻正積極研訂相關授權子法。

除法令修訂外，近年來政府爲了積極布建資源，落實各項老人照顧工作，也陸續訂頒相關政策、方案或計畫，諸如：2005年「建立社區照顧關懷據點實施計畫」、2007年「長期照顧十年計畫」、2009年「友善關懷老人服務方案第一期計畫」、2010年「高齡友善城市計畫」、2013年「友善關懷老人服務方案第一期計畫」、「長期照護服務網計畫」、2014年「社區照顧關懷據點布建日間托老服務計畫」、2015年「高齡社會白皮書」、「長期照顧服務量能提升計畫」等。綜觀相關規定及計畫內容，相關服務模式包括：(1)健康、亞健康老人的服務模式，(2)失能老人的照顧模式。

參、現況分析

一、健康、亞健康老人——促進社會參與，建構初級預防照顧網絡

在地老化、活力老化是世界各國因應高齡社會努力落實的重要政策目標，這也是我國當前極爲重要的高齡社會政策目標。

衛生福利部社會及家庭署[7]爲建構社區照顧支持系統，自2005年起規劃推動建立社區照顧關懷據點，透過社區營造以及結合社區自主參與之精神，由在地人提供在地服務，建立社區自主運作模式，發展出具社區生活特色之初級預防性照顧體系。另爲促進老人走出家門、參與社會及終身學習[8]，賡續推動長青學苑，作爲老人社會參與的交流平臺，增進老人退休

7 原內政部社會司之社會福利業務，因組織改造自2013年7月23日移撥至衛生福利部社會及家庭署。

8 爲鼓勵中高齡養成終身學習習慣，強化退休後學習動機，教育部也積極結合鄉鎮公所、

後生活安排與適應。另外，衛生福利部國民健康署也積極推動高齡友善城市政策，營造友善老人的生活環境。相關說明如下[9]：

(一) 推廣社區照顧關懷據點

1. 方案內容

爲因應健康長者需求，自2005年起推動「社區照顧關懷據點」，補助有意願的村里辦公處及民間團體參與設置，邀請當地民眾擔任志工，提供老人關懷訪視及電話問安服務，並視當地需求特性，提供餐飲服務或辦理健康促進活動[10]，每個據點均可提供上列3項以上的服務；透過在地化之社區照顧，使老人留在熟悉的環境中生活，同時亦提供家庭照顧者適當之喘息服務，以預防長期照顧問題惡化，發揮社區自助互助功能。

2. 服務現況與成果

截至2016年3月底止，衛生福利部社會及家庭署已補助民間單位、村里辦公處於全國設置2,528個社區照顧關懷據點，共同推動高齡社區預防照顧的政策。各縣（市）設置及分布情形如表5-1：

學校及民間團體推動樂齡學習中心。另外也推動樂齡大學計畫，一圓長者就讀大學的夢想。至2015年底止，全國各鄉鎮市區共計成立313所樂齡學習中心。補助103所樂齡大學，開辦515班，招收3,500名學員。

9 衛生福利部國民健康署針對健康老人也結合各地方政府衛生局運用社區關懷據點辦理健康促進講座或活動。

10 自2011年開始，爲鼓勵長輩走出家門，從事社會參與，國民健康署擴大舉辦阿公阿嬤活力秀競賽，由社區長輩組團（多數隊伍係由社區照顧關懷據點的長輩組團參賽），經縣市轄區內先行比賽，優勝隊伍再代表縣市參加北、中、南、東4區所舉行的分區競賽，優勝隊伍再參加全國競賽。這也是促進長輩社會參與、健康促進的活動之一。

表5-1 社區照顧關懷據點各縣市設置一覽表

縣市別	社區照顧關懷據點數	日間托老布建數	偏遠地區及離島日間托老布建數
臺北市	84	0	0
新北市	240	2	0
桃園市	182	0	0
臺中市	291	4	1
臺南市	358	2	2
高雄市	258	7	1
宜蘭縣	77	2	1
新竹縣	50	0	0
苗栗縣	87	3	0
彰化縣	146	5	0
南投縣	97	2	0
雲林縣	73	3	0
嘉義縣	82	3	0
屏東縣	199	7	1
臺東縣	61	4	2
花蓮縣	67	3	3
澎湖縣	26	2	2
基隆市	73	3	0
新竹市	35	3	0
嘉義市	24	0	0
金門縣	12	0	0
連江縣	6	0	0
合計	2,528	55	13

資料來源：衛生福利部社會及家庭署，截至2016年3月底止。

據點推動至今10年，形成我國特有的社區初級預防照顧服務模式，透過據點服務可讓老人從家裡至關懷據點參與健康促進活動，亦可與社區中其他的老人、志工互動交流，並可使用據點內的健康器材等，達到身心健康之效果。另針對平日較少出門或失能的長者，關懷據點以主動之策略，提供社區老人關懷訪視、電話問安、諮詢及轉介等服務。據點之設置爲老人在社區中打造一個家，透過各項服務的提供，提升老人生活品質與福祉。

爲提升現有社區照顧關懷據點服務量能，擴大服務項目及時段，社會及家庭署復於2014年提出「社區照顧關懷據點布建日間托老服務計畫」，規劃社區日間托老服務模式，以培養在地日間照顧服務提供單位之能量，進而銜接發展失能老人社區日間照顧服務。

(二) 辦理長表學苑

1. 方案推動背景

爲增進老人退休後生活安排與適應，鼓勵其積極參與社會、充實精神生活，以及提升自我實現與自我價值，衛生福利部自1989年起將長青學苑納入推展社會福利補助經費申請補助項目及基準內，補助民間團體辦理「長青學苑」，課程內容兼具益智性、教育性、欣賞性、運動性。

2. 服務現況與成果

考量城鄉差異與65歲以上老人使用之可近性，長青學苑係在地民間團體依據區域特性、老人需求普遍設立。截至2016年3月設立共計62所，199班，19,669人次受益（表5-2）。

(三) 推動高齡友善城市

衛生福利部國民健康署於2010年呼應世界衛生組織倡議之「活躍老化」及「高齡友善城市」概念，積極打造臺灣成爲高齡友善社會，以「敬老、親老、無礙、暢行、安居、連通、康健、不老」等八大面向爲基礎，

表5-2 長青學苑執行成效

年度	所數	班數	總人次
2002	270	2,926	93,849
2003	274	3,170	102,754
2004	253	3,137	106,196
2005	264	3,300	103,915
2006	278	3,670	115,861
2007	353	3,601	116,205
2008	361	3,780	117,555
2009	387	4,164	125,821
2010	374	4,351	130,994
2011	341	4,226	134,058
2012	355	4,943	151,851
2013	407	5,326	171,392
2014	496	6,059	203,519
2015	497	5,740	196,340
2016（1-3月）	62	199	19,669

資料來源：衛生福利部社會及家庭署。

以「倡議」、「促能」及「媒介」三大功能，帶領各縣市[11]推動高齡友善城市計畫。針對城市軟硬體不足之處，提出改善方案與建議，以營造高齡友善環境（國民健康署，2015）。

高齡友善城市政策是由公部門帶領，引導公、私立機關（構）、團體，營造高齡友善空間與服務。並邀請縣市長簽署推動計畫同意書，透過多元媒體宣導、舉辦研討會及記者會、拍攝「活躍老化」短片等方式，增

11 嘉義市爲第一個試辦之縣市。

加民眾認識與了解，結合跨局處資源及民間力量，打造提高長者生活品質的友善環境。2013年全國22縣市均加入高齡友善城市推動行列。臺灣在短短3年內成爲全球推動高齡友善城市涵蓋率最高的國家，超過269萬多名長者得以享受敬老親老等施政措施，享有高品質的金色年華（國民健康署，2015）。

二、失能老人——建立長期照顧服務體系

(一) 方案內容

爲因應失能、失智人口增加所衍生之長期照顧需求，行政院於2007年4月3日核定我國「長期照顧十年計畫」，總目標爲：「建構完整之我國長期照顧體系，保障身心功能障礙者能獲得適切的服務，增進獨立生活能力，提升生活品質，以維持尊嚴與自主」。子目標包括：

1. 以全人照顧、在地老化、多元連續服務爲長期照顧服務原則，加強照顧服務的發展與普及。

2. 保障民眾獲得符合個人需求的長期照顧服務，並增進民眾選擇服務的權利。

3. 支持家庭照顧能力，分擔家庭照顧責任。

4. 建立照顧管理機制，整合各類服務與資源，確保服務提供的效率與效益。

5. 透過政府的經費補助，以提升民眾使用長期照顧服務的可負擔性。

6. 確保長期照顧財源的永續維持，政府與民眾共同分擔財務責任。

立基之原則爲：(1)普及化；(2)連續性照顧；(3)鼓勵自立；(4)支持家庭照顧責任；(5)階梯式補助原則；(6)地方化；(7)夥伴關係（呂寶靜，2012）。爲落實照顧理念以及實踐長期照顧政策之目標，衛生福利部結合各縣市政府分工積極推動，透過充實提升服務人力，拓展整備服務資源，

強化長照服務推動量能等策進作爲，保障失能民眾獲得適切之多元連續性服務。

(二) 服務現況與成果

長期照顧十年計畫自2007年開始推展迄今即將邁入第9年，近年來各項服務資源及整體服務量已顯著增加並穩定發展，協助失能、失智長者在地安老，並減輕家屬照顧負擔。相關服務現況與成果說明如下：

1. 發展多元長照服務模式

長期照顧十年計畫以補助服務使用爲原則，爲增進民眾選擇服務的權利，落實在地老化，優先發展居家和社區式服務方案，包含以協助日常生活活動功能爲主之照顧服務（居家服務、日間照顧、家庭托顧）；維持或改善個案之身心功能之醫事照護服務，如居家護理、社區及居家復健；增進失能者在家中自主活動能力之輔具購買、租借及住宅無障礙環境改善服務；協助經濟弱勢失能老人獲得日常營養補充之老人營養餐飲服務；支持協助家庭照顧者之喘息服務；協助中、重度失能者就醫及使用長期照顧服務之交通接送服務；以及針對需密集性照顧的重度失能者之長期照顧機構服務等，長期照顧十年計畫1.0不論在服務人數或是服務資源均已逐年大幅增加（表5-3、表5-4）。

2. 建立階梯式補助及部分負擔機制

爲提升民眾使用長照服務的可負擔性，同時發揮照顧資源之有效運用，依老人失能程度及家庭經濟狀況，提供不同的補助比率與額度。失能程度分爲輕度、中度及重度三級，失能程度愈高者獲得政府補助額度愈高。此外，爲培養使用者付費的觀念，避免照顧資源浪費，失能者在補助額度內使用各項服務時，除低收入戶由政府全額補助外，均需部分負擔費用，一般戶補助70%、民眾部分負擔30%；中低收入者補助90%、民眾部分負擔10%。

表5-3　長期照顧十年計畫服務使用人數一覽表

項目＼年度	2008	2009	2010	2011	2012	2013	2014	2015
居家服務	22,305	22,017	27,800	33,188	37,985	40,677	43,331	45,173
日間照顧（含失智）	339	618	785	1,213	1,483	1,832	2,344	3,002
家庭托顧	1	11	35	62	110	131	146	200
輔具購租及居家無障礙環境改善（人次）	2,734	4,184	6,112	6,845	6,240	6,817	6,773	7,016
老人營養餐飲	5,356	4,695	5,267	6,048	5,824	5,714	5,074	5,520
交通接送（人次）	7,232	18,685	21,916	37,436	46,171	51,137	54,284	57,618
長期照顧機構	1,875	2,730	2,405	2,755	2,720	2,850	3,127	3,426
社政項目小計	39,842	52,580	64,320	87,547	100,533	109,158	115,079	121,955
居家護理	1,690	5,249	9,443	15,194	18,707	21,249	23,933	23,975
社區及居家復健	1,765	5,523	9,511	15,439	15,317	21,209	25,583	25,090
喘息服務	2,250	6,351	9,267	12,296	18,598	32,629	33,356	37,346
衛政項目小計	5,705	17,123	28,721	42,929	52,622	75,087	82,872	86,411
總計（含社、衛政）	45,547	69,703	92,541	130,476	153,155	184,245	197,951	208,366
身分證統一編號歸戶	9,148	23,963	70,567	94,337	113,203	142,146	155,288	170,465

資料來源：衛生福利部社會及家庭署。

備註：

1.輔具購租及居家無障礙環境改善、交通接送服務指該年度累計服務人數，其餘則指該年度12月底現有服務人數。

2.輔具購租及居家無障礙環境改善、老人營養餐飲、長期照顧機構等項，主要由各縣市政府自行編列預算辦理，受限於地方政府財政不足，2012年度服務人數較上一年度略有減少。

表5-4 長期照顧服務資源一覽表

單位：個

<table>
<tr><th>項目</th><th>2008年</th><th>2009年</th><th>2010年</th><th>2011年</th><th>2012年</th><th>2013年</th><th>2014年</th><th>2015年</th></tr>
<tr><td>居家服務</td><td>124</td><td>127</td><td>133</td><td>144</td><td>149</td><td>160</td><td>168</td><td>173</td></tr>
<tr><td>日間照顧</td><td rowspan="2">31</td><td rowspan="2">39</td><td rowspan="2">66</td><td rowspan="2">78</td><td rowspan="2">90</td><td>99</td><td>125</td><td>151</td></tr>
<tr><td>失智日照</td><td>21</td><td>25</td><td>27</td></tr>
<tr><td>家庭托顧</td><td>4</td><td>16</td><td>23</td><td>16</td><td>17</td><td>20</td><td>22</td><td>21</td></tr>
<tr><td>老人營養餐飲</td><td>166</td><td>204</td><td>201</td><td>159</td><td>169</td><td>190</td><td>209</td><td>197</td></tr>
<tr><td>交通接送</td><td>31</td><td>42</td><td>43</td><td>39</td><td>43</td><td>42</td><td>41</td><td>41</td></tr>
<tr><td>居家護理</td><td>487</td><td>495</td><td>489</td><td>451</td><td>478</td><td>483</td><td>486</td><td>494</td></tr>
<tr><td>社區及居家復健</td><td>62</td><td>88</td><td>122</td><td>112</td><td>111</td><td>125</td><td>143</td><td>143</td></tr>
<tr><td>喘息服務</td><td>1,390</td><td>1,439</td><td>1,444</td><td>1,052</td><td>1,510</td><td>1,509</td><td>1,549</td><td>1,565</td></tr>
<tr><td>合計</td><td>2,295</td><td>2,450</td><td>2,521</td><td>2,051</td><td>2,567</td><td>2,649</td><td>2,768</td><td>2,812</td></tr>
</table>

資料來源：衛生福利部社會及家庭署2016年6月13日臺美交流座談會長期照顧服務現況簡報。

備註：

1.衛政服務提供單位數：居家護理係依衛福部統計室衛生統計；居家（社區）復健係依各縣市提報我國長期照顧十年計畫服務提供單位統計；喘息服務係依本部統計長照、安養及護理之家數量。

2.居家護理項目，2000年度因有少數縣市居家護理所辦理歇業，故服務提供單位數量有減少情況，惟不影響整體服務提供量能。

3.老人營養餐飲項目，因有縣市政府調整規劃辦理方式，故服務提供單位數偶有減少之情況，惟不影響整體服務提供量能。

3. 提供便民單一服務窗口

考量長照需求多元複雜，為使民眾有效獲致所需服務，整合社政及衛政等長照服務資源，於各縣市政府成立長期照顧管理中心（以下簡稱照管中心），進行「以失能者為中心」之照顧管理，凡具有長照需求的民眾，均可透過各照管中心提出申請，進行失能程度及需求評估、資格審定、照顧計畫擬定、連結服務資源，經由失能者及其家庭之單一服務窗口，有效達成簡政便民之施政目標。

4. 引進民間參與長期照顧服務

積極結合民間資源與力量，鼓勵參與長期照顧服務提供，從補助經費、檢討法令等策略提供協助，減少參與障礙、增加服務意願，以發揮擴展服務提供單位的數量，以及多元化服務模式之功能，並同步透過訂立服務提供單位之資格條件與監督管理機制，以確保服務品質。

5. 建置照顧管理資訊平臺

爲提升政府部門管理效能，內政部業已開發照顧服務管理資訊系統（以下簡稱照管系統），將長期照顧服務流程有關個案評估、服務資源連結、實際使用服務紀錄及定期複評予以資訊化，並建立長期照顧服務個案資料庫，同時登錄各類照顧人力之任職及培訓情形，以作爲相關政策執行、檢討及未來規劃之參考依據。

衛生福利部自2008年督導各縣市政府全面推動，以居家式及社區式服務爲主，機構式照顧爲輔之多元照顧服務，依失能失智症者之需求，提供所需居家服務、日間照顧、家庭托顧、輔具購買（租借）及居家無障礙環境改善、老人餐飲、長期照顧機構、交通接送等多元照顧，截至2016年3月底，共計結合2,812個服務單位，服務17萬3,811人，服務資源以及服務人數皆有顯著成長。

另爲了解長照服務實際使用情形，擴大服務基礎，並依調查結果進行檢討與調整，以有效因應民眾需求，提升服務品質，衛生福利部爰於2011年度辦理居家服務及日間照顧二項滿意度調查，結果顯示使用者對於居家服務措施所提供的協助，包含洗澡、換穿衣服、行走、上廁所等，其滿意度皆在九成以上，對於照服員的照顧技巧及服務態度也有87%及93%表示滿意；而日間照顧服務部分，更有高達97%的主要照顧者表示滿意，認爲對於失能家屬的身心健康有所助益，並超過8成以上認爲可顯著減輕家庭照顧負荷；顯見長照服務對於失能長輩及其家庭照顧者已具政策效益，獲得民眾高度肯定與支持。

三、發展整合系統與照顧服務模式

有鑑於美國推動PACE計畫之經驗，有效整合醫療以及長照資源，我國於推動長期照護服務輸送體系的重要實驗性計畫—「建構長期照護體系先導計畫」之初，即參考PACE實驗計畫以民眾需求為導向的精神[12]，配合國內資源發展情形，據以規劃照顧服務管理機制，後續更將該模式導入我國長照十年計畫，於各縣市成立照顧服務管理中心，整合社、衛政服務資源，為提供民眾多元服務項目諮詢、評估之單一窗口。

為順利推動我國長期照顧十年計畫，強化跨部會合作機制，整合資訊平臺為重要工作項目，衛生福利部自2004年度起建置長期照顧服務管理資訊平臺，主要使用對象包括中央機關及單位（含護理及健康照護司、社會及家庭署）、地方政府（含社會局處、衛生局處、長照中心、輔具中心等）、服務提供單位（含社區照顧關懷據點、老人福利機構、身心障礙福利機構）及一般民眾（照顧服務便民入口網站）等。目前系統主要功能包含：照顧服務資源通報系統、照顧服務人力資料庫系統、培訓管理系統老人福利機構管理資訊系統、照顧服務便民入口網站、輔具管理系統、老人福利機構個案管理資訊系統、身心障礙福利機構管理系統、長期照顧管理中心業務系統及政策管理系統等。

截至目前為止，該平臺登錄服務人數已達17萬人以上，服務提供單位總數（包括服務提供單位、社區照顧關懷據點等）亦達3,000家以上。主

12 長期照顧十年計畫並未採納總額支付制度（論人計酬）。惟近期有民間團體重新提出研議參考PACE經驗在我國試辦之可能性。2016年行政院核定之長期照顧十年計畫2.0已將論人或論案例支付制度納入未來規劃。

要資料來源以「長期照顧服務管理系統」及「服務提供單位管理資訊系統」所登錄之評估資料與服務紀錄爲主，初步估計服務紀錄數約1,400萬筆。

肆、面臨之挑戰

一、長期照顧人力及資源待充實

我國目前長期照顧人力的分布仍集中於機構，約爲居家式人力的2倍，社區式人力的15倍。服務資源總量也以機構最多，居家及社區式服務尙待積極發展與布建。三類服務中，以社區式長照服務最需發展。機構式服務資源中，雖占床率均約8成，但仍有分布不均之情形。

二、偏鄉地區資源發展不易

由於偏鄉地區地理環境特殊，交通不便，一般經濟及就業情況較差，相關民間團體及服務人力培植不易，照顧資源及服務輸送體系不易拓展與布建，因此在偏鄉地區，不論是日間照顧中心合格場地的尋覓、社區照顧關懷據點的設置、日間托老服務之提供、在地民間團體之培植、專業或志願服務人力之網羅等等，在推動上均極爲不易；縱使培植或建置相關服務資源，照顧據點的永續營運、服務人員（包括專業人員及志工）的留任，均與我國民眾在使用相關社區服務的習性相關，這些都是實務執行上所面臨的嚴峻挑戰，也都在在影響相關社區照顧資源的發展與永續。

三、服務資源多元性不足

服務輸送體系的良窳、服務模式的多元化，是照顧政策能否眞正落實的關鍵所在。我國社會福利服務之提供，長期仰賴民間部門，因此結合民間資源，是影響我國社會福利服務發展的基軸。目前老人照顧，不論針對健康、亞健康長者的社區服務，或是針對失能長者的長期照顧服務，仍多仰賴非營利組織，因此如何培植及引進更多元的民間資源，影響整體服務資源之發展。另外目前服務模式僵化且多元性不足，無法完全符合民眾實際需求，因此如何發展多元、具近便性的服務模式，乃爲照顧政策規劃的重要方向。

四、跨域整合及協調聯繫仍待強化

老人照顧需求涵蓋食衣住行育樂等多元面向，牽涉層面甚爲寬廣，不論是預防照顧或失能照顧，均屬跨領域（包含專業、行政區域、政府組織、非政府組織等），必須相關領域相互合作協調以及就其所掌握的相關資源予以調配，才能在資源有限的情形下，做最合理的資源配置，運用最有效率的方式，完成對高齡長者全照顧的目標。然而各該領域有其專業養成背景，權責分工各有分際，資源配置亦各不相同，工作模式更具差異性，如何進行整合，形成夥伴關係，存在諸多挑戰；尤其在以老人照顧需求爲導向的核心概念下，相關照顧需求的整合，更牽涉到公私部門、中央與地方等多方關係之垂直與橫向等跨域整合，具有極高度的挑戰性。

長期照顧十年計畫執行9年，近期有民間團體[13]鑑於長期照顧人力短缺、居家服務使用者不易獲得多元照顧服務等執行困境，爲發展照顧人力提供更多元服務模式，再次提出參考美國PACE論人計酬財務體系擇定縣市試辦，並依我國國情先從身體照顧服務內容採統包方式給付居家服務提

13 資料來源：2016年4月20日衛生福利部社會及家庭署辦理「長期照顧創新服務模式分享座談會」專題演講，弘道老人福利基金會林依瑩執行長主講「論人計酬整合式照顧服務」、臺灣居家服務策略聯盟涂心寧理事長主講「創新服務模式關鍵性──專業照顧人力的重要性」、雲林縣老人福利保護協會林金立理事長主講「區式融合型照顧」，詳見林依瑩、林金立之演講簡報。

供單位，由其自行統合運用，並鼓勵居家服務提供單位對照顧服務員薪給從時薪制改採行月薪制，以鼓勵年輕學子留任從事居家照顧服務工作等建議。李玉春前政務次長以實現長期照顧藍圖配套措施為題，提出長期照顧服務機構整合與法規鬆綁，從給付標準、行政單位、管銷模式、照顧計畫、支付標準等面向，針對目前長照遭遇之困境提出建議解決方案[14]。

伍、建議未來發展重點

檢視過去傳統福利政策的發展脈絡，以弱勢優先為原則分配福利資源，就高齡人口而言，側重照顧貧困、失能老人；然而鑑於人口老化快速，高齡社會即將來臨，我國高齡政策突破傳統僅照顧貧弱老人的範圍，擴展至健康、亞健康老人，範圍也從局限於失能者的長期照顧，擴充涵蓋至健康老人食衣住行育樂養生各層面之需求。為回應民眾多元需求，政府積極結合民間團體、社會企業及社區志工提供完善且整合性的支持服務，透過公私協力機制發展創新服務，豐富銀髮服務以提供多元選擇，並結合科技技術，整合服務平臺，強化服務提供網絡，弭平現在與未來資訊科技的知識與使用的落差，即時回應長者需求，提供便捷具效率之服務，積極延長老人健康壽命並提高生活品質。

綜上，有關未來針對所有高齡者的策進作為與發展方向如下：

---

14 同前註座談會，專題演講李玉春前政務次長主講「臺灣長期照顧的藍圖與願景」。其所提出之建議解決方案如：藉電腦核定給付額度，提升給付公平性，促進專業服務整合；協調縣市建立不限轄區之跨區服務；運用多元評估量表，提供以個案為中心整合式多面向評估；依需要彈性安排一天多次服務；以案例分類核定照顧需要等級，論案例論人計酬取代論時支付費用，鼓勵服務整合，月薪專職聘僱，建立職涯發展機制等建議，詳見李玉春次長之演講簡報。

一、強化初級預防網絡——在地深根，提升社區照顧量能

爲強化社區初級預防照顧服務體系，建構更爲綿密、連續之服務輸送網絡，以社區照顧關懷據點作爲基座，擴充服務量能，透過結合老人文康活動中心、長青學苑等多元社區服務資源，發展相關策進作爲如下：

(一) 持續拓展社區照顧關懷據點之設置

爲讓老人就近接受社區照顧，透過盤點教育、宗教團體、廟宇及各地藥局等場所，結合各類服務據點，共同響應據點成立，結合健康促進、體適能及高齡運動指導等服務，以就近提供在地長者服務，促進其社會參與。

(二) 充實專業及志願服務人力

衛生福利部透過持續擴大培訓第一線照顧服務人力，並建立跨部會業務協商溝通平臺，透過整合學訓用機制，促進產學合作，吸引年輕世代投入。鼓勵居家照顧服務員月薪專職聘僱，建立職涯發展機制，提升照顧服務專業形象，積極培訓及留任照顧服務員。另外，也持續輔導縣市辦理社區關懷據點志工培訓方案，並藉由觀摩活動，增進各據點志願服務人力彼此交流、觀摩與學習，提升服務的深度及廣度。另協助據點引入社區義警、義消、青少年等志願服務人力，結合社區熱心人士及培訓青少年參與據點活動，發掘潛在志願服務人力及資源，爲據點注入更多活力。未來並思考參照志工人力銀行概念，提存據點志工服務時數，供各類據點服務交換使用，以增加民眾投入據點志工服務誘因。

(三) 建置人力資訊管理系統及社區照顧關懷據點資訊平臺

爲完善長期人力之發展與管理，規劃建置長照人力繼續教育資訊系統，並完成長照人員資格認證及整合登錄系統，以進行相關人員之管理與訓練，提升長照人力之服務品質。另外爲協助民眾快速取得即時性的諮詢服務，政府透過資訊平臺功能擴充，將社區照顧關懷據點、長青學苑及老

人福利活動相關訊息以國土資訊系統（GIS）描繪分布情形呈現，並將相關訊息分享給地方政府、民間團體、社會企業及各據點參考使用，使民眾及各單位透過據點網站平臺，進行據點相關資訊查詢，即時回應社區民眾及長者服務需求。

二、推動社區整體照顧服務模式——發展整合性社區式服務

以健康預防之觀點，延長老人健康年數，促進活力老化，並推動社區安老服務，落實社區整體照顧理念，服務方案透過結合在地照顧人力、社區照顧資源、民間團體、社會企業及社區志工提供更完善且整合性的支持服務，以長者爲中心布建資源網絡，促進長者在社區中生活的可能，維持長者健康生活，並在照顧服務中延續家庭生活，增進長者與社區、與家人以及與服務團隊的友善關係，建構起社區整體照顧服務之藍圖。

近來，政府發展之整合性社區式服務包含推展日間托老服務、布建普及可近日間照顧資源以及推動小規模多機能社區整合型服務（支援）中心，相關說明如下：

(一) 推展日間托老服務——強化社區初級預防功能

爲滿足更多社區長輩基本需求，豐富其健康生活，延緩失能時間，減少家庭照顧壓力，建立社區性連續照顧體系，衛生福利部自2014年7月訂定「社區照顧關懷據點布建日間托老服務」計畫，強化社區初級預防功能。

日間托老服務係以「社區照顧關懷據點」爲基礎，發展具地方特色之社區照顧模式、增進志工社區照顧知能、培養地方型社區照顧人力以及建立據點永續經營模式。全國各鄉鎮區在輔導團隊及各縣市政府一年多來的努力下，已完成設置50餘處據點布建日間托老服務。該服務開創一個健康老人的日托環境，不但能降低其獨自在家的危險性，使長輩們的家人在白

天能夠安心上班無後顧之憂，日托據點更可透過休閒育樂活動，使長輩能充實自己的晚年生活並肯定自我價值，進而豐富老人健康生活，爲老年人帶來新的生活體驗，注入一股新的力量。

因應高齡化社會的來臨，透過結合社區照顧關懷據點及日間托老的服務提供社區長輩們健康快樂的友善安老環境，達成「在地老化」與「活躍老化」的目標。

(二) 普及社區日間照顧資源，建構整合性服務網絡

日間照顧服務係社區照顧重要服務範疇之一，主要提供失能、失智老人，定期或不定期日間往返日間照顧中心，維持並促進其生活自立、消除社會孤立感、延緩功能退化。其服務內涵以提供失智、失能老人個案照顧管理、生活照顧服務、復健運動課程及健康促進活動、諮詢服務及家屬服務等，協助長者在社區中自在安老。

爲強化我國社區照顧服務體系，促進日間照顧服務資源多元可近與均衡發展，並普及服務網絡，行政院於2014年宣示「臺灣368照顧服務計畫」，規劃2016年底前於368鄉鎮布建多元日間照顧服務。目前除山地離島、偏遠地區等鄉鎮，考量民眾生活習慣、地區幅員廣大及文化背景，規劃提升現有社區照顧關懷據點服務量能，擴大服務項目與時段及規劃財務自主運作機制，針對健康與亞健康老人設計社區日間托老服務模式，培養在地日間照顧服務提供單位之能量，提供日間托老服務外，其餘全國鄉鎮市區擬透過活化醫療、護理機構資源，以及輔導社會福利相關設施轉型設置日間照顧中心，積極達成每一行政區均布建多元日間照顧服務資源之目標，滿足長者社區照顧之需求。

(三) 小規模多機能服務方案

全人照顧、在地老化及多元連續的服務原則，是世界各國發展老人照顧服務之趨勢，爲發展我國社區整體照顧體系，強化老人社區生活，提供

連續性及全方位之照顧服務，衛生福利部社會及家庭署參考日本小規模多機能居家照顧模式，推展小規模多機能的社區整合型服務方案，結合我國目前所建構的社區式服務，以日間照顧中心爲基礎，擴充辦理居家服務以及臨時住宿等服務，針對社區老人多元的照顧需求，提供個別化之照顧，協助老人維持既有自在安心的生活型態，減輕家屬照顧壓力，達到社區整體照顧服務的目標。

多元照顧服務強調服務係家庭照顧與社區的延伸，由同一服務提供單位之照顧團隊提供整合性個別化服務，服務以在地老化、發揮老人剩餘能力、隨時陪伴、協助維持既有生活方式等自在安心的生活照顧爲主，充分掌握服務個案福利需求。老人可依個人需求自由選擇服務樣態，居家服務、日間照顧服務、餐飲服務或夜間住宿服務，滿足其連續、多元且全方位照顧需求，減輕家屬照顧負擔。

(四) 推動在地且整合的健康照顧服務網絡

蔡英文總統所提出的長期照顧政策[15]，特別強調建立以服務使用者爲中心的服務體系，以在地化、社區化原則，提供整合性照顧服務，降低服務使用障礙，因此，發展以社區爲基礎的社區整合型服務（支援）中心，亦考量地方特色及城鄉均衡發展，鼓勵發展因地制宜與創新化的服務資源，建構在地老化的社區整體老人、身心障礙者的綜合照顧服務體系；同時，提出強化公共醫療體系，發展社區健康照護團隊，新政府規劃將衛生

15 蔡英文總統提出長期照顧政策具體主張，包括：一、推動新「建構長期照顧體系十年計畫」（簡稱長照十年2.0版）；二、強化公共醫療體系，發展社區健康照護團隊；三、培育質優量足的長期照顧服務人力，並提升其職業價值與尊嚴；四、縮短長期照顧的城鄉差距，尊重族群多元文化差異；五、充足穩定的長期照顧財源，漸進式因應需求增加數額；六、提升長期照顧服務品質，嘉惠老人與身心障礙者；七、整合中央與地方、各相關部會資源，以利政策發展。

所轉型爲「社區健康照護管理中心」，打造在地健康照護網絡，整合社區工作、醫療護理、物理治療等，進行高齡者的「健康照護管理」，提供預防性健康服務以及在地、即時、便利的醫療服務；並發展以社區爲基礎的健康照護團隊，向前銜接預防保健，向後發展在宅臨終安寧照顧，以期壓縮疾病時間，減少長期照顧壓力。同時強化各縣市健康照護資源的整合與協調，提供轉診與照護資源的轉介，積極建立縣市各級醫療院所之間的協調合作，進行公開、透明而有效的整合機制，發展適合在地的照護網絡。

爲落實蔡總統長期照顧政策之政見，新政府於2016年5月20日就職後，隨即針對現行長期照顧十年計畫進行檢討，提出長期照顧十年計畫2.0版，檢討長期照顧十年計畫1.0在服務提供、使用者等面向所遭遇之困境，並提出解決策略，經檢討所遭遇之困境，在服務提供面向計有：預算嚴重不足、照顧服務人力待培訓發展、照管專員人數及功能待增加、機構照顧品質差異極大、社區及居家式服務方案嚴重不足、長照服務之宣廣需普及、行政作業繁瑣耗費人力、城鄉資源發展嚴重落差、長照資訊及相關服務資源待整合等；在服務使用者面向所面臨之困境包括：既有補助與核定額度未能回應使用者期待[16]、服務內容僵化（申請資格與項目及時段缺乏彈性）、家庭照顧者支持與服務體系仍待強化（喘息服務未能滿足照顧者需求）。

依蔡總統的長照政見及檢討長期照顧十年計畫的困境，長期照顧十年計畫2.0版的特色，主要爲服務項目要具彈性、擴大、創新、整合與延伸，除既有的服務對象[17]外，將服務對象予以擴大，納入50歲以上失智症患者、55歲以上平地原住民、49歲以下失能身心障礙者、65歲以上僅

---

16 由於經費預算嚴重不足，照管專員核定之服務時數大幅縮減。

17 既有服務對象包括：65歲以上失能老人、55歲以上山地原住民、50歲以上失能身心障礙者、僅IADL失能且獨居之老人。

IADL失能之衰弱（frailty）老人。另外，爲更積極回應民眾多元照顧需求，擴充服務內涵，除了原來的8項服務外，更增加了失智症照顧服務、原住民族地區社區整合型服務、小規模多機能服務、家庭照顧者支持服務據點、成立社區整合型服務中心、複合型日間服務中心與巷弄長照站、社區預防性照顧、預防失能或延緩失能之服務（如肌力強化運動、功能性復健自主運動、吞嚥訓練、膳食營養、口腔保健）、延伸至出院準備服務、居家醫療（包括在宅安寧療護）等服務。

由於民眾對於長期照顧服務的認識與使用狀況並不十分清楚與了解，且各項服務亦缺乏橫向整合與聯繫，照顧管理中心核定服務項目與時數亦無法交互整合運用，造成民眾使用各項服務時缺乏彈性，爰爲促使民眾可以獲得整合式具近便性的社區照顧服務，並發展居家及社區式的照顧服務資源，因此，長期照顧十年計畫2.0版參考日本、美國等經驗，推動社區整體照顧模式，針對長期照顧十年計畫之服務對象，積極結合地方政府、民間單位，布建A級社區整合型服務中心、B級複合型服務中心與C級巷弄長照站，讓已有一定社區服務經驗且多元與穩定的A級服務提供單位，輔導發展成立區域內的B級與C級服務提供單位，並藉由督導與技術支援，協助B與C級服務提供單位，提供民眾優質、平價及普及的照顧服務。有關社區整體照顧模式A-B-C級照顧服務之說明詳見附錄三。

陸、結語

面對未來高齡社會的多元需求，政府責無旁貸推動高齡政策與服務，並且促進老人照顧政策整合與創新，期能延長老人健康餘命、減少失能人數，並以公私協力方式共同回應社會需求，落實長期照顧服務法、整合及布建各類照顧服務資源，以落實爲老人提供最適切照顧的目標。

附錄一　高齡化及超高齡化所需時間之國際比較

國別	65歲以上人口所占比率到達年度（年）			轉變所需時間（年）	
	高齡化社會（7%）	高齡社會（14%）	超高齡社會（20%）	7%→14%	14%→20%
中華民國	1993	2018*	2025*	25	7*
日本	1970	1994	2005	24	11
南韓	2000	2017*	2026*	18	9*
新加坡	1999	2019*	2026*	20	7*
香港	1984	2014*	2023*	30	9*
美國	1942	2014*	2034*	72	20*
加拿大	1945	2010	2024*	65	14*
德國	1932	1972	2009*	40	37
法國	1864	1990	2020*	126	30*
英國	1929	1975	2027*	46	52*
挪威	1885	1977	2027*	92	50*
瑞典	1887	1972	2015*	85	43*
荷蘭	1940	2005	2021*	65	16*
瑞士	1931	1986	2020*	55	34*
奧地利	1929	1970	2020*	41	50*
義大利	1927	1988	2008	61	20
西班牙	1947	1991	2024*	44	33*
澳洲	1939	2012*	2033*	73*	21*

資料來源：國家發展委員會（2012），2012年至2060年人口推計，頁62。
*表示中推估結果，其他無*表示爲實際值。

附錄二　老人福利法修法重點對照表

項目＼年	1980	1997	2007
對象	70歲以上	65歲以上	65歲以上[18]
目的	宏揚敬老美德 安定老人生活 維護老人健康 增進老人福利	宏揚敬老美德 維護老人健康 安定老人生活 保障老人權益 增進老人福利	維護老人尊嚴與健康， 安定老人生活 保障老人權益 增進老人福利 失能照顧以全人照顧、在地老化及多元連續服務為原則
機制	無	無	老人福利推動委員會 每5年生活狀況調查
老人福利機構	扶養機構 療養機構 休養機構 服務機構	長期照護機構 養護機構 安養機構 文康機構 服務機構	長期照顧（長期照護型、養護型、失智照顧型） 安養機構 其他老人福利機構
	無	小型機構三不政策 私立機構未立案、未依規定改善之罰則	小型機構三不政策 私立機構未立案、未依規定改善之罰則 私立機構之輔導與管理、不得兼營營利行為
老人住宅	小型機構三不政策 私立機構未立案、未依規定改善之罰則 私立機構之輔導與管理、不得兼營營利行為	政府興建 鼓勵民間興建 購置或租賃 綜合服務管理 國宅三代同堂優先承租	以小規模、融入社區及多機能之原則規劃辦理適合老人安居之住宅（回歸住宅法）

（接下頁）

18 2002年5月10制定之原住民敬老福利生活津貼適用對象爲年滿55歲以上未滿65歲之原住民，該條例於2009年4月29日廢止，原住民敬老福利生活津貼，不再發放，相關津貼併入國民年金。

附錄二　老人福利法修法重點對照表（續）

項目＼年	1980	1997	2007
生活照顧	無扶養者協助喪葬	無扶養者協助喪葬	無扶養者協助喪葬
	無	生活津貼 特別照顧津貼	生活津貼 特別照顧津貼
	無	無	住屋修繕或租屋補助[19]
		協助中低收入老人住屋修繕，另依住宅法規定提供租屋補助[20]	依老人及其家庭經濟及失能程度補助長期照顧服務費用 提供居家式[21]、社區式[22]及機構式[23]照顧服務
	無	無	家庭照顧者服務[24]
	無	無	輔具服務

（接下頁）

19 協助中低收入老人住屋修繕，另依住宅法規定提供租屋補助。

20 指居家護理、居家照顧、家務服務、友善訪視、電話問安、餐飲服務、居家環境改善、其他居家服務。

21 指醫護服務、復健服務、身體照顧、家務服務、關懷訪視服務、電話問安服務、餐飲服務、緊急救援服務、住家環境改善服務等居家式服務。

22 指保健服務、醫護服務、復健服務、輔具服務、心理諮商服務、日間照顧服務、餐飲服務、家庭托顧服務、教育服務、法律服務、交通服務、退休準備服務、休閒服務、資訊提供及轉介服務等社區式服務。

23 指住宿服務、醫護服務、復健服務、生活照顧服務、膳食服務、緊急送醫服務、社交活動服務、家屬教育服務、日間照顧服務等機構式服務。

24 指臨時或短期喘息照顧服務、照顧者訓練及研習、照顧者個人諮商及支援團體、資訊提供及協助照顧者獲得服務、其他有助於提升家庭照顧者能力及其生活品質之服務。

附錄二　老人福利法修法重點對照表（續）

項目＼年	1980	1997	2007
醫療照顧	保健服務 健康檢查 醫療費用優惠 醫療補助（無法負擔者）	保健服務 健康檢查 醫療費用優惠 醫療補助（無法負擔者）	保健服務 健康檢查 全民健康保險保險費（低收及中低收入老人） 部分負擔費用（低收及中低收入老人）
社會參與	鼓勵志願服務 票價半價優惠	鼓勵志願服務 票價半價優惠	鼓勵志願服務 票價半價優惠 高齡學習 退休準備教育
老人保護	無	短期保護及安置[25] 獨居老人之照顧	短期保護及安置[26] 增訂保護案件通報制度[27] 增訂加害者教育輔導 獨居老人之照顧
禁治產宣告	無	無	心神喪失或精神耗弱，聲請禁治產宣告 為保護老人身體或財產，得聲請為必要之處分
財產信託	無	無	有

資料來源：立法院法律系統：http://lis.ly.gov.tw/lgcgi/lglaw?@112:1804289383:f:NO%3DE01126*%20OR%20NO%3DB01126$$11$$$PD%2BNO，由筆者自行整理，查詢日期：2016年1月1日。

---

25 明定直系血親卑親屬對老人有疏於照料、虐待、遺棄等情事致其有生命、身體、健康或自由之危難，主管機關及老人福利機構得依職權並徵得老人同意或依老人之申請，予以適當短期保護與安置，並得協助老人對其直系血親卑親屬提出告訴。老人短期保護及安置所需之費用，由直系血親卑親屬支付，不支付者由主管機關代墊後追償。

26 增訂依契約對老人有扶養義務者，亦有該條之適用。

27 醫事人員、社會工作人員、村（里）長與村（里）幹事、警察人員、司法人員及其他執行老人福利業務之相關人員，於執行職務時知悉老人有疑似因疏忽、虐待、遺棄致有生命、身體、健康或自由之危難，或因無人扶養致有生命、身體之危難或生活陷於困境者，應通報當地直轄市、縣（市）主管機關。

附錄三　社區整體照顧模式：A-B-C服務說明一覽表

單位	A：社區整合型服務中心	B：複合型日間服務中心	C：巷弄長照站
功能	1. 擴增與整合現有服務內容。 2. 提供「套裝式」服務。	提供複合型長期照顧服務或日間托老服務。	提供具近便性的照顧服務及喘息服務。
服務內容	1. 於一定區域內建立在地化服務輸送體系，提供B級與C級督導與技術支援。包括：社區結盟、個案開發、服務輸送、人力資源培植。 2. 提供下列服務： (1)日間照顧、居家服務2項服務、並以跨域結盟或特約方式，提供營養餐飲、居家護理、居家／社區復健、臨時住宿、喘息服務、輔具服務等至少2項以上之服務。 (2)透過社區巡迴車及隨車照服員定時接送，協助服務對象使用各項照顧資源。	1. 於固定區域內提供在地化照顧服務，除原已提供之長照服務項目外，也提供日間托老或長照社區型服務，如：日間照顧、社區復健、營養餐飲服務等。 2. 提供下列服務：預防失能服務、輕度失能復健、社區失智照顧服務、營養餐飲服務、喘息服務、諮詢服務等，至少2項服務。	1. 於固定區域內充實初級預防照顧服務，主要任務包括： (1)提供就近社區活動場域。 (2)結合區域志工資源。 2. 服務包括： (1)短時數托顧服務 (2)營養餐飲服務（共餐或送餐）。 (3)預防失能或延緩失能惡化服務，如肌力訓練、生活功能重建訓練、膳食營養、口腔保健等。
辦理單位	1. 公立機關（構）。 2. 以公益為目的設立之財團法人、社團法人、社會福利團體。	1. 以公益為目的設立之財團法人、社團法人、社會福利團體。 2. 老人福利機構、身心障礙利機構。 3. 醫療機構、護理機構、醫療法人。 4. 社會工作師事務所。	1. 以公益為目的設立之財團法人、社團法人、社會福利團體。 2. 老人福利機構、身心障礙福利機構。 3. 醫療機構、護理機構、酒療法人。 4. 社會工作師事務所。 5. 其他（如：社區照顧關懷據點、社區發展協會、村（里）辦公室、老人服務中心、樂智據點、瑞智互助家庭等）。
設置目標	1. 每一鄉鎮市區至少設置一處為原則，並依區域人口數酌增設置。 2. 2026年規劃設置469處。	1. 原則上每一個國中學區設置1處。 2. 2026年規劃設置829處。	1. 原則上每3個村里設置1處。 2. 2026年規劃設置2,529處。

資料來源：衛生福利部縣市政府說明簡報資料：http://www.mohw.gov.tw/MOHW_Upload/doc/%E7%B8%A3%E5%B8%82%E8%AA%AA%E6%98%8E%E6%9C%83_0055618008.pdf。

參考文獻

1. 內政部（2008），人口政策白皮書：針對少子女化、高齡化及移民問題對策。臺北：內政部編印。
2. 內政部（2010），中華民國98年老人狀況調查報告。內政部統計處編印。
3. 內政部（2010），照顧服務員結訓學員就業意向調查報告。內政部社會司編印。
4. 內政部（2012），社會福利基本數據。內政部社會司編印。
5. 內政部（2011），中華民國100年社政年報。內政部社會司編印。
6. 內政部（2012），照顧服務管理資訊系統。內政部社會司。
7. 行政院（2007），我國長期照顧十年計畫。
8. 行政院（2012），我國長期照顧十年計畫——101至104年中程計畫。
9. 行政院主計總處（2010），99年人口及住宅普查報告。
10. 行政院主計總處（2000），89年戶口及住宅普查報告。
11. 行政院經濟建設委員會（2012），中華民國2012年至2060年人口推計。
12. 行政院衛生署（2010），國民長期照護需要調查結果報告。
13. 呂寶靜（2012），老人福利服務。臺北：五南。
14. 黃源協（2010），推動長期照顧服務機制效益評估。行政院研究發展考核委員會委託研究。
15. 吳玉琴（2011），臺灣老人長期照顧政策之回顧與展望：老盟觀點。社區發展季刊136期，頁251-263。
16. 莊秀美（2013），預防照顧的概念及其相關課題。社區發展季刊141期，頁187-202。

17. 吳淑瓊（2011），我國居家服務政策發展與省思。發表於居家服務單位因應長期照護保險研討會，老人福利推動聯盟辦理，2011年12年9日，臺北。
18. 國民健康署（2015），國民健康署網站，高齡友善城市網頁「計畫簡介」，http://afc.hpa.gov.tw/Page/base/introduce.aspx，2015年4月20日檢索。
19. 2016年總統大選蔡英文長期照顧政策主張，http://iing.tw/posts/80。
20. 2016年9月13日縣市政府說明會簡報資料，http://www.mohw.gov.tw/MOHW_Upload/doc/%E7%B8%A3%E5%B8%82%E8%AA%AA%E6%98%8E%E6%9C%83_0055618008.pdf。
21. 行政院國家發展委員會（2014）。中華民國人口推計2014年至2061年，取自：https://www.ndc.gov.tw/Content_List.aspx?n=84223C65B6F94D72。

第三篇　整合主題

第六章　照顧管理導入整合的機制

陳惠姿、王懿範

壹、前言

二十世紀人類社會的兩項大成就：其一爲專業主義的盛行，許多專業於知識、技術方面在質與量大幅精進，尤其各個專業均強調其獨特性，健康專業自不例外，使得健康照顧服務資源呈現分散、片斷而缺乏銜接性，對服務使用者而言，需要逐一尋求，無法獲得整體性或是整合性的照顧服務；其二爲公共衛生及醫療保健服務的進步與發展，各種疾病的死亡率大幅降低，特別是傳染性疾病，多數疾病經由急性期的治療，多可以將病情穩定，病人的存活率大幅提高，人類平均餘命也隨之大幅增加，但是有些疾病例如糖尿病、氣喘、中風、心血管疾病、癌症等，多僅能獲得控制，無法完全治癒。儘管醫療科技進步，但是這些慢性病症多數與生活型態息息相關，疾病症狀雖可以獲得控制卻不易治癒，許多會轉爲慢性病症（chronic conditions），其個案能繼續生存數年、甚至數十年。根據聯合國的資料，各國之健康平均餘命約占82-88%；這些疾病約占整體性疾病負擔（global disease burden）的50%。隨著疾病慢性化、人口高齡化，高齡人口不僅數量上快速增加，慢性病共病症普遍，照顧問題多重，需要多元的服務，包括急性期醫療、慢性期醫療、社區照顧以及社會照顧等，需要透過統整性的服務輸送，避免服務的重疊、片段與零散，避免個案奔走於不同專業或機構間尋求服務，並促使資源有效利用。

Coleman、Austin、Brach和Wagner.（2009）在1990年代中期提出慢性

病照顧模式（Chronic Care Model, CCM）呼籲重視慢性病的照顧，建議重塑健康照顧體系：運用資訊系統、實證基礎的決策、服務輸送系統的設計、支持個案／案家自我管理的能力，而且健康照顧系統要與社區資源充分結合，健康照顧團隊要充分配備所需之能力、透過具有效的互動、充分告知並激活服務對象，以達到優質服務成效之目的。其中「個案管理」即被運用在「服務輸送系統的設計（delivery system design）」中，以提供即時、整合且有效率的服務。

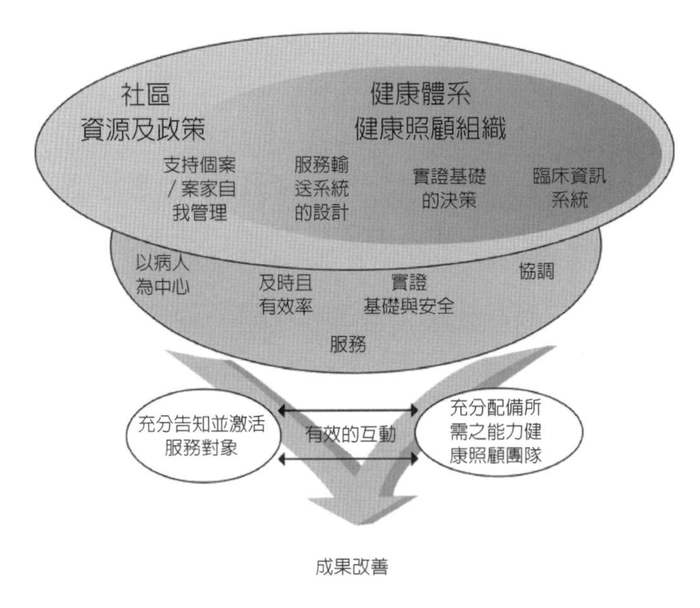

圖6-1　慢性病照顧模式

貳、模式介紹

個案管理及照顧管理雖不全然相同，但其相似的功能都是爲因應服務輸送系統之缺失，透過需求評估、確認照顧議題與照顧目標、連結資源減少落差、提供以個案爲核心之協作性、整合性服務方案。

照顧管理是指運用相關的系統、科學、誘因及資訊來改善醫療執業，同時協助服務使用者及其支持系統實質參與服務方案設計的協調過程，使得其醫療／社會／心理健康狀況的處置更有成效（CHCS，2007）。

照顧管理的目的藉由提供不疊床架屋、具成本效益的服務來改善服務的協調性，要達到健康的最佳程度（CHCS，2007），照顧管理需包括下列定義性特徵：

1. 區辨高危群體做爲介入的優先順序，工具／策略包括健康評估、預測模式、調查轉介。

2. 處遇或措施：需要量身打造以符合個案的需求，協助個案參與規劃與決策過程，處遇必須改善個案的品質與成本效益；工具／策略包括具實證基礎的作業指引、照顧計畫、協同模式、自我管理與教育，以及身心行爲之整合。

3. 成效評值：包括系統性的監測、評量與分析，已確認處遇有改善品質、效率與成效。工具／策略包括方案評價、常用的工具，如Healthcare Effectiveness Data and Information Set（HEDIS）以及Consumer Assessment of Healthcare Providers and Systems（CAHPS）。

4. 付費／財源：給付必須能支持及回饋服務提供者所呈現的品質。工具／策略包括常態費用與分常態費用。照顧管理依其演進的過程中可區分爲兩種模式（Mechanic，2004）。

一、由服務提供者負責的管理模式（Traditional Person-Lead Model）

早在第一次世界大戰後，「個案管理（Case Management）」的概念被用來提供精神個案出院後必要的社區服務，但並未命名。1962年心智委員會將個案管理者命名爲「服務方案協調者（Program Coordinator）」，1980年代「個案管理」被廣泛用在健康照顧領域；「照顧管理」的名詞在

1980年代出現，廣泛應用在健康照顧領域；無論如何，主要是由專業服務提供者主導提供服務使用者協作性、整合性服務管理模式。

二、以資訊或是科技產品主導的管理模式（informational & technology lead model）

應用資訊系統或是儀器設施，例如電子病歷、生理數據測量與傳輸，以及實證醫學資料等，由照顧者／服務使用者／服務提供者共同參與的照顧決策選擇和服務輸送的管理模式。

參、現況分析

一、美國的經驗

美國於1940年首次將此服務輸送模式應用於重大疾病的管理，連結多種不同社會資源協助個案有機會獲得所需的整合性照顧。

1970年代醫療成本逐漸上升，於是美國政府在1980年代施行醫療給付的前瞻性給付系統（Prospective Payment System, PPS），包括診斷關聯群的方案（Diagnosis Related Groups, DRGs）以及論人計酬（capitation）的制度，爲了縮短個案住院日數。在DRGs及論人計酬的制度實施後，大部分的組織爲了獲得更多的利益，開始發展資訊系統、臨床指引、整合的專業團體以及簽定契約以促進連續性的照顧，包含門診、亞急性照顧單位、急診、急性照顧醫院、復健計畫、居家照顧服務及技術性顧理之家等機構，而這些轉介評估的需求，使得個案管理需求市場增加。

1985年美國健康維持組織（Social Health Maintenance Organizations, SHMOs）計畫；在固定的經費額度中，準備、提供以及安排顧客服務需求的組織，在這個過程照顧服務模式下，主要透過「個案管理」方式，對有後續照顧需求的個案提供由急性醫療到長期照顧服務連續、完整的服務模式。

美國北加州舊金山市的老人照顧服務方案（Program of All-inclusive Care for the Elderly, PACE）（Eng, Pedulla, Eleazer, McCann, & Fox，1997）是緣起於在1970年代當地中國城老人中心（On Lok）的服務方案，自1987年起至1997年間整合急性醫療照顧以及長期照顧服務，以論人計酬的方式（Capitation），採個案管理提供one-stop services，對於其照顧的個案先行以多元專業團隊進行周全性評估（comprehensive assessment）。若有疾病則先就疾病提供治療，待病情穩定以後，提供以「日間照顧方案」爲主，居家服務、交通服務爲輔的服務模式。「個案管理」扮演了重要的機制，依據服務使用者的需求依序提供必要的急性、慢性醫療服務以及社會性服務等方案整合，讓財務運用符合成本效益的原則。

1990年代不論是保險公司或是服務業者紛紛發展「照顧管理」，目的是要增進病人的健康狀況，同時減少醫療費用的支出，這其中主要的挑戰就是改變醫師及病人的行爲，在2001年一項對42家保險公司的首席醫療主管的調查報告中，69%醫師拒絕參與「照顧管理」方案，52%的病人無法遵從醫療建議。

美國Kaiser Permenence保險公司在其Kaiser Triangle說明：

依據服務對象健康問題的複雜程度用不同的照顧方式，60-80%的服務對象主要提供支持性服務助其有能力自我照顧（supported self-care），10-15%健康問題較爲複雜者提供不同疾病類別的照顧管理（disease specific care management），至於5%處於高度複雜健康問題者提供個案管理（case management）（圖6-2）。三個層級之區隔是基於服務對象問題之複雜及嚴重程度，高度複雜或是高度嚴重者專業的介入越多（圖6-3），反之，專業介入就相對有限。

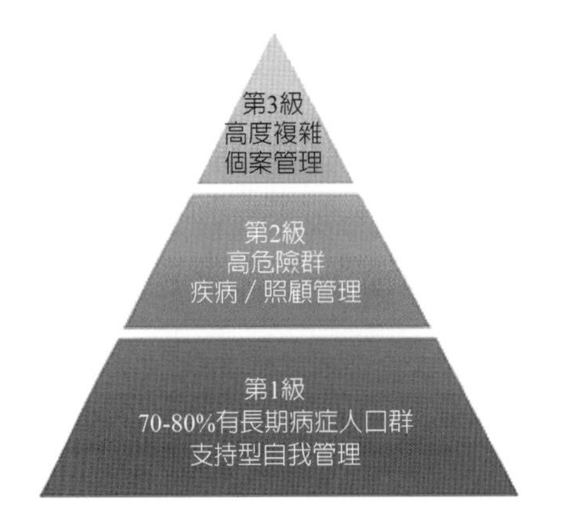

圖6-2 Kaiser Triangle三級照顧模式

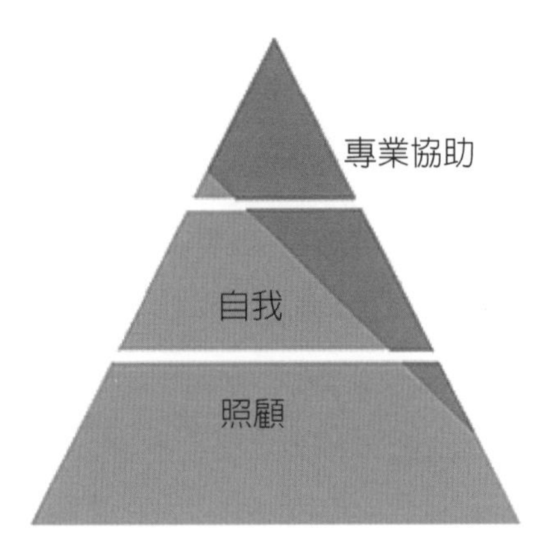

圖6-3 Kaiser Triangle專業介入程度

美國在照顧（個案）管理由早期傳統以提供者負責的管理模式已步入以資訊或是科技產品主導的管理模式，如PACE或是Kaiser Permenence爲例，致力在資訊、財務以及服務資源上整合，同時提供給服務使用者符合需求、有效且及時的整合性服務。

二、照顧管理在英國

「照顧管理（care management）」源自於美國「個案管理」，爲因應功能不佳的服務輸送體系，在1970年引進英國之後，爲避免此一名詞被誤解爲「服務使用者是要被管理的個案」，始以「照顧管理」替代之（黃源協、陳伶珠、童伊迪，2004）。

英國衛生部（1991）將照顧管理定位爲「裁剪服務以適合使用者所需的過程」，認爲照顧管理要有下列幾項：

1. 訊息透明公開：讓社會大眾知道服務以及如何使用服務。

2. 決定評估的層級：事先區辨個案適合使用的評估類別（綜合性或是專科性）。

3. 進行需求評估：與服務使用者和其照顧者以及其他專業進行需求評估。

4. 擬訂照顧計畫：在衛生部的政策架構下協商出一個套裝服務方案來符合使用者以區辨出需求。

5. 執行照顧計畫：保障所需的服務與資源。

6. 監測與評值：確保服務計畫的輸送是具持續性的。

7. 定期檢視：定期檢視服務成效，定期對服務需求及照顧計畫進行必要的修正。

照顧管理人員在評估與擬定照顧計畫過程中要掌握以下之原則。

1. 需求導向的評估：將資源適當調整與安排以符合使用者之需要。

2. 使用者主導：將使用者及其照顧者共同區辨確認照顧需求及其所需的服務。

3. 跨部門的資源運用：橫跨法定及獨立的部門。

4. 整合性服務：在機構內及機構間的整合性服務。

服務成果指標：

1. 以促進其獨立性、尊重其尊嚴以及深化其社會與經濟的參與來提供服務。

2. 協助使用者運用相關社會照顧支持，讓他可以在自己家中過著安全、完整而且正常的生活。

3. 確保工作年齡者在獲得社區照顧服務的同時，儘可能維持或是重回職場的可能性。

4. 增進健康狀態，避免不必要的住院或是機構安置。

5. 協助非付費的照顧者（家人親友）儘可能如使用者期望地繼續照顧。

6. 及時且適當使用必要之輔具。

7. 在48小時內啓動評估，在4星期內提供服務。

8. 套裝式的服務必須在時限內輸送到家。

三、照顧管理在臺灣

「個案管理」在國內於1980年代之社會福利工作上廣泛被引用在身心障礙者之服務工作，包括身障個案、智障個案及家暴個案等，以及至1990年代末期健康照顧體系也逐步使用在居家護理、呼吸器依賴者等服務方案，2000年以後各類個案管理在醫療體系中普遍被運用在各類疾患，包括愛滋病個案管理師、腎臟末期個案管理師、心臟病個案管理師、糖尿病個案管理師以及腫瘤個案管理師。

以腫瘤個案管理師爲例，其職責包括(1)收案；(2)評估病家需求；(3)擬訂及提供照顧計畫；(4)參與多專科共同照顧；(5)提供追蹤管理；(6)品質監測及回饋。

2005年健保局推動診療品質認證，各大醫院紛紛成立個案管理師以協助診療品質業務之推動，個案管理師業務增加癌症登記、病歷審查、治療計畫書、業務推動以及篩檢業務。個案管理師的工作內容及角色定位模糊，爲了解決這個問題，腫瘤護理學會於2010年發展腫瘤個案管理師認證制度，讓腫瘤個案管理師有更好的能力及教育準備度，目前國內腫瘤個案管理師在病房區扮演個案管理師及照護協調師的角色，促進病人可以安全出院，且有良好的照顧品質。在門診同時扮演醫師助理，提供病患電話諮詢、追蹤、指導、與醫師溝通及轉介其他醫療單位，並且協助醫師完成治療計畫書、分期填寫、病歷品質，個案管理師在制定相關照顧標準、監測及維持照顧品質、護理人員教育，以及被要求進行研究上，相當於美國進階護理師的角色功能。

在長期照顧領域，長期照顧管理中心自1990年代末期設立以來，即強調運用「個案管理」制度來達成提供適當的照顧、資源整合與有效使用的目標。服務對象以日常活動功能障礙者的老人為主，採社區為基礎的服務模式，於中心配置個案管理人員，擔任單一窗口收受申請、負責需求評估以及核定服務計畫等業務，2008年以後個案管理人員正名為「照顧管理專員（care manager）」。

高淑芬與陳惠姿（2000）指出，長期照顧的個案管理有別於急性醫療個案管理，主要的差異在於(1)長期照顧需管理的時間較急性醫療長，且所涵蓋的服務內容與層級具有不同的複雜性與變化性；(2)長期照顧個案管理對象包括功能障礙者及其家庭的使用者，需同時評估功能障礙者的需要，以及其家庭照顧意願、能力與困境。長期照顧所服務的對象主要為老人及身心障礙者，所面對的需求與問題往往是多元且複雜的，常需於不同的服務資源、補助單位及專業人員間奔走，服務資源零散，而照顧（個案）管理在協助使用者區辨照顧需求選擇服務項目，連結所需服務資源過程中，是一項重要的機制。

長期照顧十年計畫，自2007年開始由中央（行政院衛生福利部）針對22縣市長期照顧管理中心，統一辦理照顧管理人員教育訓練計畫，包括：Level 1共同課程，應到任半年內完成課程，核心課程40小時及實習訓練課程40小時；Level 2專業課程，應於到職兩年內完成，課程24小時；Level 3整合性課程，配合在職教育於6年內完成，課程24小時（行政院，2007），以提升照顧管理人員管理個案專業知能與實務工作能力，其訓練內容規劃詳見附錄一、二、三。綜合上述課程，長期照顧個案管理師培訓涵括三大核心課程為：個案之照顧管理制度和理論介紹、認識長期照顧服務對象問題需求與評估工具運用，以及照顧計畫擬定（含各項服務項目、適用對象、補助原則與辦法），長期照顧相關政策與法規、地方相關資源與措施、照顧者評估及個案之照顧管理倫理議題。

國內現階段長期照顧服務申請流程如圖6-4：

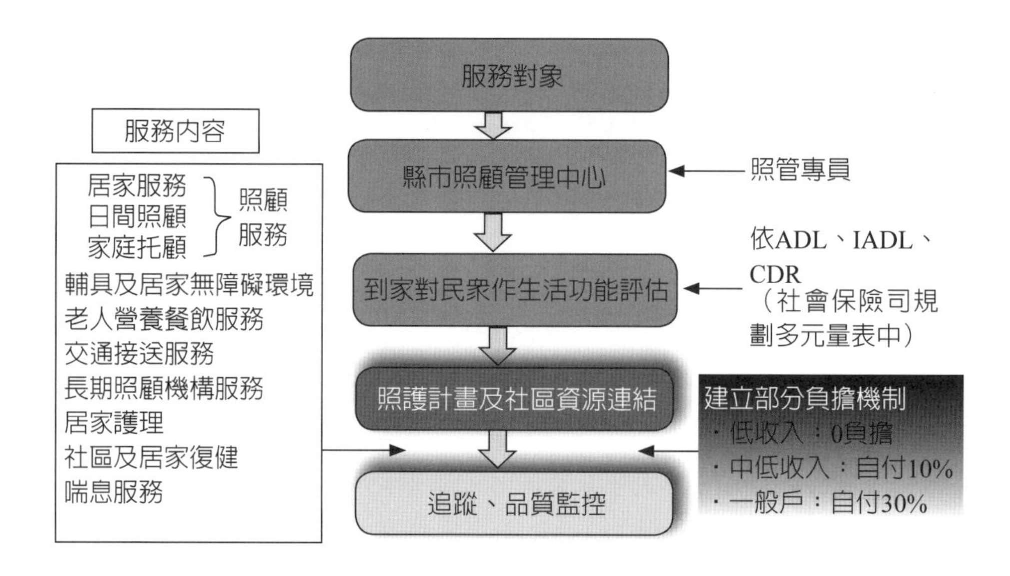

圖6-4　長期照顧服務申請流程

當民眾向照顧管理中心提出申請，經照顧管理專員評估符合收案標準，即可在照管專員協助下獲得全套式服務；包含：需求評估、核定補助額度、擬定照顧計畫、連結協調服務提供以及監測追蹤服務狀況等。以下舉例說明照顧管理專員實際執行業務之經過。

(一) 個案狀況敘述

76歲彭奶奶，喪偶，育二子三女，目前與案二子同住，社會福利身分爲一般戶，領有多重障礙（肢體輕度、平衡輕度）中度身心障礙證明。彭奶奶罹患高血壓與心臟病多年，定期在醫院回診追蹤，去年（2015年）10月腦中風，住院治療13天，返家後，行走易偏右側，日常生活活動在移位、如廁、沐浴、平地走動及穿脫衣服時需他人協助。案二子未婚與彭奶奶同住，其他子女均成家立業且居住外縣市，案二子平日需上班，無法協助照顧案主，目前由案長女返家協助，盼能由照服員到宅，以減輕案長女照顧負荷。

(二) 照管中心接案、評估及聯絡服務過程

案二子主動致電長期照顧管理中心提出居家服務申請，照管專員在接獲申請後先行確認福利相關身分後，在24-72小時內安排家訪評估。

彭奶奶雙下肢肌肉乏力，步態不穩，在家中可扶牆面步行幾步。自腦中風後，案主因擔心發生跌倒事件，除了回診就醫外，較少外出活動，而在移位、如廁與沐浴也需案長女部分協助。個案家白天欠缺照顧人力，僅能仰賴案長女每日往返照顧案主，使得其照顧壓力沉重；個案家目前使用輔具僅有輪椅，室內牆面與浴室未裝置扶手，不利她行走及如廁時輔助使用；回診就醫因復康巴士預約不易，故以計程車作爲交通運輸工具。

經過評估，與案二子討論後初步擬定提供：

1. 居家服務（協助沐浴、如廁、陪同散步、陪同至醫院復健等）。

2. 交通接送服務及居家無礙障環境改善。

3. 照顧者支持服務，案長女照顧負荷沉重，提供全國家庭照顧者諮詢專線，以及電話關懷、同儕照顧經驗分享、照顧技巧諮詢等相關支持性服務。

照顧管理專員依據前項照顧需求進行服務資源連結，並填寫個案資料與照顧計畫，透過長期照顧資訊系統，服務單位可以共享個案相關資料，若無意外，相關服務可以在14天之內提供至個案家；服務單位可在資訊系統上登錄服務頻率與時數，作爲經費申請與核銷之依據。照顧管理中心也可藉由資訊系統上之資料庫進行分析、管理，使個案其長照相關服務資料得以更有效運用。

國內在照顧（個案）管理的經驗相較於美國與英國，目前仍處於由提供者負責的管理模式，雖然都使用資訊系統登錄資料，惟在財務及服務資源仍無法在系統上整合。

肆、建議及結論

面對社會結構改變、人口老化、醫療成本花費節節上升以及疾病型態的改變，爲使服務使用者獲得良好的照顧品質，並使照顧資源能有效利用，照顧（個案）管理被視爲用以提供最符合使用者需求的整合機制，隨著資通訊之發展，現代化科技更近一步可以補足傳統以服務提供者爲主的服務模式之限制。國外已有許多成功的例子，顯示照顧（個案）管理具有良好的成本管控及照顧品質之效益，但國內實務運作模式仍在啓蒙階段。以下將提出幾點建議：

一、專業分工的再思考

以人爲主體的照顧，需要多元專業各自發展其獨特的知識體系以及具實證有效的介入措施，但是最重要的是分工後的再合作；照顧（個案）管理基本理念是協調出最合適的資源以合適的輸送方式及時地提供給服務使用者，專業本位的思維需要再調整。

二、具實證基礎之處置的發展

照顧專業致力於發展具實證基礎的處置措施，以Kaiser爲例，不論在疾病管理或是自我管理都是具有實證基礎的，不僅增加專業間的信任以及合作，並增加服務提供者與使用者間的合作。

三、照顧資訊的公開與透明

醫療一向是由專業主導，在急性病確實需要專業主導，但是對於慢性病症或是長期照顧所需的照顧資訊如果更爲公開與透明，使用者選擇使用資源時則更爲有效率以及有效果，如同英國照顧管理流程中，首要任務就是照顧資訊的公開與透明。

四、與服務使用者為夥伴的思維

照顧（個案）管理最重要的是基於使用者之需求以及尊重其所願或是選擇，才能發展出符合其所需的照顧計畫。

五、自社區建立醫療及照顧體系的接軌

透過全人需要的評估及照顧管理協調跨體系的服務，以滿足個案多元化的需要。照顧模式支持的個案的自我照顧並融入健康促進及預防失能的觀念及支持家屬或照顧者的照顧知識與能力。

附錄一

長期照顧管理中心照顧管理人員培訓課程（Level 1，共同課程80小時）

類別	課程綱要	課程主題	時數
一、基本概念	1.長期照護導論	長期照護發展、理念與倫理	2
		長期照護需求與情境介紹	2
		溝通與協調	2
	2.長期照顧相關法令與規範	長期照顧相關法令與規範	2
	3.照顧管理的概念	照顧管理的概念	2
二、評估與計畫	1.長期照顧個案問題、評估與討論	職能治療議題	1
		物理治療議題	1
		醫療議題	1
		護理議題	1
		社會工作議題	1
		營養議題	1
		藥物使用議題	1
		居家環境議題	1
	2.服務模式	照顧服務	2
		輔具購租及無障礙環境設施	1
		營養服務（餐飲及營養諮詢）	1
		交通接送	1
		長期照顧機構服務	1
		居家護理	1
		社區及居家復健	1
		喘息服務	1
		社會工作實務技巧	2

（接下頁）

長期照顧管理中心照顧管理人員培訓課程（Level 1，共同課程80小時）（續）

類別	課程綱要	課程主題	時數
	3.照顧管理的工作內容	個案篩選與評估	2
		擬定照顧計畫	2
		協調安排／轉介各項服務	1
		追蹤、結案及評價	1
三、資源應用	1.服務之品質評估與監測	機構式服務之品質評估與監測	1
		社區式服務之品質評估與監測	1
		居家式服務之品質評估與監測	1
	2.家庭與社區資源發展	家庭與社區資源發展	2
四、實務實習	實務實習	實務實習	40

附錄二

長期照顧管理中心照顧管理人員培訓課程（Level 2，專業課程24小時）

課程綱要	課程主題	課程目標	時數
1.個案研討	個案研討	1.透過個案研討了解常見複雜案例問題與處置策略，培養主動處理相關案例能力與態度。 2.透過分組研討報告，培養初步歸納整合與發表能力。	20
2.年度專題及新興議題	年度專題及新興議題	了解年度重要議題及新興議題。	2
3.其他	其他	加強問題分析及處理的能力。	2

附錄三

長期照顧管理中心照顧管理人員培訓課程（Level 3，整合性課程24小時）

課程綱要	課程主題	課程目標	時數
1.主持個案教學	主持個案教學	1.聯繫協調服務提供者 2.初評照顧管理專員工作績效 3.輔導照顧管理專員執行照管工作並監督其服務品質 4.開發、整合及管理社區長期照顧資源 5.訂定區域層級之年度照顧計畫 6.調查並掌握區域人力及資源供需資訊 7.促進組織協調合作	4
2.主持跨領域服務體系整合性會議	主持跨領域服務體系整合性會議	1.透過分區辦理各縣市之個案類型充分溝通後了解彼此間的差異，進行相互間優勢學習 2.透過咖啡桌開放討論模式，讓參與學員培養開放思考見解與分享能力，降低局限於本地資源限制情境 3.透過扮演不同角色的機會演練，讓學員學習不同角色間的溝通協調與領導策略 4.透過報告經驗分享，重整各區域最適宜跨區處理個案方式以供參與學員學習	4
3.風險與危機	風險與危機	1.調解民眾陳情案件 2.申訴與危機處理	4
4.組織管理	組織管理	1.了解成本效益分析與領導管理的理論與方法 2.能有效應用資源及管理	4
5.新興議題	新興議題	增進新興議題之知能	4
6.其他專業課程（選修）	其他專業課程（選修）	透過學習其他專業領域之課程，加強其他專業能力	4

參考文獻

1. 高淑芬、陳惠姿（2000），個案管理於老人長期照護的應用——以社區老人長期照護爲例。社區發展季刊，92，195-205。
2. 黃源協、陳伶珠、童伊迪（2004），照顧管理與個案管理。臺北：雙葉書廊。
3. 王懿範（2014），急性後期照護國際趨勢——美國急性後期照護現況與未來發展。全民健康保險急性後期照護研討會，臺北市公務人力發展中心。
4. 龔行健、王懿範等（2014-2015），長期照護與醫療服務資訊整合研究計畫案——以腦中風急性期後的醫療與長照需求整合爲例。臺北：衛生福利部。
5. 行政院（2007），我國長期照顧十年計畫（2008年-2017年）。
6. Coleman K, Austin BT, Brach C, Wagner EH. (2009). “Evidence on the Chronic Care Model in the new millennium”. Health Affairs (Millwood). Jan-Feb; 28(1):75-85. http://www.improvingchroniccare.org/index.php?p=Model_Elements&s=18.
7. Center for Health Care Strategies, Inc. (2007). Care Management Definition and Framework. available at: http://www.chcs.org/media/Care_Management_Framework.pdf.
8. Department of Health, Assessment &Care management policies Procedures and Guidances (1991) Available at: http://www.richmond.gov.uk/assessment_and_care_management_policies_procedures_and_guidance-2.pdf.
9. Mechanic, R. et al. (2001). Will Care Management Improve the Value of U.S.

Health Care? Background Paper for the 11th Annual Princeton Conference. Available at: http://sihp.brandeis.edu/council/pubs/Princeton%20XI/Rob%20 Mechanic%20paper.pdf.

10. Eng C, Pedulla J, Eleazer GP, McCann R, Fox N. (1997). Program of All-inclusive Care for the Elderly(PACE): an innovative model of integrated geriatric care and financing. J Am Geriatr Soc. 1997 Feb; 45(2): 223-32.

第七章 人力資源與整合照顧

熊昭、陳秀玫

壹、前言與背景

一、高齡社會來臨

人口老化是當今世界各先進國家共同面臨的社會變遷經驗，惟西方國家從上個世紀初、中葉以來，就經歷了如何面對人口老化的課題；這些國家約有近百年來做準備，但我國老人人口則預估在24年間（1993年至2017年），將從7%爬升至14.0%，2025年邁入超高齡社會（20%以上是老人），2061年則預估每10人中即有4位是65歲以上老年人口，而此4位中則有1位是85歲以上超高齡老人，顯見我國老年人口快速增加之趨勢。隨著老年人口快速成長，慢性病與功能障礙的盛行率將急遽上升，相對的失能人口也將大幅增加，其所導致的長期照顧（長期照顧以下簡稱長照）需求也隨之遽增。依衛生福利部（前衛生署，以下簡稱衛福部）2010年國民長期照顧需要調查初步統計結果報告，推估我國2014年全國失能人口占全國人口比率約3.28%（約74萬人），其中65歲以上失能人口占老年人口比率約16.5%（約46萬人）（圖7-1）。

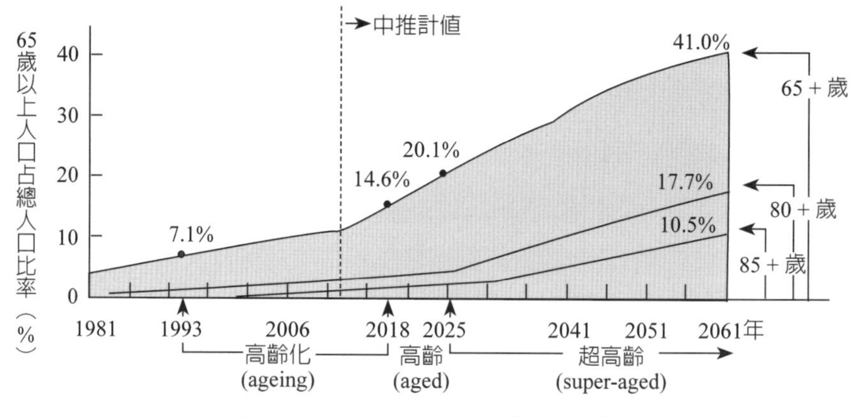

圖7-1　老年人口比率之變化趨勢

說明：1.國際上將65歲以上人口占總人口比率達到7%、14%及20%，分別稱爲高齡化社會、高齡社會及超高齡社會。

2.因高齡人口數不受出生假設之影響，故高、中及低推估高齡化時程一致。

資料來源：國家發展委員會「中華民國人口推計（2014至2061年）」。

貳、模式介紹與討論

整合式照顧重要的是能形成跨專業的整合團隊（interdisciplinary team），已有許多文獻明示這在長照體系是有正面效果的，特別是需要長照的老人，一般來說，功能衰退且有多重共病，若能依其需要組成照顧團隊，將會達到最佳效果。

但這並非易事，資源如何安排，團隊中的各分子能否有效溝通協調都常是問題。如何以人爲中心，而非只考慮各自的專業是需要一個有效的謀合機制。另一重要的概念是trans-disciplinary，也就是參與照顧的團隊分子不能太拘泥於專業的清楚界限。以人爲中心的照顧，最好是各分子都接受一些跨專業（trans-disciplinary）的訓練。

參、人力資源之現況分析

以下僅就專業人力之培育在質與量方面，對朝向提供整合性照顧之可能性進行現況分析。

一、國外情況

在專業人力教育訓練方面：

1. 老年醫學（Geriatrics）

醫師在總醫師時期要接受老年醫學的訓練。

2. 護理師部分

以美國為例，又分成(1)老年護理師（Gerontological Nursing）；(2)專科護理師，包含Gerontological Nurse Practitioner和Family Nurse Practitioner；(3)老年臨床護理專家（Gerontological Clinical Nurse Specialist）。

以上之人員培育在專業間（interdisciplinary）可以共同合作照顧個案。

3. CRIT（Chief Resident Immersion Training）

主要目的在處理複雜狀況的老年病人時，培養跨領域間合作，增進對老年病患的照顧知識和技能。

二、國內狀況

1. 相關專業團體在1991-2001年間對其會員提供長期照顧之訓練，並期透過實驗計畫開發各自在長期照顧機構之服務模式，包括：

(1) 居家護理師之培育：80小時理論課程及60半天的實務實習。

(2) 物理治療師的長期照顧訓練。

(3) 職能治療師的長期照顧訓練。

(4) 社會工作人員的長期照顧訓練。

(5) 營養師的長期照顧訓練。

(6) 藥師的長期照顧訓練。

衛福部在2012年起規劃長照專業人力培訓課程分爲Level 1-Level 3，其內容如下：

Level 1 長照基本知能共同課程	具備長照知能，以基礎廣泛之長照理念為主，應於到職前或到任半年內完成。
Level 2 專業照顧能力課程	專業領域之長照課程強調專業照顧能力，且列入服務場域考量。 分為醫師、護理人員、社工人員、物理治療師、職能治療師、營養師等專業。 各專業領域包含八大課程規劃方向，依此訂定細項課程及應訓練時數，應於2年內完成。
Level 3 跨專業整合性課程	整合性課程。 重視團隊工作及服務品質增進。 課程設計以強化跨專業及整合能力，配合在職教育，於6年內完成。

2.「老人長期照護三年計畫」、「長期照護管理中心輔導經營成果報告」（陳惠姿等，2002）及「建構長期照護體系先導計畫」（吳淑瓊等，2002）中，都發展跨專業團隊服務模式，培訓「照顧專員」、「照顧經理」，以負責推動照顧管理制度，以跨專業整合之合作模式，提高其專業地位，在訓練方式上包括：

(1) 研習課程：長期照顧相關法規，照顧管理的概念，長期照顧個案問題與評估之研析，服務模式及適用的對象，各項補助原則及補助辦法，服務品質評估與監測，照顧管理的相關倫理議題，介紹地方政府之行政體系等。

(2) 見習與實習：了解實際參與單位之服務流程與工作內容。

(3) 參觀：並參觀相關單位之組織功能及業務概況。

基於前述之實驗計畫經驗，2013年起衛福部將各縣市長期照顧管理中心之照管專員訓練課程規劃爲三階段之課程，分述如下：

Level 1 長照基本知能共同課程	具備長照知能之共同核心課程及實習訓練課程，應於到職前或到任半年內完成。
Level 2 專業課程	專業領域之長照課程強調專業照顧能力，且列入服務場域考量。 應於2年內完成強化與精進之需求評估，照顧計畫與資源應用等相關能力培育，強調實務，協調溝通及個案跨專業服務。
Level 3 跨專業整合性課程	整合性課程。 重視團隊工作及服務品質增進。 課程設計以強化跨專業及整合能力，配合在職教育，於6年內完成。課程設計重點以跨專業案例教學，跨區域服務體系資源運用及整合等能力培育。

3. 人力資源之成長

爲促進長照資源多元化與均衡發展，普及長照服務網絡，衛福部曾於99年底完成全國首次跨部會長照資源盤點，並統籌規劃現有長照機構、人力合理分布及劃分長照區域，該計畫依服務資源需求，將全國劃分爲大（22）、中（63）、小（368）區域，研訂獎助資源不足區域發展方案，並以社區化及在地化資源發展爲主。2014年6月再次進行全國長照資源盤點，以了解資源發展之趨勢變化。

(1) 長照服務資源建置

迄2014年可提供社政或衛政之長照服務單位，居家式服務共906家（較2010年成長7.2%）、社區式服務共233家（較2010年成長78%）、機構式服務共1,536家（較2010年成長2.5%）。

(2) 長照人力數量成長

各類人力均有提升，如下：

• 照顧類：照顧服務員，26,942人，較2010年成長30%。

• 社工類：社工人員3,439人，較2010年成長17%。

• 醫事類：其護理人員爲10,826人，較2010年成長25%、物理治療人員1,987人，較2010年成長53%、職能治療人員1,091人，較2010年成長67%。

長期照顧服務法的通過，使服務對象也涵蓋家庭照顧者，以健全長照體制。2015年全國失能失智人口超過76萬人，以每位失能者影響2名家屬估計，長期照顧服務法的通過將可嘉惠70餘萬家庭、超過200萬人。因此未來長期照顧人力之培育不僅在量將有更大的需求，在整合能力上也需要受到更多重視。

2010年至2014年辦理長照人員教育訓練共計培訓28,901人，另已規劃建立數位化線上學習平臺與認證管理系統，尚未接受訓練之人員可透過該平臺或未來開辦之現場課程接受相關訓練。

長期照顧服務法業已於2015年6月3日華總一義字第10400064391號令公布，依據該法第3條第4款規範長照服務人員需經所定之訓練、認證，領有證明得提供長照服務之人員。爲因應從事長照服務人力之培訓需求，衛福部2015年已研議規劃辦理「長照服務人才培訓數位化課程製作及學習平臺建置」計畫，將現行辦理之長照專業培訓課程例如Level 1共同課程之實體課程，錄製爲線上數位化學習課程，並建置e-learning學習網平臺及整合至相關學習平臺，透過數位課程教材製作、線上測驗與認證等資訊化作業，提供長照服務人力之便利性及可近性的訓練課程學習，達成擴大訓練效益目標。

肆、建議與結論

一、建議的工作重點

(一) 照顧經理人／照管專員（Care Manager）——第一線的核心人物

工作職責：在於對服務接受者先進行一系列完善的評估，再量身訂作照顧計畫。理想情況是，能在成本效益考量下將有限資源做最有效的運用，提供給服務接受者，最後並評估照顧的適切性。其整合照顧能力需要更為加強。

(二) 促發使用者內在資源

案主及家屬（自我及家人）之內在資源啓動（empowerment），有支持的自我照顧（supportive self care），要有評估工具區分失能等級（long-term chronic conditions），特別是高風險（high risk）族群的個案管理（care management），以及高複雜度個案管理（high complexity case management）及資源管理。

(三) 要有長期照顧管理中心（照管中心）的設立

負責評估、確認失能等級。可透過跨專業團隊討論，擬定照顧計畫的方向，再透過資訊系統，將需求送到服務單位，由居服督導確認服務細節，共同討論個案需求服務。

照管專員背景，通常是(1)護理背景、(2)社工背景、(3)復健背景。

(1)最能處理ADL，(2)最能處理IADL，(3)最能處理無障礙環境評估與生活功能維護。如果可能，建立跨專業整合團隊，甚至加入公衛、營養，以及其他背景的照顧人力。

照管專員的職責規劃是否是在照管中心內公資源的分配者？特別是公部門或長照給付要有直屬人力，對給付的評估管控和照顧計畫評估品質及管控機制較能掌握。困難：現況是人力太少，目前約有200-300位，至少需要10倍人力，未來培訓、招訓均是挑戰，要再跨足到連接急性後期照護之前還需適當的培訓。做法上：是否下放各縣市政府照管中心進行人力運用及品質提升仍可商議。

(四) 管理人力的培育

大專院校長期照顧相關研究所有7所，相關學程有6個，目標是培育具領導能力之中高階長期照顧專業的管理人才。

(五) 分級的理念——跨專業配套服務

收案時以簡易篩選工具初步了解被照顧者的照顧需要並分類，可讓被照顧者獲得跨專業的整合服務。

(六) 跨專業照顧諮詢小組

理想是包括醫師、護理人員、社會工作人員、物理治療師、職能治療師、照顧經理等，共同檢討複雜多重問題個案之評估，計畫擬定，服務引進和結果評估。

二、整體性的建議

(一) 可思考以下幾個方向爲整合照顧之人力資源規劃

1. 以需求者爲中心，急性、急性後期、長期照顧的接軌制度建立。

2. 善於運用政府的架構，積極評估用不同制度來負擔長照的花費。

3. 此外在執行面，評估制度的建立，照顧經理的品質提升均是關鍵點。

4. 將醫院照顧服務員、居家服務員及外籍看護工等逐步納入管理體系。

5. 擴大照顧服務人力的供給面。

6. 將照顧工作分級，建議使用全時當量（Full Time Equivalent, FTE）之概念，善用照顧員共聘制度。

7. 有關FTE之概念，已有數間醫院進行照服員之共聘制度。更細緻的做法，應訂定不同服務項目差別計價的方式。

(二) 在成效評量方面

如何掌握病患問題進行檢討，改善目前長照體系沒有病歷、記錄或相關文件的情況，如何訂定成效評量所需的outcome measure是非常重要的。

(三) 營造多元的執業環境

1. 對不同需求、不同經濟狀況的對象可發展不同模式。

2. 在需求方面，制度擬定時也應愼重考慮失能、失智者之不同家庭經驗。

3. 針對民間開業的長照服務方案協助其能力的補給強化。

(四) 評估設立資源中心的必要性

美國許多州都有設立Aging & Disable Resource Center（ADRC），是設立在社區，負擔高齡者及失能者在不同場域間轉換的一個角色。

(五) 人力供給及需求推估

1. 建議人力評估時，人力的計算可採全時當量的概念。

2. 成本效益的考量中：費用支付的計價應考慮總體面（社會、國家層次）以及個體面（個人、廠商）。

3. 人力發展面：可考慮整合長照服務相關人力，並納入健康的銀髮人力，應設立制度使長照服務人力成爲社會尊敬的一個行業／專業。

4. 人力的品質提升，應從訓練、督導等各環節規劃，訂定合理的分級制度，可反映在薪資年級以及提供該行業的職涯規劃路徑。

(六) 前瞻整合服務體系

1. 在體系面，鼓勵小規模多機能資源中心的設立，其中包含跨領域人力組成，提供多功能服務。

2. 從大處著眼應一併考量國際的經驗、文化信念、家庭結構、社經情況，從社區營造的社區照顧據點，發展成資源中心的設計，可考慮以下面向：

- 資源可近性，以社區為基礎
- 醫療與長照服務支持體系之結合
- 以人／家庭為中心
- 與醫療院所、長照服務系統合作
- 幫忙轉介、提供「無縫」接軌服務、協調
- IT系統要好
- 有足夠訊息提供並幫助消費者做選擇
- 包括公部門、私部門

(七)配套設計

整合轉型中人力的需求及訓練，IT系統要建立好，各連結單位應多交流互動（包括跨部會，如衛福部、勞動部等）。

致謝

本章內容大部分由筆者執行衛福部計畫「長期照顧與醫療服務資訊整合研究計畫」之人力資源部分，經由數次專家會談討論，集思廣益的結果，在此一併致謝。

參考文獻

1. 行政院衛生署（1998），老人長期照護三年計畫。
2. 陳惠姿等（2002），長期照護管理中心輔導經營成果報告，行政院衛生署。
3. 吳淑瓊等（2002），建構長期照護體系先導計畫，內政部委託計畫。

第八章 健康照顧整合與長期照顧服務立法

陳再晉

壹、前言與背景

臺灣近代健康照護之演進可溯自1880年代，基督教傳教士引進西方醫療，以及師徒相傳之醫事人員訓練模式；其後歷經1895至1945年共50年之日本統治，殖民初期，來臺日人死於傳染病者為數不少。也因此，這50年間形塑了我國當今醫療與公共衛生緊密結合的特色，也導引刻正規劃中的長照服務制度，必須以整合照顧為核心理念。

貳、相關法規介紹

我國醫療法第三十一條第三項規定：「醫療法人經中央主管機關及目的事業主管機關之許可，得附設護理機構、精神復健機構以及老人福利法等社會福利法規規定之相關福利機構」，且醫院評鑑也將發展社區醫學，參與社區健康營造等納入評量條文；此外，全民健保於1995年開辦後，很快將居家護理納入給付，到了1997年又將安寧居家療護及居家呼吸器病人納入，2013年10月7日公告全民健康保險提升急性後期照顧品質試辦計畫，並自次年起實施，另於2015年4月23日公告訂定全民健康保險居家醫療照護整合計畫。因此，長年以來，我國之健康照顧體系，在預防醫學、公共衛生、臨床醫療、社區醫學、長期照顧（護）各方面都有相當程度之連結。然而，長期照顧（護）相關機構之法源則相當多元，護理之家與居家護理所依據護理人員法設置、身障機構依據身心障礙權利保障法、老人福利機構依據老人福利法；另外，行政院退除役官兵輔導委員會則主責榮民之安養照護。有鑑於此，政府在規劃長照保險過程，盤點現況之始，即形成著手研訂整合分散於各部會主管之長照有關法令與照顧機制之共識。

長期照顧服務法歷經各界4年餘之努力，終於在2015年5月15日經立法院完成三讀，並由總統於2015年6月3日以華總一義字第10400064391號令制定公布，將自2017年6月3日施行。

長期照顧服務法（以下稱長照法）共分七章六十六條，除第一章總則（明示立法意旨、主管機關與名詞定義）、第六章罰則及第七章附則（規定日落條款與施行日期）外，其餘四章分別規範長照服務內容及長照體系之建構（實施長照服務網計畫、獎助資源發展、限制資源不當配置等）、長照人員之管理（訓練、認證、登錄、繼續教育等）、長照機構之管理（機構類別、設置標準、設立擴充許可、登記與查核、評鑑等），以及接受長照服務者之權益保障（課責主管機關或長照機構提供支持性服務、個人看護者訓練及建立陳情、申訴與調查、爭議處理機制等）。此外，授權訂定辦法、細則與標準等共十二項，另有得或應訂定、認定或公告之實質法規命令逾十四項，以及規定應另制定法律以規範長照機構法人，整體內容可說相當完備。

一、均衡發展長照資源

臺灣的健康照顧體系，包括一般急性醫療、重大傷病醫療、緊急災害應變、精神醫療與心理衛生、傳染病防治等，基本上均依中央健康保險署6個分區業務組（以前爲健保分局）之轄區，劃分爲6大服務網區，網區內資源完整，各級服務提供者可以互爲轉介支援，整合運作。

然而，長期照顧首重在地安老、就近服務；因此，未來政府執行長照法第十四條有關「中央主管機關爲均衡長照資源之發展，得劃分長照服務網區，規劃區域資源、建置服務網絡與輸送體系及人力發展計畫，並得於資源過剩區，限制長照機構之設立或擴充；於資源不足之地區，應獎助辦理健全長照服務體系有關事項」之規定時，應該可以不必比照上述健康照顧服務體系之劃分方式，宜盡可能以直轄市及縣（市）政府之轄區爲第一級網區之範疇，必要時酌參民眾之生活圈，由中央主管機關協商跨轄區劃分之，會比較適當。至於二級長照服務網區，則授權各直轄市與縣（市）政府依權責區劃，也較爲務實可行。至長照資源發展之獎助，不論是機構之設立或照顧人力之開發所需之經費，因長照法第十五條第二項規定，五年內應籌設一百二十億之長照服務發展基金，財源上應無疑慮。只是隨著國民總生育率降低與人口結構老化，國內勞動力供給逐年吃緊，如何開發中高齡者之就業機會，並提升其投入長照市場之意願，必需及早規劃推動；至於以東南亞國家爲主要來源的外籍看護工，也需要密切觀察該區域國家因經濟發展產生之勞動市場變化，未來可能出現之供給緊縮現象，及時洽商其他勞動力供給較爲餘裕之國家，同意開放移工到臺灣來。

二、長照人員培訓、認證與登錄

長照人員之訓練、認證會是長照法中比較複雜，處理難度較高的議題。過去依據不同法令設置之照顧（護）有關機構，以及各級政府推出之各種長照相關施政計畫中，使用了各式各樣名稱的照顧（護）人員，許多人都期待或認爲，具有這些名稱的人，在長照法施行後，都必然是長照法第十八條的法定長照人員。不過，長照法第十八條第一項明訂，只有中央主管機關公告之長照服務特定項目才會限定由長照人員爲之，對於提供一般的身體或生活照顧或交通服務及社會參與等服務的人，其資格條件在長照法中，並沒有特別的規定或限制。因此，主管機關對於目前參與長照有關服務者，既有之稱呼如何重整規劃，將各個社會福利有關法令內規定之各類人員稱呼，與個別機關（構）辦理之各式有關訓練後，所發證書上記載之稱呼，與長照法內唯一法定之「長照人員」，就其權責加以區隔，將是一項浩大的工程。

如果中央主管機關於依長照法第十八條第一項之規定，研擬公告長照服務特定項目時，盡可能以複雜度、風險性及專技性質較高者爲限，就可能把長照人員之需求數和一般照顧人力之需求數區隔開來，以除去長久以來，大家一直放在心裡，掛在嘴上的長照人員將出現重大缺口的疑慮（或者也可說是一種誤解）。

對於要取得長照法所定長照人員資格，以擁有執行長照服務特定項目之權利的人，中央主管機關會依據長照法第十八條第四項之授權，訂定發布相關法規命令，明確規範其教育訓練、認證與服務登錄、繼續教育等事項。至於執行一般長照服務項目的人，如何訓練與稱呼，可採就業訓練與技職認證之方式爲之，以較具彈性之機制，簡化及快速發展長照有關人力；就像醫院會自行訓練及雇用病房助理或佐理員，來協助醫師或護理師等醫事人員處理非屬醫療專業的工作一樣，只要不涉及各醫事人員法規定之專屬業務，都不在法律限制或禁止的範圍。

有系統、有節奏的重整、調和過去參與長照有關服務者之稱呼，並區分其權責，需要很大的智慧與耐心去溝通協調，否則長照有關人力資源的發展規劃與推動，將出現極大的紛擾與困境。據了解，衛生福利部已委託進行「長期照顧服務法施行前後長照制度面臨問題暨其法制整合研究」，希望可以有效解決此一議題。

三、長照機構設置、管理之整合

過去依據各類社政或福利法規設立之公（私）立或法人型態之長照有關機構，種類繁多，服務內容、規模大小、工作人員訓練背景等差異甚大，長照法第二十四條對於長照機構的軟硬體設置標準，授權中央主管機關爲一致性之規定，對於新設立之機構或不成問題；至於既存之各式各樣長照有關機構，固然有日落條款之規定，如何有效輔導其加速轉型，將成爲各級主管機關的嚴峻挑戰。過去福利服務與長照有關服務常由同一機構辦理，未來長照機構在硬體安全設施上，應該會有較高之要求，若現有機構在日落期限前完成改善有實質困難，需要適時輔導其調整服務內容。就機構性質而言，未來應以廣泛設立貼近社區（最好及於村、里），具有到宅服務、供（送）餐服務、社會參與服務，或再加上可以提供規模較小之日間或夜間留置或全日住宿服務之多功能機構爲重點，使長照服務符合在地在宅優先之價值理念。

此外，有關長照機構評鑑制度之規劃，也應借鏡醫院評鑑歷經30餘年發展演進之經驗，截長補短，使其合理又可行，達成持續品質改善，以及保障受照顧者安全與權益之目標。

四、長照服務需要之評估與提供

醫療與長照及福利服務之分際，實務上難以截然區隔，由於一個人的生命週期中，從健康到衰老，以致罹病、失能、失依，不同階段的照護需要很難加以切割，特別是罹患多重慢性疾病與身心障礙失能者，實非單一之專業人員能完全提供其必要之照顧（護）。

長照法之施行，首先要面對的是前述照顧機構與人力資源發展之議題，其次是如何有效能（efficiently and effectively）的使用照顧資源。傳統的醫療模式，服務需要的評估者也是服務提供者，除了病人主動尋求第二意見外，醫事人員說了算。即令在健保制度下，有事後審查及少數事前審查的機制，但由於醫療服務量極爲龐大，事後審查僅能抽樣爲之，縱有亡羊補牢之效，畢竟在資源耗用之管控上有其限制；加上健保支付制度迄今仍是以論量計酬爲主，雖有總額預算之管制，但在每年的醫療費用協定過程，經常難以得到令大家滿意的結論，且協商的醫事機構代表，協商時明的說，大家一起努力節制資源過度利用，協商後卻難免各盡所能，竭力創造財務績效。雖不能說因此造成醫界哀鴻遍野，但血汗過勞、幸福感喪失，畢竟是絕大多數醫療從業者難以承受之痛。

基於健康保險醫療利用管控失靈的經驗，長照法規範了服務需要評估者與提供者分立的機制，期望由不具利益關係的評估者，對個案做成較爲客觀之長照服務計畫，再交由服務提供機構執行。此一規劃自是理想，然而高素質之長照需要評估人力的養成，以及簡明有效，且能促成連續性、整合性照顧（護）服務之評估工具的建立（本書另有專章討論），尙非一蹴可及。也是長照法施行後及長照保險開辦前，應該加速規劃辦理的急要事項。

五、服務使用者權益保障

長照若全部由國家以社會保險或稅收支付長照機構提供服務的方式辦理，隨著人口結構的快速老化，非但是不可承擔之重，對多數長者在地在宅安老的期待，也是不符人道的回應。因此，長照法不但對弱勢的失能者，訂有受照顧者權益保障措施，課責主管機關建立陳情、申訴與調查、爭議處理機制，也規定爲選擇在宅安老者提供長照服務的個人看護者，應接受中央主管機關公告之訓練，以及雇主得爲外籍個人看護者申請必要之補充訓練。此外，並規定應對家庭照顧者辦理有關資訊之提供，與長照知識、技能訓練、喘息服務、情緒支持，以及團體服務之轉介與其他有助於提升家庭照顧者能力及其生活品質等之支持性服務。力求均衡滿足家庭照顧、社區照顧與機構式照顧之服務需要。

六、財源規劃之整合

長照服務體系的良窳或成敗，除了完備法令以外，財務收支管控機制至爲關鍵。在最近一次總統大選期間，各政黨之主張容或有些許差異，然而在收入面，不外是參照全民健保，或者由一般或特別稅捐作爲財源。雖然政權交接前，行政院已將長期照顧保險法草案函送立法院，但第8屆立法委員任期內（2016年1月底前），畢竟沒有充分立場予以實質審議，有待新任總統及其任命的內閣再酌予檢討修正該保險草案內容，另行送第9屆立法委員審查。

行政院函送第八屆立法委員審議之長照保險法草案，除了政府與雇主之保險費分擔比率有所不同外，在保險費的收取機制上，與健保是一致的。較爲可惜的是，該草案對於長期照顧與全民健保的醫療服務間之銜接機制，並沒有相關著墨。個人認爲，也許可以不要另行開設長照保險，似可掌握健保財務在可預見的未來，持續看好（已連續數年均有幾百億之盈餘，截至2015年底安全準備接近2,300億，且持續累積中）之最佳時機，略微調增一點全民健康保險的費率，就足以擴大現有健保之給付範圍，去涵蓋長照服務，以減少另立一個長照保險，加徵另一種保險費的阻力，也有助於將全民健康保險提供的醫療服務和長照服務加以整合，提升健康照護效益；而且也可以提高行政效能，降低保險之行政費用。

此外，基於健康、衰老或罹病、失能、失依經常是個人一生中，身心與社會功能面連續變化的狀態，現有健保給付與規劃中之長照保險給付間，會永遠存在模糊的中間地帶。將兩項保險合而爲一，也可減除服務提供者和接受服務者，在兩個保險大傘間，爲了取得較佳之給付或基於個別喜好，用盡心思，操作游移。在財源合用共管的機制下，初期對於保險給付支出之內部控帳，可以虛擬切割，以利觀察醫療與長照費用間有無顯著的流動現象。長期而言，則以健保與長照資源整合運用爲基礎，逐步擴大論人計酬實施範圍，避免服務提供者在醫療與長照間競相擷取資源，或使接受服務者被排擠到灰色二不管的人球地帶；也可促使服務提供者樂於開發更具效益之資源運用與創新整合照顧（護）模式，積極辦理預防醫學、健康促進與推動安寧緩和醫療。有助於消除偏重事後使用醫療與長照資源，輕於事前投資健康的現象；也可避免對罹患多重不可逆之慢性病重症者，施予英雄式、壯烈式之醫療，或者給予沒有尊嚴的維生治療，遺留後續沉重之長照負擔。如此一來，安寧緩和醫療逐漸成爲該等病人或失能者的重要選項，不但有助於推展整合性、連續性之醫療與長照服務，也能有較餘裕之健保與長照資源，可供投注於提升照護品質與效益，是因應老化社會值得優先考量的政策方向。

參、醫療與長照法規之競合

除了前揭以全民健保爲基礎，擴大涵括長照給付之合一制保險芻議外，爲了調和現有之各種醫療與長照法規，本文還有一些建議：

長照服務法第三十三條規定：「機構住宿式服務類之長照機構，應與能及時接受轉介或提供必要醫療服務之醫療機構訂定醫療服務契約」，此一條文僅規範提供住宿式服務之長照機構，建議中央主管機關於未來依長照法第三十二條之規定（略以：中央主管機關應訂定長照體系、醫療體系及社會福利服務體系間之連結機制，以提供服務使用者有效之轉介與整合性服務）辦理時，宜一併將其他服務類型之長照機構納入規劃訂定，以臻完善。

其次，醫療法第三十一條第三項之規定（略以：醫療法人經中央主管機關及目的事業主管機關之許可，得附設護理機構、精神復健機構以及老人福利法等社會福利法規規定之相關福利機構），是否需要加以修正、納入得附設長照機構之文字？或許很多人會擔心，納入這樣的規定，將導致長照醫療化。不過，我們在醫院經常有許多高齡的失能者，因爲反覆性的吸入性肺炎或尿路感染等合併症住院，然而，醫院與失能者的照顧機構間，卻經常缺乏建立良好的對話或合作機制的動機與誘因，以有效防止一再發生相同的合併症。如果可以在一定規模之限制下，容許醫療法人附設長照機構，應該有助於醫療與長照整合，建立更有效的三級預防（tertiary prevention）照顧模式。

另外，長照法第八條第三項規定：「接受醫事照護之長照服務者，應經醫師出具意見書，並由照管中心或直轄市、縣（市）主管機關評估」，由於傳統上醫師具有相當之主導性或權威性，其開立之醫事照護意見書需再由照管中心或直轄市、縣（市）主管機關評估，若與醫師意見相左，可能產生之爭議，建議先由長照法第五十九條第二項所定之爭議處理會審議，若有不服，得再向全國性之爭議審議單位（類似全民健康保險爭議審議會）申請複審，較爲周延。

肆、結語與展望

長照服務法從公布到施行前有兩年的等待期，而日落條款適用對象及於該法施行前已存在之機構與人員；此一規定有可能導致施行前之等待期間，搶設長照有關機構或訓練認證長照有關人員之現象，以便長照法施行後，還能受到日落條款相當長的一段期間之保障，此將導致新舊機構間營運基礎不平等的爭議，需要主管機關注意，並在母法授權訂定之法規命令可以著墨之範圍內，設定適當防範機制。否則長照保險導入後，對於得受有保險給付之機構或人員資格條件之認定，將孳生不少紛擾。

隨著2008年長照十年計畫之實施，2015年6月3日制定公布，將在2年後施行之長照法與其相關子法規之訂定發布，以及6年多來衛生福利部積極籌辦之長照保險，不論是參照全民健康保險，以雇主、受雇者及政府共同分擔保險費作爲財源；或者如新政府推出的長照2.0計畫，以特別稅收或調增菸品健康福利捐爲財源來開辦長照社會保險，相信必然可以及時建構我國完整之長照服務體系與財務機制，順利銜接長照十年計畫。

法規整合是政策成功的基石，以國人的智慧及我國實施全民健保之寶貴經驗，一定可以在不久的將來，有效連結醫療與長照服務，育成極具特色的整合照顧模式，因應我國人口快速老化所帶來的健康與社會照護（顧）議題，再創另一項衛生福利施政奇蹟，達成世界衛生組織憲章引言所揭示：「健康是身體、心理與社會層面均全然康泰之狀態，非僅只免於疾病或體弱」之理想境界；也走向禮運大同篇所描繪的：「老有所終，壯有所用，幼有所長，鰥、寡、孤、獨、廢疾者皆有所養」之祥和社會，則國家幸甚，全民幸甚。

參考文獻

1. 全國法規資料庫醫療法全文，http://law.moj.gov.tw/LawClass/LawAll.aspx?PCode=L0020021。
2. 105年醫院評鑑基準及評量項目、委員共識——急性一般病床100床以上醫院適用（財團法人醫院評鑑暨醫療品質策進會網頁），http://www.tjcha.org.tw/admin/Upload/UserFile/file/2016/0407/02.3-105%E5%B9%B4%E9%86%AB%E9%99%A2%E8%A9%95%E9%91%91%E5%9F%BA%E6%BA%96%E5%8F%8A%E8%A9%95%E9%87%8F%E9%A0%85%E7%9B%AE%E3%80%81%E5%A7%94%E5%93%A1%E5%85%B1%E8%AD%98-%E6%80%A5%E6%80%A7%E4%B8%80%E8%88%AC%E7%97%85%E5%BA%8A100%E5%BA%8A%E4%BB%A5%E4%B8%8A%E9%81%A9%E7%94%A8-105.04.pdf。
3. 全民健康保險居家相關醫療服務（衛生福利部中央健康保險署網頁），http://www.nhi.gov.tw/webdata/webdata.aspx?menu=20&menu_id=712&webdata_id=4810。
4. 全民健康保險提升急性後期照護品質試辦計畫（衛生福利部中央健康保險署網頁），http://www.nhi.gov.tw/Resource/webdata/25893_2_1031226%E6%80%A5%E6%80%A7%E5%BE%8C%E6%9C%9F%E7%85%A7%E8%AD%B7%E8%A8%88%E7%95%AB_%E5%85%AC%E5%91%8A.pdf。
5. 全民健康保險居家醫療照護整合計畫（衛生福利部中央健康保險署網頁），http://www.nhi.gov.tw/Resource/webdata/28993_1_1050215_%E5%85%A8%E6%B0%91%E5%81%A5%E5%BA%B7%E4%BF%9D%E9%9A%AA%E5%B1%85%E5%AE%B6%E9%86%

AB%E7%99%82%E7%85%A7%E8%AD%B7%E6%95%B4%E5%-90%88%E8%A8%88%E7%95%AB（%E6%A0%B8%E5%AE%9A%E5%85%AC%E5%91%8A%E7%89%88）.pdf。

6. 全國法規資料庫護理機構分類設置標準全文，http://law.moj.gov.tw/LawClass/LawAll.aspx?PCode=L0020035。
7. 全國法規資料庫身心障礙福利機構設施及人員配置標準全文，http://law.moj.gov.tw/LawClass/LawAll.aspx?PCode=D0050048。
8. 全國法規資料庫老人福利機構設立標準全文，http://law.moj.gov.tw/LawClass/LawAll.aspx?PCode=D0050039。
9. 全國法規資料庫國軍退除役官兵就養安置辦法全文，http://law.moj.gov.tw/LawClass/LawAll.aspx?PCode=F0150015。
10. 全國法規資料庫長期照顧服務法全文，http://law.moj.gov.tw/LawClass/LawAll.aspx?PCode=L0070040。
11. 衛生福利部社會保險司網頁，http://www.mohw.gov.tw/CHT/DOSI/DM1_P.aspx?f_list_no=97&fod_list_no=6102&doc_no=49650。
12. 長照十年計畫2.0（105年8月3日衛生福利部網頁），http://www.mohw.gov.tw/MOHW_Upload/doc/105%E5%B9%B48%E6%9C%883%E6%97%A5%E6%BA%9D%E9%80%9A%E8%AA%AA%E6%98%8E%E6%9C%83%E7%B0%A1%E5%A0%B1_0055618003.pdf。
13. Constitution of the World Health Organization, http://www.who.int/governance/eb/who_constitution_en.pdf。
14. 禮運大同篇白話註解，http://www.taousa.org/classic-texts/6The-World-of-Da-Tong.pdf。

第九章 長期照顧資訊化的設計與整合發展考量

涂明香、張博論、王懿範

壹、廣大的照顧需求和特殊照顧模式

我國因爲人口老化帶來的挑戰，除了因爲人口結構改變將帶來照顧上量的壓力，更因爲老化的照顧模式，有其特殊性與不同，在設計資訊解決方案上，也需要有特殊的考量。

首先是老人人口數上「量」和持續照顧時間的問題。依據行政院經建會及內政部人口推估，2017年我國65歲以上高齡人口數爲328萬餘人，占總人口數14%（高齡社會Aged society），2025年老人人口增至475萬人占20.1%（超高齡社會Hyper-aged society），每5人中就有1位高齡者，而到2056年預估將達37.5%。在這族群中，需要照顧的人數依長期照顧十年計畫推估，2020年將達398,130人，加上另外的極重度障礙者129,409人，我國迫切需要長期照顧的人數相當高。

另一份研究顯示更大的需求。依據2010年國民長期照顧需求調查失能率及依經建會「2010-2060年臺灣人口推計」之中推計資料估算，我國2016年失能人口數約77萬餘人，失能率3.48%，到2031年失能率高達5.19%，人口數增近2倍約118萬餘人，極需照顧的失能人口快速增長。

因此，考慮到國人的平均壽命和疾病型態等變化，據調查顯示，國人一生中的長期照顧需求時段平均約爲7.3年，在在顯示我們要面對問題的規模是相當大的。

長期照顧的模式也相當特殊。老人的健康與疾病是連續性、持續性動態改變過程，因著老人的健康狀況而有不同的健康照顧服務需求，其照顧項目也趨於多元化。老人的健康問題不是只針對單一疾病的治療，其所涉及身、心、靈及社會，需要一個周全性的照顧模式，且以受照顧者爲中心，以社區爲基礎，促使受照顧者可以「在地生活、在地老化、在地照顧」。同時老年照顧的最終目標是「健康老化、避免失能」，因此，建立一個完善的老人健康照護體系及持續性長期照顧系統更是所需的，必須要有良好的照顧系統，能涵蓋或支援各種生活功能障礙程度的老人照顧，以便於安置；也要有良好的照顧品質，來維繫最佳的功能狀態。

因此任何有效的解決方案，皆需體認到上述需求。

貳、整合性照顧（Integrated Care）模式與周全性評估（Comprehensive Assessment）系統

整合性照顧（Integrated Care）模式被視爲當今對具備慢性疾病、多重功能障礙、易衰弱的老人，同時連結其他相關服務相當合適的照顧模式。世界衛生組織（WHO）將其定義爲，將診斷、治療、照顧、復健及健康促進等相關投入、服務及服務管理與組織全盤考慮的一種概念[6]。研究指出，此模式提升健康照顧的可近性、連續性服務、照顧回應及可接受性；而從受照顧者的角度來看，運用個案管理制度、整合周全性評估及科技團隊合作模式，提供連續性有品質、有效率的照顧，整合性照顧可促進及時得到最基本的照顧，並能有效的得到其他不同層次的照顧。其中，最關鍵的核心是持續性的周全性評估（Comprehensive Assessment）。

要落實急性後期及長期照顧服務的完整性及連續性，往往需要一套完善的需求評估系統，連結評估、照顧計畫、照顧資源和品質管理。以美國爲例，早於1987年透過健康照顧財務局（HCFA）通過的The Omnibus

Budget Reconciliation Act（OBRA'87）法案中，要求建立一套標準化的急性後期及長期照顧評估工具，明白表示統一及標準化住民評估的重要性。

急性後期照顧爲提供急性病患急性期過後的照顧，是種介於急性醫療與長期照顧之間的服務，提供此照顧的醫療機構大致上可分爲4類：技術性顧理之家（Skilled Nursing Facilities）、居家健康服務（Home Health Agencies）、長期照顧醫院（Long-Term Care Hospitals）及復健機構（Inpatient Rehabilitation Facilities）；長期照顧涵括機構式照顧和社區式照顧：由技術性護理之家和護理之家提供機構式照顧，成人日照中心（Adult Day Health Centers）、社區住宿照顧機構（Community-Based Residential Facilities）及居家健康服務提供社區式照顧。在HCFA建立急性後期及長照時，除了長期急性醫院以類似DRG方式外，護理之家、復健機構及居家護理都因專業團體未能達成共識，採用了不同的周全性評估工具。最具代表性的是由一群美國長照專家合作發展、測試及調整（Morris、Hawes、Fries、Phillis、Mors、Katz、Bass、Noelker、Wang-Glavin等）由美國聯邦老人醫療保險與低收入醫療補助中心（Centers for Medicare & Medicaid Services, CMS）採用的MDS（Minimum Data Set）評估資料庫。HCFA於1988年與The Research Triangle Institute和The University of Michigan簽約，基於MDS發展統一的受照顧者評估系統-RAI（Resident Assessment Instrument）。RAI可以幫助機構照顧者提供有品質的照顧，以及協助院民達到身體（physical）、心智（mental）與社會心理（psychosocial）功能的最大執行能力。RAI可幫助機構人員蒐集在照顧計畫中有關住民功能與需求的訊息，也協助機構人員去評估照顧目標達成的程度，並藉由追蹤住民的狀況變化而修正照顧計畫。美國早於1991年起針對所有的護理之家於法源規定下，都有義務使用周全性評估系統。

MDS在2008年1月成爲聯邦政府規定護理之家評估及付費的統一工

具。目前已經使用MDS-NH 3.0版本，除了需要的評估外，並建立了付費標準、照顧計畫及品質的管制。InterRAI國際組織集合了參與MDS訂立測試的學者專家，從不同國家的經驗中，持續研發可以國際化的周全性評估工具。目前已針對居家照顧（Home Care）、協助性生活（Assisting Living）、長期照顧機構（Long-Term Care Facility）、緩和照顧（Palliative Care）、急性照顧（Acute Care）、亞急性照顧（Post-Acute Care）、精神健康照顧（Mental Health）、社區性精神健康照顧（Community Mental Health）及智能障礙照顧（Intellectual Disability）等發展出多種健康照顧的評估工具。每一套評估工具皆包含：MDS評估資料庫、使用手冊（User Manual）、照顧問題引發項目（Triggers）、住民評估準則（Residents Assessment Protocols, RAPs）及使用指導指南（Utilization Guidelines）。

MDS包含一組臨床需求的核心篩檢項目，形成長期照顧機構所有住民全面性評估的基礎，並可作爲機構內、機構間、機構與外面政府機關之間，對住民問題有標準的溝通基礎。MDS用於初步篩檢住民可能有的問題、能力和喜好，再透過病人評估規定RAPs的引發項目（Trigger）爲基礎問題導向架構，以決定是否需進一步評估，而MDS與RAPs的連結，可幫助確認社會的、醫學的及心理的問題，並形成個別照顧計畫的基礎。而使用指導指南（Utilization Guidelines），則說明RAI的使用時機及方法。

操作上利用MDS評估工具針對住民進行全面性的健康評估，再以RAPs的準則來決定住民的潛在風險問題，進而建立一個照顧計畫，以行動流程針對個別住民進行照顧改善，使住民朝向特定的目標前進。照顧者必須熟練住民照顧的方法，藉著機構人員對住民照顧目標與方法的豐富知識，實施行動流程或特定的照顧計畫介入，並推行照顧計畫的使用「方法」及「時機」，最後嚴格地檢查住民照顧計畫目標、介入與照顧成果，並評估改進照顧計畫的需要，例如改變介入方式，以適合住民狀況的改變。另一方面，InterRAI評估的周全性評估工具符合照顧管理（care management）之需求，支援從個案評估、服務計畫、介入、監測及再評估、規劃工作等完整的管理需求，可有效促進資源使用及提供需求導向的服務。InterRAI評估系統的實施涉及前端照顧服務時縝密與詳細的資料蒐集，與後段管理中心有效的資訊彙整、分析與應用。

MDS有其周全性的價值，然而也因爲其周全性的考量，包含相當多的資料元素，例如臺灣版MDS-NH 2.1版本紙本評估表包含25頁A4頁數，內含19項類別評估項目，如基本資料、認知能力、聽覺溝通、視覺、情緒與行爲型態、心理幸福感、生理功能與身體問題、大小便自理、疾病診斷、健康問題、口腔營養、口腔牙齒、皮膚、娛樂活動、用藥、特殊治療與處置、離院可能性、評估資訊、治療藥物清單等，近250評估項目，實施上難度相當高。美國調查就指出，完成一個完整的評估就需要花費5個多小時，這對於國內缺乏足夠照顧人員的照顧機構，無疑是沉重的負擔。美國在過去數年利用足夠的資料數據及臨床的經驗持續推動資料收集的簡易化及跨照顧系統的資料再利用，並將評估列爲付費先決條件，以順利落實系統性的標準評估工具。

但若能解決評估負擔的問題，評估結果卻有很大的價值。例如MDS-NH評估可快速辨識18項照顧問題：譫妄、認知喪失或失智、視覺、溝通、ADL功能／復健維持、尿失禁和導尿管、心理社會幸福感、情緒、行爲問題、活動AB、跌倒、營養狀態、管灌餵食、脫水／體液的保持、牙齒照顧、壓瘡、使用精神病藥物、身體約束；MDS-HC可指出30項照顧需求：健康促進、跌倒、用藥管理、日常生活活動／復健之潛能、工具性日常生活、活動需要機構照顧之風險性、溝通障礙、視覺功能、酒精濫用與有害性飲酒、認知、行爲、憂鬱與焦慮、老人虐待、社會功能、心肺健康、脫水、營養、口腔衛生、疼痛、壓瘡、皮膚與足部狀況、遵從性、緊急支持系統、安寧緩和醫療、預防保健方式：疫苗接踵篩檢、精神治療藥物、減少正式服務、環境評估、排便管理、尿失禁與留置導管等，這對於長期照顧工作無疑有很好的照顧保障。

參、我國長期照顧體系現況與資訊化需求

整合式照顧模式的推行成敗也受本身的照顧體系影響。

目前，國內的長期照顧所提供之服務項目相對分歧且並未整合，評估機制、服務輸送流程複雜，並未有單一窗口，易造成失能者與其家庭無所適從。雖說在長照十年計畫中，多已在各縣市設有長期照顧管理中心，但卻無法有效連結醫療照顧（衛政）與長期照顧（社政）兩大體系，仍造成個案無法得到即時適切性協助。而長期照顧強調連續性、後續性的照顧過程，乃是跨醫療與社會服務的照顧。而建構良好完整的長期照顧體系，是「以人為中心」的照顧模式，多元性且有彈性，以符合失能者因健康與疾病過程不同時期的照顧需要。

分散性照顧提供，易造成資訊不透明、未普及化與未連續性，以我國長期照顧體系（圖9-1），可見社政提供以生活照顧為主的服務，而衛政提供以技術性顧理為主，以跨專業醫護團隊照顧。而傳統上將長期照顧服務分為居家式（居家護理、在宅服務）、社區式（日間照護、長照管理中心）與機構式照顧（表9-1），依老人福利法設置標準又分為：(1)長期照護機構（分為長期照顧型、養護型、失智照顧型）；(2)安養機構：日常生活能自理之老人為照顧對象；(3)其他老人福利機構：日間照護、喘息服務、在宅服務等。因此，如何克服琳瑯滿目的不同照顧型態與機構，如何建立一致性的評估與結果整合相當重要。

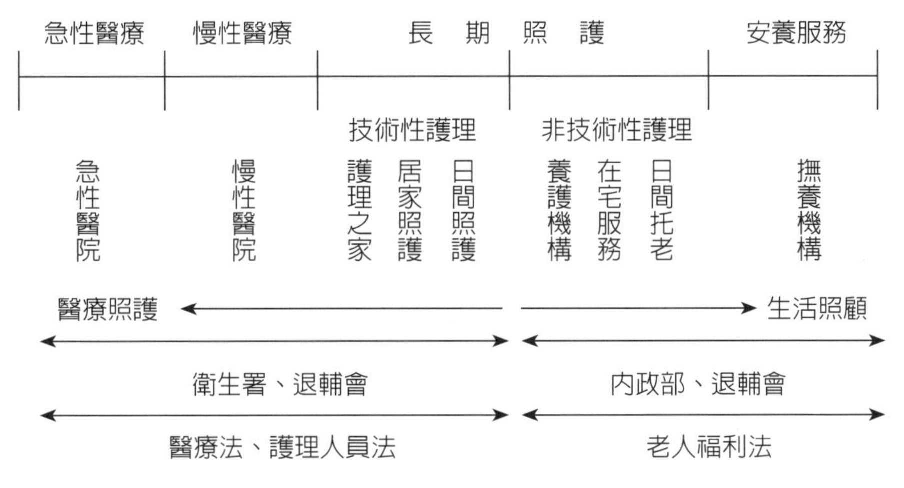

圖9-1　我國長期照顧體系

表9-1　我國長期照顧服務型態

型態	居家式照顧		社區式	機構式			
分類	居家服務 在宅服務	居家護理	日間照顧 喘息服務 日間托老	安養機構 老人公寓	養護機構	長期照顧機構	護理之家
法規	老人福利法	護理人員法	老人福利法				護理人員法
主管機關	（前）內政部 社會局	各縣市 衛生局	（前）內政部社會局				各縣市 衛生局
收容對象	無年齡限制 無技術性護理	無年齡限制 含技術性護理	無年齡限制日常生活需他人協助	60歲以上生活自理	65歲以上日常生活需他人協助無技術性護理	65歲以上含技術性護理	無年齡限制 含技術性護理

（接下頁）

表9-1 我國長期照顧服務型態（續）

型態	居家式照顧		社區式	機構式		
服務內容	家務及日常生活照顧服務、身體照顧服務。	一般傷口護理、各種注射、符合個別需求的護理措施、一般身體檢查、代採檢體回院送檢、各種依個案需求的護理指導、營養及基礎復健運動指導、醫師訪診、適當社會或醫療資源諮詢。	日間照顧：日間將需照顧者送至日間照顧機構，晚間則將照顧者送回家。 喘息服務：提供照顧者依階段期間的休息機會，以減輕照顧者壓力為目的。	生活照顧。	生活照顧及護理服務。	提供罹患慢性病需長期護理之病人及出院後需繼續護理之病人所需護理服務及生活照顧。

在長期照顧政策裡，我國陸續推出「長照十年計畫（2008-2017年）」，2008-2011年發展基礎服務模式，2012-2015年除已完成建置長期照顧服務需求綜合評估機制，已建立標準作業流程及統一制定之評估工具外，其中提到長期照顧資訊系統待整合，應將資訊系統強化、建置及整合，在「長期照顧服務量能提升計畫（2015-2018年）」中一樣也提到應整體性將資訊管理系統平臺有效整合，因現行長照服務系統分別將個案資料資訊、個案評估管理及其需求等資料，分屬在內政部及衛生署各自系統中，社工及照顧服務員等亦未納入登錄系統中，以及居家服務長照個案及身心障礙者之服務資訊分屬不同系統中，極需積極透過長照資源資訊平臺

轉換與系統作業整合，資料介接建置長照服務資源地圖網站，將於2016年導入資訊系統與服務應用，並以個案爲照顧中心，整合長期照顧資訊系統連結照顧雲端系統，才能掌握個案資料、照顧人力、機構等，且符合個案因應其健康狀況及疾病發展過程所產生個案之健康照顧模式需要，而長期照顧需求得以適時評估及即時轉介，提供適切之連續性照顧。

其實整個系統的操作過程爲典型的資訊管理應用課題，從資料蒐集、資料庫建置、專業知識與準則的開發、使用界面設計，加上跨機構所需要的以人爲單位，評估結果持續爲核心進行資料交換整合的工作，皆是資訊化典型可以支持的課題，因此如何設計有效率、有用、簡單的資訊輔助系統以增強長期照顧相關工作，無疑亦是相當重要的。

肆、開發有效易用之周全性評估資訊系統的經驗

一致持續的周全性評估爲確保長期照顧實施的基礎，也是整個長期照顧資訊化的關鍵工作，因此，本節介紹我國曾經的發展經驗供未來發展參考。

鑑於臺灣長期未有一套標準化的長期照顧評估系統，相關的學術研究、實務經驗與相關資訊輔助工具也缺乏，2008年陽明大學創立了整合性健康照顧研究中心，藉著跨專業領域之長期照顧專家／學者，包括醫師、護理、物理治療、公共衛生以及衛生資訊專家之整合，期望以InterRAI國際合作研究組織所發展之MDS評估工具爲基礎，針對長期照顧需要者發展一系列適合本土性之健康照顧評估工具。透過一套能滿足住民個別性需求的綜合性評估與資訊輔助工具，進一步針對住民進行風險等級評估，以了解不同風險等級之住民其危險因子及資源耗用情形（包括人力資源、照顧服務等），從而制定合適的個別性健康照顧服務計畫，同時可定期的監測照顧品質，並作爲照顧品質改善以及資源配置的依據，另針對長期照顧

／養護機構進行相關之教育訓練。

整合性健康照顧研究中心已有數個相關研究與成果，這些研究均以InterRAI特定之MDS評估工具進行需求評估、服務介入及成效分析等；資訊工具開發上，亦開發出強調易用性與低成本之個人數位輔助工具（Personal Digital Assistant, PDA）與低階個人電腦環境，設計出綜合性，涵蓋多達近二十種常用評量表單之行動化、整合式居家與機構評量資訊系統。

由於配合長期照顧環境中照顧員行動化的需求，該中心研發團隊使用獨特的界面設計方式，於2009年完成建置一以個人數位助理（Personal Digital Assistant, PDA）與筆記型電腦使用為主之簡易型資訊系統。該系統分為兩個部分：MDS行動評估系統（圖9-2）與Website管理中心（圖9-3）。並於2008年到2010年間在臺北25家、桃園6家安養照顧機構及長期照顧機構中進行試行，這31家安養照顧機構及長期照顧機構的第一線照顧評估人員利用此易於使用的工具並透過系統決策輔助，有效發揮資訊管理輔助臨床評估資料，以提供最佳照顧服務。計畫執行過程中設計教育訓練課程（workshop），以訓練機構內的工作人員使用基本資料庫（MDS）及引發項目（Trigger）評估住民的健康特性與照顧需求，再以科技接受模型（Technology Acceptance Model, TAM）易用性及有用性系統評估，評估結果使用者對於系統之易用性同意度達75%、有用性64%，整體而言，使用者對於PDA系統是容易使用的，且對於其臨床工作有實際助益，機構負責評估的人員對於使用此系統工具的意願相當高，也給工具很好的易用與有用評價。

2011年進一步將行動評估系統（機構版本及居家版本）照原介面設計概念建置於平板電腦（PAD）（圖9-4），PAD上採用已開發完成之MDS機構PAD輔助評估工具雛形，加上相關之表單，加以擴充改版，為

Android版本之PAD MDS+評估系統。並在中部某一長照管理中心進行評估使用。新的系統在操作方面，透過Android系統所支援的硬體效果，增進資料處理的能力，高解析度的彩色畫面更讓系統頁面內容清楚呈現。並增加輔助頁面及住民資訊，讓MDS無論在資料處理或是功能運作上，都大幅地提升了易用性、實用性與作業效率。

在2008-2011年的研究中，該中心所開發出PDA 3.9吋或是PAD 6吋的MDS NH 2.1和MDS HC 2.0行動評估系統與後面的管理中心，在易用性、有用性與滿意度及減少評估時間的結果上，獲得使用者一致的肯定與接受，最關鍵的是在詢問第一線人員比較紙本與行動系統的選擇上，第一線人員從原有的不願意使用紙本系統，提升爲願意使用行動系統，反映出了經由好的設計與規劃，其實複雜的周全性評估系統在臺灣的實施上是可行的。

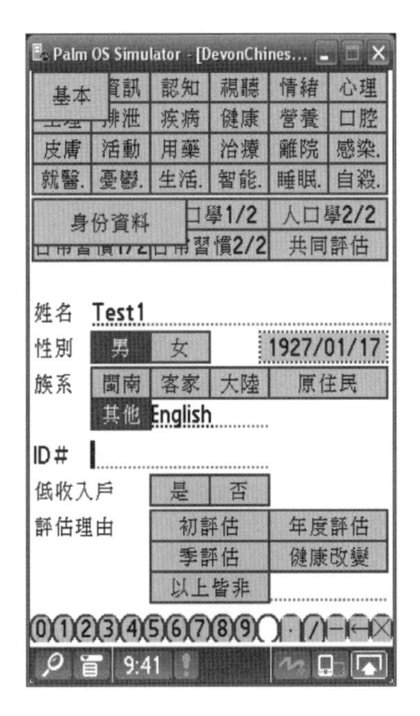

圖9-2　MDS PDA行動評估系統

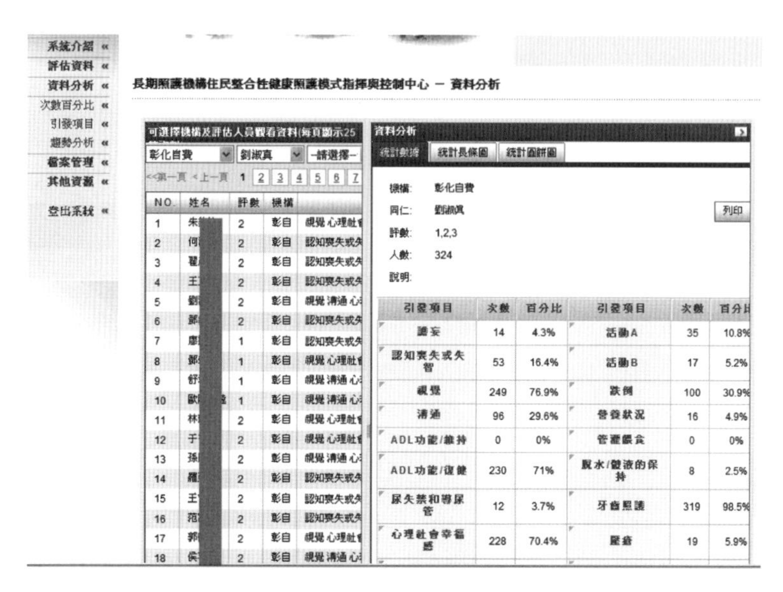

圖9-3　Web site管理中心

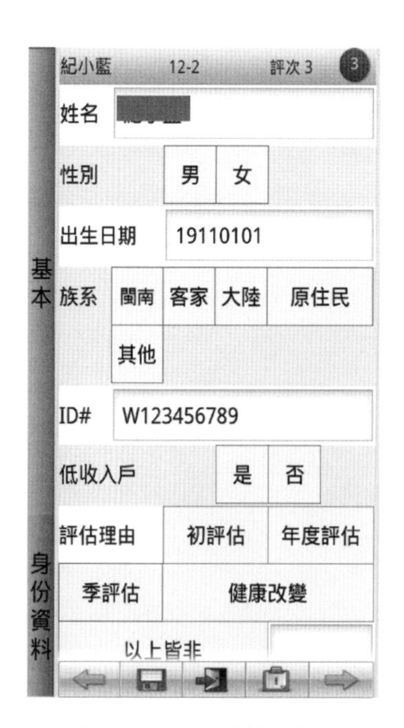

圖9-4　PAD評估系統

伍、急性後期的支付改革示範——利用評估及管理工具進行整合

CMS在2005年的赤字削減法案（Deficit Reduction Act, DRA）的指示下制定醫療保險支付改革示範（Medicare Payment Reform Demonstration, PRD），包括建立標準化的病人信息，以探討費用、品質監控機轉，並支持信息在四種不同急性後期照顧模式的一致性。

RTI國際諮詢公司得標協助CMS從事單一標準評估工具的開發建立，命名爲連續性評估記錄（Continuity Assessment Record and Evaluation, CARE），CARE旨在提供病人的健康和功能狀態的標準化訊息，標準化訊息無受限於目前四個急性後期照顧的模式及場所，以探討資源分析和照顧成果的測量，這些訊息能使CMS對於類似的患者在不同環境下接受照顧的程度及效率有所了解，CMS也能依據患者的治療、預後、照顧系資源和護理費用的差異定出合理及公平的支付制度。

CARE工具開發的指導原則：

- 增加資料的重複使用及必需性，以減少資料收集的負擔。
- 具有高度的可靠性和有效性（信效度）。
- 對病患情況改變的高敏感度及可接受的天花板及地板效應（Ceiling and Floor Effects）。
- 能建立公平合理的給付制度，並導入風險調整。
- 明確的監測及改善病患的安全及服務品質。
- 使用術語的標準化以減少溝通的障礙，改善服務的協調。
- 支持跨服務體系的資料交換性（exchangeability）及可用性（inter-operative）。

CARE的發展是一個臨床、研發、政策、財務和資訊技術專家共同的努力的結果。RTI與CMS密切合作以探求在品質、給付、評鑑和認證的

資訊需要及解決方案。實務專家來自於急性和急性後期照顧機構，技術性護理機構、居家照護、住院復健機構及長期照護醫院及急性醫院5個不同模式組成核心團隊加入工具的發展及測試。開發的第一步是就現有的評估工具項目分析，以建立CARE的評估項目（題庫），列入整合的工具包括：(1)住院復健機構的（Inpatient Rehabilitation Facility, IRF）；(2)技術性顧理機構的（Minimal Data Set, MDS）；(3)居家照護的（Outcome Assessment and Information Set, OASIS）；(4)其他常用工具如老年綜合評估（Comprehensive Geriatric Assessment）等，以確定哪些類型的測量概念及項目應包括在標準化的工具內。

工具目標有別於臨床工具之處在於能夠有效地測量患者的嚴重程度，預測不同類型的治療需要、照顧計畫的擬定、資源使用及照顧品質與臨床結果測量。根據以急性後期照顧的研究報告，RTI選擇了五個主要領域，前四個領域爲醫療、功能、認知和社會支持，適用於大多數的醫療功能的評估。第五個領域是轉銜服務（Transitional Care）。因爲轉介服務被認爲是提高照顧品質的關鍵，可以防止急性和急性後期照顧的再住院或不必要的資源浪費，也成爲評估的重點。

工具的啓動是由一個龐大的專家技術團隊合作進行，包括來自不同背景的專家，包括老年醫學、呼吸病學、傳染病學、內科學、醫療和復健治療、職業治療、物理治療、流行病學、重症監顧和公共政策與臨床醫護人員。專業團隊成員包括來自於RTI，芝加哥康復機構、美國國家衛生院埃文斯頓西北醫院、患者報告結果測量信息系統（PROMIS）團隊和西北大學等。顧問團來自凱斯西儲大學、賓夕法尼亞大學、RAND/VA和紐約護士家居服務機構等等。全國性大規模的測試，在RML專業醫院、愛德華茲醫院、拉什科普利醫院、Marianjoy康復醫院、ManorCare公司和上狐狸谷的護士家居服務機構等進行。目前在不同機構及不同地區測試人數超過

2萬5千人。

CARE設置項目包括兩種類型：(1)核心項目包括病患基本及醫療與功能資料；(2)補充項目僅用於具有特定情況的患者。這些補充項目針對特殊需求提供更精細的測量。臨床上透過標準化的術語和定義，進一步改善機構之間的信息傳輸。

包裹CARE（B-CARE）是利用CARE自急性後延伸以支持CMS的包裹式付費計畫，以協助各種包裹計畫的設計及不同包裹式付費的成效評估。

陸、在資訊的導入上利用雲端科技

國會在2014年通過法案（Improving Medicare Post-acute Care Transformation, IMPACT Act），聯邦政府依法將在全國啓用CARE爲急性後期照顧的單一標準評估工具及付費標準，以取代目前的四種評估工具，四種給付方式以整合急性後期照顧並銜接急性醫療及長照。

換言之，美國花費極大量的資源彌補因專業團體當初對評估工具無法達成共識而妥協造成的後果，是臺灣目前在推動急性後期照顧及長期照顧應先發建立整合性單一標準評估及以建立公平給付制度的借鏡。

柒、反思與建議

正值我國才剛邁入長照時代，面對廣大的照顧人群，在尚缺乏足夠的支持體系，加上特殊講究整合性的照顧模式在臺灣尚屬初步發展，如何成功設計以支援周全性評估工作，並能針對相關資料進行分析應用的資訊化系統，對於我國長照實施的成效無疑相當關鍵。因此，以下針對未來我國發展相關資訊系統的過程，提出三點建議需要優先解決。這些建議其實多不算是資訊的技術問題，而是需要正確定義的問題。

一、需確保評估工具的易操作性及資料跨系統的重複使用性

周全性評估工具的使用是推行長照系統的重要基礎，礙於版權限制，我們難以使用InterRAI國際學會所發展出的MDS系列工具。美國經過6年測試並融入MDS所發展出的周全性評估工具CARE（Continuity Assessment Record and Evaluation）應優先考慮。

在衛生福利部的支持與國內相關學會和學者的努力下，我們也設計出專用的Multi-dimensional Assessment Instrument（MDAI）周全性評估量表。

臺灣設計的MDAI欄位其實具備周全性評估量表的性質。MDAI共有11大項131題，美國的CARE-T則有10大項108題，MDS-NH則爲18大項120題。MDAI的題目內容並不少於美國，因此未來也會遭遇臺灣早期試行MDS的挑戰，那就是操作複雜度與耗時的限制。一定要設計出易用、好用的資訊輔助工具，第一線的照顧人員和廣大的小型照顧機構才有可能願意支持使用。而我們的經驗已經證實經由妥善的設計這目標是可以達到的。

二、建立評估內容與國際標準的可對應的整合評估體系

MDAI、MDS和CARE三者共同題目其實只有35%。MDAI與CARE-T之共同欄位亦有近40%。MDAI之所以不同的地方是我們有類似本土性的需要，更爲著重主要照顧者之基本資料，主要照顧者負荷及主要照顧者工作與支持，而對於特殊的項目也著力較深，例如在壓瘡傷口項目，增加「延遲癒合之手術傷口」、「糖尿病足潰瘍」、「翻身接觸面之皮膚不完整性」；在輔具或設備之評估，除種類需要外，更細分輔具項目如

洗澡、上廁所等；在居住環境與社會參與，除原本評估居住環境上肢障礙外，還增加日常活動範圍、室內室外等。也有角度不同的差異，例如在IADL一項，CARE-T著重個案之前功能的評估，MDAI則是最近一個月評估，CARE-T增加核心功能性活動評估，作爲生活自立或是復健參考；在情緒及行爲型態方面的憂鬱量表，MDAI（共有14題）題目之題數多於CARE-T（5題）外，評估期也不同。MDAI指過去3個月出現該行爲的持續時間，CARE-T則爲這2天所觀察的特徵。

長照保險已發展出PAD版之多元評估量表（MDAI）。2015年藉由MDAI美國CARE計畫主持人Gage教授及王懿範、李玉春教授協助下，將部分CARE中適用於復健或PAC的項目導入。臺灣復健醫學會於2015年在臺灣PAC進行CARE的測試，證明了CARE的高效性度，並建議CARE在臺灣急性及PAC的使用。以CARE調整過的MDAI未來也可以做爲PAC評估之核心工具，銜接急性、急性後期及長照以支持連續性的服務整合。

因此就資訊標準化而言，需要國內長照學者進一步研究建立出MDAI和CARE與MDS國際性量表核心內容的對應（Mapping）標準，未來我國長照資訊系統才可以同時產生符合國際標準的內容。

就臺灣整合評估工具的建立我們有下列建議：

1. 長照2.0建議使用CARE修正版的MDAI，項目內容可以調整以配合長照2.0政策的導向。就MDAI 6年來的測試改進，並依美國MDS系統的運作原則及資訊配套，採納了PAD行動化資料收集及網路上傳的功能，並引入CARE急性後照顧的基本評估項目連接急性的CARE，沒有必要再重新來過。長期照顧管理中心可以使用修正版MDAI爲單一標準評估工具，建立長照的給付標準、照顧計畫，用以管控質量及資源的使用，並藉資料的透明化協助民眾對服務的選擇。

2. 在急性後期，建議利用MDAI核心項目加上特殊PAC項目連接急性的CARE，開始在急性及急性後期進行全面測試，用以建立公平一致、以功能及照顧資源為指標的PAC付費標準、品質管控系統並與急性及長照無縫接軌。

3. 利用核心項目銜接急性、急性後、長照，漸而銜接社區整體服務，進而利用IT及雲端科技完成整合性評估體系，建立全人全民數據庫，支持日後包裹式或全責照顧體系（王懿範，2015）。

三、建立跨系統周全性評估完整系統

周全性評估系統量表只是開始而已。

InterRAI的評估系統之所以有價值與重要，是它整個體系在評估後可以連結到照顧問題，照顧計畫與作為資源利用和品質維護的管理工具。周全性評估工具必須是這樣才能發揮它的價值。這點我國必須開始進行類似的研究與分析，在建立整合評估體系同時參考MDS的模式，發展我們照顧問題的Trigger項目，照顧計畫等後續一連串的應用，然後結合資訊工具智慧化的設計，在照服員進行評估的過程中，能及時由系統顯示照顧問題與自動產生照顧措施，才能讓照顧機構獲得優質的資訊支持。而有完成的評估架構，也才可以從評估結果馬上產生品質管理與資源需求規劃的重要依據。

參考文獻

1. 行政院衛生署，衛生統計資料專區，2014年1月18日，取自http://www.moi.gov.tw/stat/news_content.aspx?sn=8057。
2. 中華民國國家發展委員會，2016年5月5日，取自http://www.ndc.gov.tw/Content_List.aspx?n=84223C65B6F94D72。
3. 陳慶餘（2010），老年醫學與活躍老化目標，社區發展季刊，132，178-188。
4. 衛生福利部、長照政策專區，2015年12月02日，取自http://www.mohw.gov.tw/cht/LTC/DM1_P.aspx?f_list_no=917&fod_list_no=0&doc_no=53040。
5. 龔行健，王懿範等（2015），長期照護與醫療服務資訊整合研究計畫案——以腦中風急性後期的醫療與長期需求整合爲例。臺北：衛生福利部。
6. 王懿範（2014），急性後期照護國際趨勢——美國急性後期照護現況與未來發展。全民健康保險急性後期照護研討會，臺北市公務人力發展中心。
7. 龔行健、王懿範等（2014-2015），長期照護與醫療服務資訊整合研究計畫案——以腦中風急性期後的醫療與長照需求整合爲例。臺北：衛生福利部。
8. Dharmarajan TS. Ahmed S. Adapa SR: Comprehensive geriatric assessment. In: Dharmarajan TS, Norman RA, eds: Clinical geriatrics. 1st ed New York: Parthenon Publishing, 2003:23-35.
9. Kodner. D., & Kyriacou, C. K. (2000). Fully integrated care for frail elderly: Two American Models. International Journal of Integrated Care, 1(1), 1-19.

10. WHO (2002). Active ageing: a policy framework. A Contribution of the World Health Organization to the Second United Nations World Assembly on Ageing, Madrid, Spain, April 2002.
11. InterRAI Taiwan. 2008年10月10日取自http://www.ym.edu.tw/InterRAI/homepage.html
12. Average MDS Completion Time Just Over 5 Hours. Available on https://www.aanac.org/docs/default-document-library/aanac-press-release-1-29-2014-average-mds-completion-time.pdf?sfvrsn=10, Accessed on April, 30, 2016.
13. Chang P, Hsu CL, Liou YM, Kuo YY, Lan CF. (2011). Design and development of interface design principles for complex documentation using PDAs. CIN: Computers Informatics Nursing, 29, 174-183.
14. Tu MH, Chen LK，Tsay SF, Lan CF, Lee CH, Chang P. (2012, June). Extend the MDS-HC 2.0 to Include Extra Assessment Tools for Local Success. The 12th International Congress on Nursing Informatics, Taipei, Taiwan.
15. Chang P, Tu MH, Lan CF. (2012, November). Hype Cycle and Technology Acceptance. Poster session presented at the American Medical Informatics Association 2012 Symposium, Chicago, IL, USA.
16. Tu MH, Hsu CL, Chu CS, Lu CC, Lan CF, Chang P. (2012, June). How complex documentation with PDA could be? Paper session presented at the 11th International Congress on Nursing Informatics, Montreal, Canada.
17. Tu MH, Chang P. How More Complex Documentation with PDA Could Be? American Medical Informatics Association 2010 Symposium, Washington, DC, USA, 2010.

18. Tu MH, Chang P. Developing a cost-effective home care management support system for small nursing homes in Taiwan. The 10th International Congress on Nursing Informatics, Helsinki, Finland, 2009.

19. Gage, B., Constantine, R., Aggarwal, J., Morley, M, Kurlantzick, V. G., Bernard, B et al. (2012). The Development and Testing of the Continuity Assessment Record and Evaluation (CARE) Item Set: Final Report on the Development of the CARE Item Set: Final Report on the Development of the CARE Item Set., 1(3).

第四篇　實務分享

第十章 臺灣急性後期照護現況與展望

韓德生、陳適卿、鄧復旦、王亭貴

壹、背景

急性後期照護（Post-Acute Care, PAC）是接續於急性醫療之後，爲便利病人順利返回社區所提供之跨專業照護，具有降低醫療花費、整合各類專業服務、提升病患功能的特色（ABT, 2003; Prvu et al，2007）。在不同國家，其名稱或有不同，像是中期照護（intermediate care）、亞急性照護（subacute care）、轉銜照護（transitional care）、出院後照護（post-hospital care）等，但其服務本質近似。以美國爲例，Medicare（針對65歲以上老人提供之國家保險）提供急性後期照護歷史已超過20年。根據該保險給付規則：只要住院超過3天，有超過一種的專業照護需求，且需在出院後30天以內入住，皆有權利接受上限爲90天的急性後期照護服務。2004年的統計顯示，住院病患約有28%在出院後需要急性後期照護服務；急性後期照護之總支出達到住院給付的13%，其重要性不言可喻（Kaplan，2007）。若以個別疾病觀之，70%的中風患者以及90%的股骨骨折病患需要急性後期照護服務（Kane, Lin, & Blewett，2002）；特別針對實施診斷關聯群（Diagnosis Related Groups, DRGs）後，病患普遍面臨提早出院的困境，PAC的服務有效增加病患滿意度並減少再住院率（Buntin，2007）。

美國目前急性後期共有4種照護型態，分別是：長期照護醫院（Long-

Term Care Hospitals, LTCHs），復健醫院（Inpatient Rehabilitation Facilities, IRFs），技術型護理之家（Skilled Nursing Facilities, SNFs），以及居家照護機構（Home Health Agencies, HHAs）。由於設置的背景與服務的對象不同，4種型態的花費、評估表單、設備互有差異，其中IRFs使用IRF Patient Assessment Instrument（IRF-PAI (FIM)）評估病患、SNFs使用Minimal Data Set（MDS），HHA則使用Outcome and Assessment Information Set（OASIS）。前述狀況造成相同疾病與失能等級的病人，因爲選擇不同的收治機構，因其治療期間、強度不同，造成Medicare給的給付金額亦不同，導致成效無法比較（Duncan Velozo，2007）。爲改善此種困境，美國國會於2014年通過的「改善Medicare急性後期轉型法案」（Improving Medicare Post-Acute Care Transformation Act of 2014，簡稱IMPACT），要求PAC提供者回報標準病患評估、標準品質評量，以及標準化資源耗用評量等資料，必須能互相比較。除HHA可在2019年1月1日前完成，其餘LTCH、IRF及SNF皆需於2018年10月1日前完成。經過整合的醫療照護預期將有更低的花費、更好的品質、健康的國民與社區（CMS，2016）。

臺灣的全民健康保險納保率超過人口數的99.9%，滿意度也超過80%，有低成本、高滿意度的特性。然而，大部分全民健保給付仍局限於急性醫療（包括急診、門診及住院），至於能讓病人順利返回社區的急性後期照護，目前僅有使用呼吸器的病患已納入健保給付。在西方國家常見的急性後期病患，包括中風、髖關節骨折、人工關節術後、感染症等，目前在臺灣仍無急性後期照護制度存在。以腦中風病患爲例，急性發作病人經由急診體系，送入各醫療區的腦中風中心，接受約5至10天的神經加護病房，以及後續的神經科病房照護後，視失能狀況轉入復健科病房進行功能訓練，復健病房的功能訓練便是急性後期照護的一環。依照過去經驗，腦中風病患因爲失能及高併發症，往往有高再住院率及超長住院率（Lee et al，2008）。根據健保署2011年申報資料統計，追蹤2.7萬名個案，發病半年內因急性腦血管疾病之連續住院費用30.9億，平均住院17.8天，連續住院超過平均天數之個案占28.1%，顯示腦中風個案急性期連續住院天數有增長的趨勢。目前腦血管疾病緊急醫療處置主要仍在醫學中心（41.9%）與區域醫院（49.4%）（張，2014）。一年內腦中風再住院率高達51%，30天內也達16.3%，如何將復健治療有效輸送到每一位需求的腦中風病患，並減少之後的再住院率，成爲刻不容緩的議題（Tseng & Lin，2009）。因此，衛生福利部中央健康保險署（以下簡稱健保署）在2014年推動急性後期照護計畫，期待利用新制度的建立，能達到提升腦中風病患復健品質，並減少再住院率的目的（韓，2015）。

貳、臺灣急性後期照護之發展與成效

一、中期照護（自2007年開始）

據估計，臺灣每年有3萬新中風病例，其中約有17,000案因失能需要復健服務（邱，2008），這些急性復健服務由橫跨全國6區的各醫學中心、區域醫院、地區醫院提供。後續的急性後期照護在過去都由各醫院的復健科病房負責病患的失能復健服務，並無正式的制度與支付系統。

臺灣65歲以上人口已於1993年突破7%，成爲高齡化社會（aging society）。在部分次族群中老化比例更高，其中行政院退除役官兵輔導委員會（簡稱退輔會）所照顧的榮譽國民，其老年比例超過60%，相較於全國的人口老化程度，有著更迫切的照護需求。退輔會於2007年首先以臺北榮民總醫院爲中心，建立北區中期照護（intermediate care）服務網，整合地方榮民醫院，針對失能老人提供持續性跨領域專業服務（陳及黃，2007）。

中期照護係一種健康照護模式，旨在幫助病患由疾病期過度至恢復期、預防原本可在家中照顧其慢性功能缺損的病患變成為需要入住機構，或是協助末期病患在生命末期維持一個盡可能的舒適狀態（British Geriatrics Society，2001）。

退輔會的中期照護服務網，以臺北榮民總醫院為核心，在出院前經高齡醫學團隊評估有復健潛能者，轉送桃園榮民醫院或員山榮民醫院接受以4週為原則、12週為限之中期照護治療與復健。高齡醫學團隊成員包括老年醫學科醫師、復健專科醫師、精神專科醫師、護理師、物理治療師、職能治療師、社會工作師、營養師、個案管理師等。至於無明顯失能或無復健潛能之病患，則回原居住地或轉至榮民醫院長期照護公務病床，甚或自費護理之家。

之後於2008年起增加中區（以臺中榮總為主）與南區（以高雄榮總為主）中期照護中心，以期在全國退輔會醫療照護體系全面施行中期照護（陳及黃，2007）。結果顯示病患接受中期照護後，可在平均42天的治療過程中提升身心功能；且接受中期照護的病患1年內的死亡風險降低62%，故對民眾身心功能提升及減低再住院率有一定幫助（Chen et al，2010）。

另一個為老年患者急性功能損傷復健實施中期照護的單位是衛生署（現改制為衛生福利部）管轄的各縣市署立醫院。衛生署醫管會於2009年至2012年利用第6期醫療網計畫，在署立醫院提供中期照護服務（行政院衛生署，2012）。主要服務模式包括改造部分院屬護理之家或改建較閒置的復健病房為中期照護單位。其主軸為護理之家照護模式，以護理師及照顧服務員為主。在醫院現有基礎，不影響健保病床之利用、不申報健保醫療費用之自費方式，以家庭化的環境照護場所提供積極的復健。最早於署立屏東醫院試辦，進而逐年推廣至其他署立醫院。但因自費，且大多設在護理之家，缺乏持續且充足的給付制度，故有其局限性（李及廖，2012）。

二、「全民健康保險提升急性後期照護品質試辦計畫」（自2013年開始）

由於急性後期照護之需求漸漸成為共識，自2013年2月起，健保署召開多次專家會議，最終選定共病症及跨科較多的急性腦血管疾病，優先試辦急性後期照護及轉銜計畫，並依試辦成果逐步推廣至其他急性後期相關領域。

2013年底，健保署正式提出「全民健康保險提升急性後期照護品質試辦計畫——以腦中風為例」之計畫案，此案由腦中風學會承接，該會統合臺灣復健醫學會、臺灣老年學暨老年醫學會、物理治療師學會、職能治療師學會、聽力語言學會，神經醫學會、神經外科醫學會、社區醫院協會、區域醫院協會、部立醫院系統等11個學協公會，組成指導、教育、執行等委員會，負責計畫大綱擬定、專業教育訓練及實地輔導訪查等業務，經過數次專家會議後，共同提出2014年急性後期照護試辦計畫之建議案；之後經由健保署行政修正後，確認給付金額，自2014年1月起實施。

此案的第一個特點係要求參與醫院需自行組成包含醫學中心或區域醫院以及區域醫院或地區醫院之上下游體系，俾能解決醫學中心（或區域醫院）病床壅塞的問題。接受急性後期照護試辦計畫之腦中風病患必須下轉至合作團隊之下一級醫院（區域或地區醫院）。

急性後期照護試辦計畫第二個特色為，控制總額、確保品質，給付改採日額制（per diem），打破過去依服務量付費（fee for service）的給付原則，讓醫療院所能在一個小總額之下，給予病人最佳照護。健保署以過去醫學中心申報平均額作為2014年試辦計畫日額給付之參考，日額內容包含病房費、護理費、醫師診察費、檢查檢驗費、物理、職能、語言治療費，但不包括藥費、藥事服務費、治療處置費及手術費。有鑑於腦中風病患的失能等級不同，本試辦計畫依病人耗用復健資源的程度，分為功能群一（functional related group 1, FRG 1）及功能群二（functional related group 2, FRG 2）。FRG 1的病患擁有高復健需求，每日需進行3到5次（物理、職能、語言可視病患需求、條件及醫院設備互相調配，加總計算）。FRG 2屬於中度或低度復健需求，每日進行1到3次復健（計算方法同上）（表10-2）。

本試辦計畫第三個特點為評估工具的選擇，能有效呈現治療進展、確保治療品質，在協辦的11個學協公會協助下，提出包含13個量表的評估工具（表10-3），包括整體功能狀態、基本日常生活功能、吞嚥進食功能、營養評估、生活品質、工具性日常功能、平衡功能、步行能力、心肺耐力、感覺動作功能、認知知覺功能、動作活動日誌、日常活動紀錄、語言功能等。為確實記錄病人治療進展，此評估需以每3週一次的頻率進行，並由VPN系統上傳健保署，作為申報日額給付的依據。

表10-1　修正藍式量表

配分	敘述
0	無症狀
1	除少數症狀外，無明顯失能，可獨立執行全部的日常工作
2	輕度失能，可在監督下執行所有的日常工作
3	中度失能，需要協助，但可獨立行走
4	中度嚴重失能，無法獨力完成日常生活，無法獨力行走
5	嚴重失能，需要持續性護理照護、臥床、失禁
6	死亡

資料來源：韓，2015；獲原出版單位同意使用。

表10-2　給付日額表

編號代碼	診療項目	支付點數
FRG1	腦中風病患急性後期照護與高強度復健費用	

（接下頁）

表10-2　給付日額表（續）

編號代碼	診療項目	支付點數
P5101B	前3週（每日必須治療3-5次）	3486
P5102B	前3週（因醫院或病人偶發原因，當日治療＜3次）	2016
P5103B	前3週（週日或國定假日）	1200
P5104B	第4週至第12週（每日必須治療3-5次）	2788
P5191B	第4週至第12週（每日必須治療3-5次）加成部分	698
P5105B	第4週至第12週（因醫院或病人偶發原因，當日治療＜3次）	1613
P5192B	第4週至第12週（因醫院或病人偶發原因，當日治療＜3次）加成部分	403
P5106B	第4週至第12週（週日或國定假日）	1200
FRG2	腦中風病患急性後期照護與一般強度復健費用	
P5107B	前3週（每日必須治療1-3次）	2310
P5108B	前3週（因醫院或病人偶發原因，當日無法治療）	1200
P5109B	前3週（週日或國定假日）	1200
P5110B	第4週至第12週（每日必須治療1-3次）	1848
P5193B	第4週至第12週（每日必須治療1-3次）加成部分	462
P5111B	第4週至第12週（因醫院或病人偶發原因，當日無法治療）	1200
P5112B	第4週至第12週（週日或國定假日）	1200
	腦中風病患急性後期照護與高強度日間住院復健費用	
P5119B	第1至3週（非週日或國定假日，每日必須治療3-5次）	3056
P5120B	第1至3週（非週日或國定假日，因醫院或病人偶發原因，當日治療＜3次）	1586
P5121B	第4至12週（非週日或國定假日，每日必須治療3-5次）	2444
P5194B	第4至12週（非週日或國定假日，每日必須治療3-5次）加成部分	612

（接下頁）

表10-2 給付日額表（續）

編號代碼	診療項目	支付點數
P5122B	第4至12週（非週日或國定假日，因醫院或病人偶發原因，當日治療＜3次）	1268
P5195B	第4至12週（非週日或國定假日，因醫院或病人偶發原因，當日治療＜3次）加成部分	318

資料來源：韓，2015；獲原出版單位同意使用。

表10-3 試辦計畫評估量表總覽

編號	量表名稱	英文名稱
1	整體功能狀態：修正藍氏量表	Modified Ranking Scale (MRS)
2	基本日常生活功能：巴氏量表	Barthel ADL index
3	吞嚥進食功能：功能性由口進食量表	Functional Oral Intake Scale
4	營養評估	Mini Nutrition Assessment (MNA)
5	健康相關生活品質	EuroQoL-5D (EQ-5D)
6	工具性日常生活功能	Lawton-Brody IADL Scale
7	姿勢控制平衡功能：伯格氏平衡量表	Berg Balance Test
8	步行能力、整體行動功能：行走速度	Usual Gait Speed
9	心肺耐力：6分鐘行走測試	Six-Minute Walk Test (6MWT)
10	感覺動作功能評估：傅格梅爾評估量表	Fugl-Meyer Assessment (FMA)
11	認知、知覺功能評估	Mini–Mental State Examination (MMSE)
12	重返社會能力評估：動作活動日誌	Motor Activity Log
13	語言功能評估：簡明失語症測驗	Concise Chinese Aphasia Test

*1-6項爲核心必評，7-13項爲專業必評

資料來源：韓，2015；獲原出版單位同意使用。

至於病患應符合下列標準：

1. 發病30天內的腦中風病患（腦中風診斷需以電腦斷層或核磁共振證

實）。

2. 病患的修正藍氏量表（MRS）需介於2到4分。

3. 病患必須具備復健潛能，包含好的動機及配合度。好的復健潛能包括好的學習能力、可維持坐姿1小時、可主動參與復健計畫，以及充足的家庭支持（Prvu，2007）。

4. 病患的神經學及內科狀況必須穩定超過72小時，相關併發症（感染、上消化道出血、凝血功能異常）必須得到控制。

當病患符合納入標準，下轉醫院（或稱上游醫院，通常是醫學中心或區域醫院）進行下轉評估後，便與同體系的承作醫院（或稱下游醫院，必須是區域醫院或地區醫院）進行轉床聯繫。病患納入流程如圖10-1。

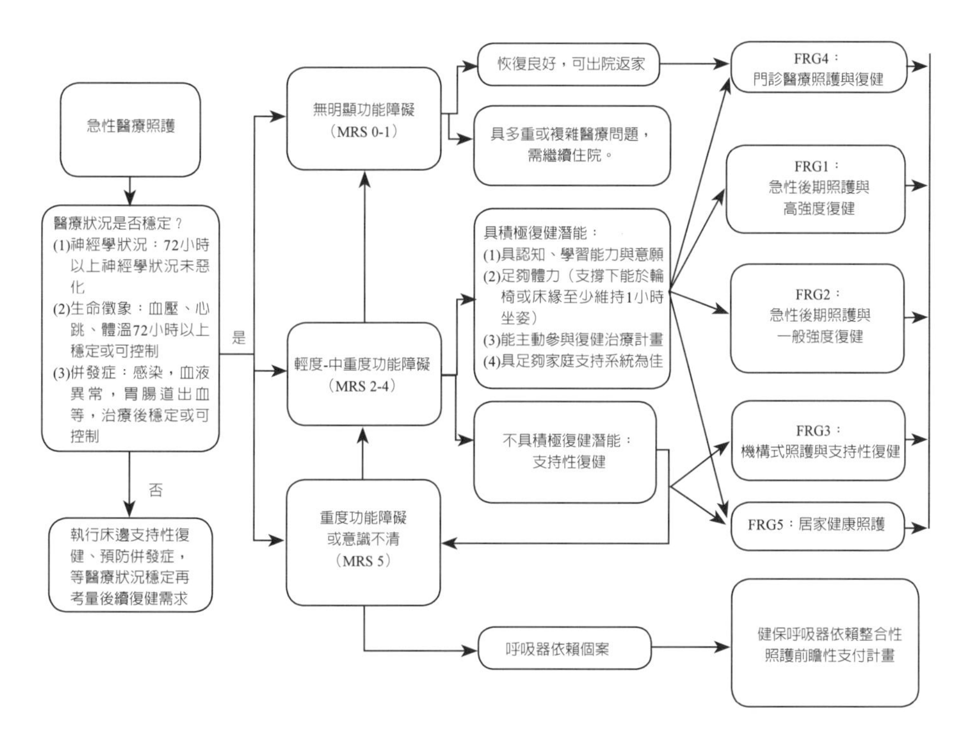

圖10-1　病患納入流程（修改自Prvu et al, 2007；韓，2015；以及全民健康保險提升急性後期照護品質試辦計畫。獲原出版單位同意使用）

爲讓執行醫院能熟悉此新制度，執行團隊在全國6個健保分局（臺北、北區、中區、南區、高屏、東區）分別辦理訓練課程（圖10-2A）。爲確保各醫院之執行品質，執行團隊於6區分別挑選代表性醫院進行實地輔導，藉由雙向會談及溝通，務必解決制度瑕疵，使照護流程順暢（圖10-2B）。

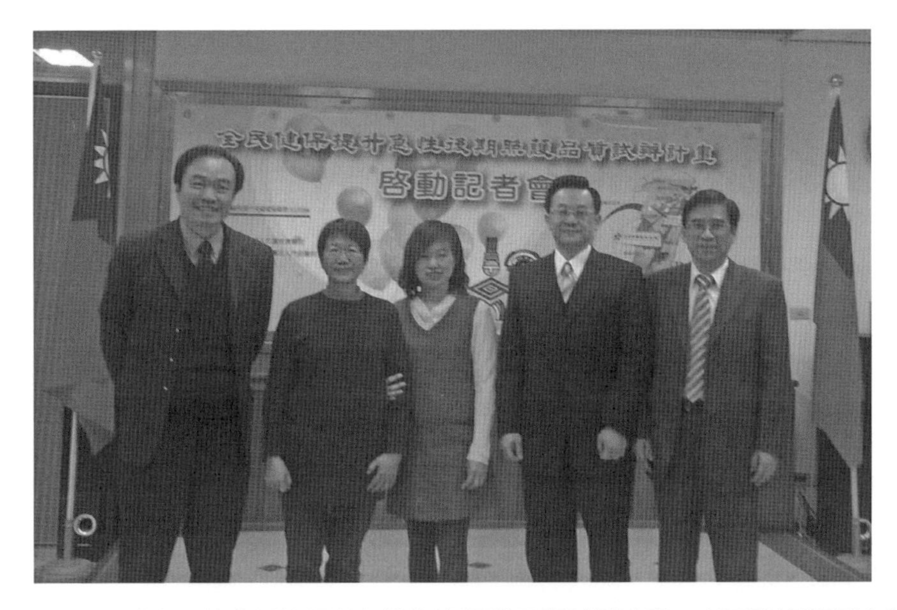

圖10-2A. 「全民健康保險提升急性後期照護品質試辦計畫」東區訓練課程後合影。臺大醫院北護分院醫療部韓德生主任（左一）、健保署東區業務組李少珍組長（左二）、陽明大學物理治療暨輔助科技學系李雪楨副教授（左三）、衛生福利部社會保險司朱日僑簡任視察（右二）、長庚大學復健科鄧復旦教授（右一）。

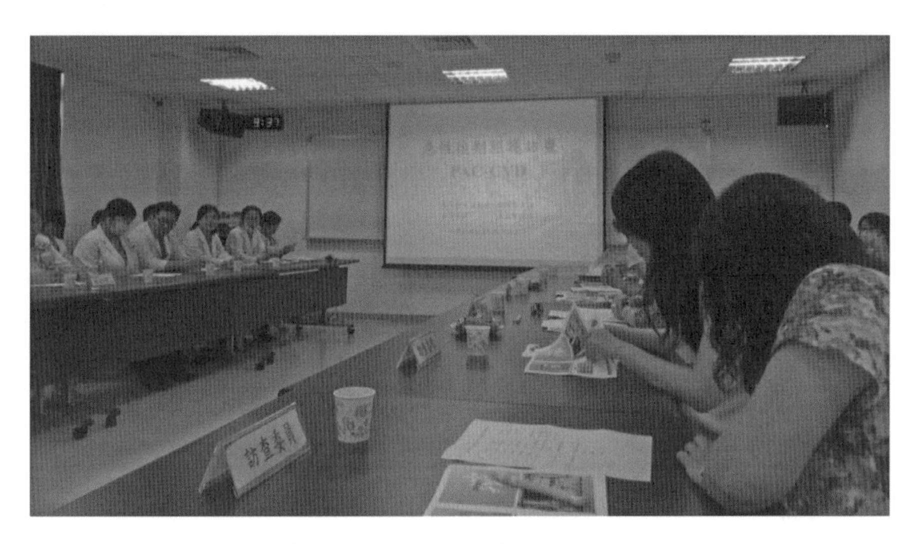

圖10-2B.　部立臺中醫院實地輔導由院長率領相關醫院同仁參加，顯示該院對此計畫之重視。

由於此計畫為臺灣近年急性後期照護領域收案對象最廣泛之計畫，其執行成效深受各相關專業人員團體、病友團體及醫療機構協會關心。至2015年8月30日統計，全國共有39個團隊，包括19間醫學中心，66間區域醫院，以及95間地區醫院參與本計畫。以中區院所總數最多，高屏區次之，再次為北區（表10-4）。自2014年3月1日起，至2015年8月30日止，39個團隊共收錄3,708位病患，其中下轉1,630人，占44.0%，其餘病患則為區域醫院自轉。平均PAC住院日數為35.1日。收案人數以北區、高屏、中區占率較高，分別為26.5%, 23.5%及22.65%；臺北及東區較少。醫學中心下轉病患占所有下轉病患的82.6%，區域醫院占17.4%；57.1%的病患由區域醫院承作，地區醫院占42.9%（表10-5）（張，2015）。

表10-4 參與試辦計畫之醫院數量及地理分布

	團隊數	醫學中心	區域醫院	地區醫院
臺北	10	8	13	13
北區	7	1	12	16
中區	7	4	15	26
南區	5	2	13	12
高屏	8	3	10	22
東區	2	1	3	6
總計	39	19	66	95

資料來源：修改自張，2015。

表10-5 各級醫院收案人數

	區域醫院（人）	地區醫院（人）	合計（人）	收案時平均發病天數（天）
臺北	227	168	395	21.3
北區	497	486	983	14.6
中區	444	393	837	15.5
南區	409	82	491	17.5
高屏	472	398	870	14.8
東區	70	62	132	18.6
總計	2119	1589	3708	16.1

資料來源：修改自張，2015。

針對收案時病患狀況分析，病人收錄時的失能狀態以MRS評估第四等占76%最多，第三等爲18%，輕度者爲16%，平均分數3.7分，屬於中重度失能患者（蔡，2015）。平均發病至收案間隔爲16.1天，北區最低爲14.6天，臺北最長爲21.3天。收錄時之巴氏量表分數平均爲39.4分，工具性日常生活功能1.4分，EQ5D10.4分，營養評估17.8分；經PAC治療後分別進步爲63.0分、2.4分、8.6分、及19.7分（張，2015）。

經與各資料提供之對照組做比較（經失能程度校正），PAC組之病患14天再住院率爲11.9%，對照組爲24.5%。若依失能等級，進行次族群分析，MRS4的PAC病患14天再住院率爲14.7%，對照組14天再住院率爲29.0%。MRS3病患中，PAC組14天再住院率爲3.7%，對照組爲13.0%。可明顯看出PAC的確可有效降低急性腦中風病患之再住院率。若將再住院觀察期延長至30日，仍有類似結果，其中PAC組爲15.8%；對照組爲30.1%，顯示PAC可有效降低再住院率達48%。相較於對照組，PAC組亦有較低的死亡率（2.97% vs. 4.86%）（張，2015）。

另針對每人住院醫療費用分析，PAC 組整體略高於校正後對照組（17.9萬 vs. 17.8萬點）。其中MRS4的病患花費，PAC組略低於校正後對照組（19.4萬 vs. 19.8萬點），MRS3的病患花費，PAC組略高於校正後對照組（14.0萬 vs. 13.0萬點），MRS2的病患施能程度較輕，PAC組花費高於校正後對照組（12.1萬 vs. 8.8萬點）（張，2015）。

三、「全民健康保險燒燙傷急性後期整合照護計畫」（自2015年開始）

2015年6月27日新北市八仙樂園粉塵爆燃事件造成近500人大面積燒傷，事件特色爲大量、年輕、嚴重燒傷患者，集中於40餘間醫院醫治，預期未來患者仍需接受大量傷口照護、疤痕處理、攣縮處理、肢體功能重建、生活重建等重要醫療介入，方能回復正常社會功能。期間專業需求包括：整形外科醫師、復健科醫師、職能治療師、物理治療師、臨床心理師、護理師、語言治療師、營養師、社會工作師等。爲因應個別傷者獨特的臨床狀況、心理及家庭背景之不同，以及回歸社區適應之挑戰，衛生福利部全民健康保險署特別設計「全民健康保險燒燙傷急性後期整合照護計畫」（Burned Post-Acute Care, BPAC），於2015年9月9日公告實施，以就近於社區提供跨專業整合醫療服務，期協助病患順利恢復身心功能。

不同於腦中風急性後期試辦計畫，BPAC除了住院服務外，還增加日間照護的服務，方便病患在接受治療的同時仍能每日返家，能將居家過程出現的障礙有效率地於日間復健過程中加以評估與治療。

此照護計畫的第二個特色為住院服務之給付改為論量支付，這項設計避免了腦中風試辦計畫中複雜病患因與單純病患擁有相同的日額給付而下轉比例偏低的困境。

第三個特色是參加醫院需具備燒燙傷急性後期整合性照護團隊的規定，團隊成員除了既有的專任復健科醫師（或專任整形外科醫師）、專任物理治療師、專任職能治療師、專任社工師（人員）、專任營養師外，還需有專任臨床心理師（或專兼任精神科醫師）、個案管理人員，以及燒燙傷諮詢衛教人員。上述成員需於3年內接受燒燙傷相關的訓練課程時數達6小時。

四、其他失能疾病PAC（規劃中）

依據中央健康保險署召開之急性後期照護專家會議決議，下階段之照護對象原則以急性失能（功能導向）病患為原則；然考量各疾病間復原速度、資源耗用、評估量表皆不同，故輔以疾病診斷予以分類。未來接受急性後期照護服務之病患預計包括：

1. 頭部損傷造成失能者。

2. 脊髓損傷造成失能者。

3. 髖關節骨折、脊椎骨折術後失能者。

4. 心臟、胸腔手術術後之慢性心臟衰竭、慢性阻塞性肺疾病失能病患。

5. 急性失能之衰弱老人。

目前計畫草案正由相關醫學會規劃中，以期擴大PAC之照護對象，增進醫療照護品質。

參、未來建議與展望

以前述收案最多的「全民健康保險提升急性後期照護品質試辦計畫」爲例，該計畫以改善急性腦中風病患之住院品質，降低再住院率爲目標，由健保署釋出之資料分析結果顯示，此試辦計畫確實可有效達成目標，各承作醫院經由訓練課程，提升復健照護水準，並熟悉評估量表的使用，治療團隊的建立更有助於病患的有效下轉，對於未來接續長期照護奠定良好基礎。

此類計畫仍有改善之處，以下分點敘述：

1. 爲提升照護品質，應增加收錄病患數

本計畫預估全臺灣每年新生腦中風病患約3萬人，其中失能人數估計達1萬7千人，然而本試辦計畫首年僅收錄1千餘名病患，經由實地訪查以及承作醫院反映，主要原因有三，首先是下轉醫院營運之考量（主要爲醫學中心），臺灣醫學中心復健科病房有自己的經營壓力，當病患住院天數減少，下轉至下層醫院時，會造成收入減少的營運壓力。其次，醫學中心多收治重症病患，復健病房亦然，多數病患屬於MRS 5的等級，不屬於下轉對象標準，故造成首年試辦計畫中醫學中心下轉比例小於5成。超過半數病人係由區域醫院轉區域醫院照護。由此點觀之，新制度應避免影響既有病房之經營，方能造成雙贏的局面。其次爲承作醫院面向，面對日額給付，病患若發生併發症，所衍生之檢查、檢驗、影像費用皆無法申請給付，承作醫院需冒財務風險，乃至有虧損的可能。將可能導致病況相對不穩定或有可能增加檢查的患者，淪爲進不了PAC的醫療人球。實際訪查結果也顯示，對於使用鼻胃管的患者，增加的管灌伙食費用在原始計畫中無法申報，也因此造成計畫試辦初期對於鼻胃管患者應納入而未納入的奇特現象。從病患面向，病患基於在大醫院能得到更好醫療照護的心理因素，會傾向選擇留在高層級的醫學中心或區域醫院接受復健照護，此現象乃人之常情，但違反健保署將病患下轉的目標。如何提升並確保承做醫院醫療水準，甚至以行政命令強制病患下轉，可能是此面向的解決方案。

實務上，健保署針對上述問題，也自2014年10月21日共識會議後微調收案及給付制度。在提高下轉誘因方面：增加「上游醫院下轉作業獎勵費」、「醫事人員訪視獎勵費」、「主責醫院提升團隊照護品質獎勵費」；必評量表自6項減爲4項、延長特殊個案腦中風40天內可納入收案。其次，在增加收治複雜病人之給付方面：吞嚥攝影檢查及管灌飲食可核實申報、日額給付第4週與前3週相同、其中評估費由400點增加爲1,000點、新增承作醫院團隊居家訪視獎勵費。後續資料顯示，這些經由共識會議所凝聚的修正方案，能有效增加急性腦中風病人納入PAC的比例以及參與醫院照顧意願和照護品質。

2. 應增加承作醫院名單及橫向聯繫網絡，以提供民眾更多就醫選擇

爲落實分級醫療並提升醫療系統經營效率，原始計畫限制病患應於照護團隊內下轉；然團隊有大有小，參加醫院數有多有少，對於身處小團隊的病患，其下轉常常沒有選擇。以下轉率最高的中區來看，其團隊最大：超過30間的區域、地區聯盟醫院，病人選擇多，下轉率也高。健保署可考慮建立線上媒合平臺，上游醫院將合乎下轉條件的病患名單上傳至此平臺，再由下游醫院視病患需求以及己身條件加以「認領」、下轉。

3. 評估工具過於繁瑣，然而評估費用相對偏低

本試辦方案實施之初，爲有效、周全的評估病患，而設計涵蓋多專業的全面性量表，然此13項量表需由不同專業分項評估、耗時甚長，且常發生病患在住院中無法執行的缺値狀況，增加第一線臨床工作者的工作量。

然試辦計畫初期對於複評病患的13項評估僅給付400元，顯不合理，承作醫院對此多有微詞。該制度與既有系統比較，頻率高——每3週需評估一次，內容多——共13項超過20頁內容。後雖經健保署提高評估給付金額，但此龐雜的評估量表仍有迫切的改善需求。

此外，爲凸顯急性後期之功能進展，巴氏量表之分級顯然不夠細膩、敏感，無法滿足急性後期照護需求。而13項量表無法與目前的急性與長期照護評估接軌，徒增加整體醫療體系工作成員之負擔，病患遭反覆評估亦不堪其擾。未來可在時間軸上連貫急性、急性後期、長期照護，診斷上涵蓋各種功能缺失，同時沒有版本授權問題的普遍性全方位評估工具（generic universal instrument），應是下一階段的重要課題。

美國聯邦政府於2005年開始發展連貫性評估紀錄量表（Continuity Assessment Record and Evaluation, CARE），以期整合急性後期機構量表分歧的現況，並減少醫療機構的行政負擔，進一步期待與急性醫療、長期照護資料相銜接。CARE包括四大面向，分別爲醫療狀態、功能狀態、認知狀態以及社會支持因子，共有機構入院、居家照護、出院及死亡等4種版本，具有良好信效度，並與既存量表之間存在高度相關性。臺灣復健醫學會在2014年承接中央健保署計畫，將CARE翻譯爲中文版量表CARE-T並建立電子版問卷，進行信效度分析。結果顯示：CARE-T 的11 個次面向除了行爲之外，其餘次面向（認知、譫妄、疼痛、知覺、基本日常生活、核心日常生活、工具性日常生活、憂鬱、失禁與呑嚥、損害）皆具高內在一致性、再測信度及評估者間信度。效度檢定方面，CARE-T 的認知、基本日常生活及工具性日常生活3個次面向分別與MMSE、Barthel Index 及Lawton IADL 3個效標量表高度相關，然而EQ-5D與憂鬱次面向相關度低。在整體效應値部分，CARE-T評估的11個次面向中，核心日常生活呈現高度反應性；認知、疼痛、基本日常生活、工具性日常生活等次面向呈現中度反應性；憂鬱、失禁與呑嚥、知覺、損害等次面向呈現小的反應性；至於瞻妄、行爲兩次面向之效應値較低（韓，2014）。CARE-T 具備高信、效度，除用於評估急性後期病患治療進展外，未來將可用於急性後期病患之資源耗用及出院準備。此外，未來亦有機會延伸至長期照護領域，以在空間與時間軸上整合功能評估量表。此量表於急性後期領域具先驅角色，臨床應用與研究發展之潛力極大。未來將持續進行CARE-T之分數標準化，以期能進一步預測資源耗用量（Chang et al，2015）。

4. 應強化長期照護轉介制度，方能順暢急性後期照護之出院準備

急性後期照護的主要目的是降低病患失能、促進成功返家。然對於失能較重或未能返家的病患需要完善的長期照護支持系統，否則出院困難問題仍難避免。臺灣長期照護服務法剛立法通過，然長照機構的種類多樣，法源紛歧，主管機關雖皆屬衛生福利部，然仍屬不同處、署，對於不同年齡、不同失能等級的病人，需有不同的長照機構收治，再加上長照機構的服務量仍屬不足，造成要將PAC病患長期下轉至長照機構有執行上的困難。提升長期照護的總服務量爲首要目標，2013年試辦計畫顯示，約有8%急性腦中風病患係安置於長期照護機構，62%接受門診復健，20%居家自行復健，政府有責任爲此28%病患提供適當的長期照護服務。

肆、結語

2014年實施有史以來臺灣第一次腦中風急性後期試辦計畫，經過首年實施，的確有效達成降低再住院率與減少失能的目標；然仍有收錄病患低於預期、評估工具過於繁瑣，以及長期照護制度轉介制度未建立等3項問題有待修正。2015年則開始燒燙傷急性後期照護；預計2016年之後將開始骨折、創傷性神經病患、心肺術後病患以及衰弱老人之急性後期照護服務。至此，臺灣急性後期照護將漸臻完備。未來應著重普遍性全方位量表之開發，以完備急性、急性後期、長期照護整合之評估工具。

參考文獻

1. 行政院衛生署：第六期醫療網計畫。http://www.dohgov.tw/CHT2006/DM/DM2.aspx%3Fnow_fod_list_no%3D11911 %26class no%3D4%26level no%3D3。引用日期2012/8/19。
2. 李孟智、廖妙清（2012），臺灣中期照護的展望。醫學與健康期刊，1(1)，1-7。
3. 邱弘毅（2008年12月17日），腦中風之現況與流行病學特徵。臺灣腦中風學會會訊，15(3)，取自http://www.stroke.org.tw/newpaper/2008Sep/paper_2.asp。
4. 陳亮恭、黃信彰（2007），中期照護：架構老年健康服務的關鍵。臺灣老年醫學暨老年學雜誌，3 (1): 1-11。
5. 張益誠（2014），急性後期照護——減緩失能的加油站。全民健康保險雙月刊，(5)，12-15。
6. 張益誠（2015年9月22日），提升急性後期照護品質試辦計畫推動情形簡介。急性後期照護試辦計畫104年第一次專家諮詢會議。衛生福利部中央健康保險署。臺北。
7. 蔡淑鈴（2015年11月17日），全民健康保險急性後期照護推動與未來展望。全民健康保險急性後期照護研討會。衛生福利部中央健康保險署。臺北。
8. 衛生福利部中央健康保險署（2013年10月7日），全民健康保險提升急性後期照護品質試辦計畫，健保醫字第1020033910號公告。
9. 韓德生（2014）。全民健康保險提升急性後期照護品質試辦計畫之導入美國CARE評估量表之可行性研究。衛生福利部中央健康保險署103年度科學及技術類委託研究結案報告，研究編號：F1030033722，2014/12/15。

10. 韓德生（2015），談全民健康保險提升急性後期照護品質試辦計畫。新臺北護理期刊17(2): 1-9頁。
11. 龐一鳴（2015年3月31日），我國急性後期照護的政策與未來展望。衛生福利部所屬醫院103年度急性後期照護成果發表會。衛生福利部。臺北。
12. ABT Associates (2003). Validation of Long Term and Post-Acute Care Quality Indicators. Prepared for the Office of Clinical Standards and Quality: Centers for Medicare and Medicaid Services. Contract Number 500-95-0062/Task Order #4.
13. Buntin MB (2007). Access to Postacute Rehabilitation. Archives of Physical Medicine and Rehabilitation, 88, 1488-1493.
14. Chang KV, Hung CY, Kao CW, Tan FT, Gage B, Hsieh CL, Wang TG, Han DS. Development and Validation of the Standard Chinese Version of the CARE Item Set (CARE-C) for Stroke Patients. Medicine 2015, 94 (42), 1-6.
15. Chen LK, Chen YM, Hwang SJ, Peng LN, Lin MR, Lee WJ, Lee CH: Longitudinal Older Veterans Study Group Effectiveness of community hospital-based post-acute care on functional recovery and 12-month mortality in older patients: a prospective cohort study. Ann Med 2010;42:630-6.
16. CMS. https://www.cms.gov/Medicare/Quality-Initiatives-Patient-Assessment-Instruments/Post-Acute-Care-Quality-Initiatives/IMPACT-Act-of-2014-and-Cross-Setting-Measures.html. Accessed on 2016/2/10.
17. Duncan PW, Velozo CA (2007). State-of-the-Science on Postacute Rehabilitation: Measurement and Methodologies for Assessing Quality and Establishing Policy for Postacute Care. Archives of Physical Medicine and Rehabilitation, 88, 1482-1487.

18. Intermediate care. Guidance for commissioners and providers of health and social care. (BGS compendium document D4). London: British Geriatrics Society, 2001.
19. Kane, R. L., Lin, W. C., & Blewett, L. A. (2002). Geographic variation in the use of post-acute care. Health Serv Res, 37(3), 667-682.
20. Kaplan SJ (2007). Growth and Payment Adequacy of Medicare Postacute Care Rehabilitation. Archives of Physical Medicine and Rehabilitation, 88, 1494-1499.
21. Lee HC, Chang KC, Lan CF, Hong CT, Huang YC, Chang ML (2008). Factors associated with prolonged hospital stay for acute stroke in Taiwan. Acta Neurol Taiwan, 17(1),17-25.
22. Prvu Bettger JA, Stineman MG (2007). Effectiveness of Multidisciplinary Rehabilitation Services in Postacute Care: State-of-the-Science. A Review. Archives of Physical Medicine and Rehabilitation, 88, 1526-1534.
23. Tseng M, Lin H (2009). Readmission after hospitalization for stroke in Taiwan: results from a national sample. J. Neurol Sci, 284, 52-55.

第十一章 自社區基層及社會參與看整合照顧[1]

林依瑩

壹、前言與背景

政府自2007年開始推動「我國長期照顧十年計畫」以來，雖向正確之社區式、居家式長期照顧目標邁進，但照顧服務發展速度緩慢且相關照顧資源缺乏整合，導致有需求的家庭只能選擇外籍看護工。然而，缺乏照顧服務管理、訓練的外籍看護工並無法全面解決家庭照顧問題；且申請有外籍看護工的家庭一律無法申請政府提供的長期照顧服務，而形成國內目前運用長照服務的家庭服務未完整、運用外籍看護工的家庭自求多福兩種消極的態勢。臺灣長照政策與服務零碎化的發展是促成民眾大量僱用外籍監護工的主因，因為民眾面對國內長照往往沒有足夠／妥適的選擇，只好退而求其次選擇外籍看護工。

貳、模式介紹——老人觀點的整合照顧

當老人逐漸老衰、獨居在家，所需要的支援服務日益增加時，居家服務、日間照顧、家庭托顧、交通接送、居家護理、居家復健等各項的服務需求油然而生。但從服務的建置到老人的使用之間，往往有一段距離，如何縮短老人與服務之間的距離，對老人而言，是最實質的幫助。因此，老

1 本章資料來源：弘道老人福利基金會。

人需要的不單是長期照顧服務，更確切的表達應是「整合性的長期照顧服務」，其中發展需有下面三項重要元素：

一、服務的可近性

各項服務在社區就近發展，是首要關鍵。各項服務不普及，服務的可近性不高，老人則無法獲得服務，更遑論服務的整合。就區域而言，臺灣的鄉／鎮／市／區的地理範圍是長照服務發展的基礎場域，但對老人而言，村／里的區域範圍更爲適恰。未必每項長照服務都可以在村里範圍養成，但至少每個鄉鎮都要具備，方能有普及性高的長照服務網。

二、行政程序的減化

當老人申請各項服務時，從尋找服務單位、申請服務、服務評估、媒合到服務提供，相關所需要的時程與投入，往往讓老人或其家人倍感挫折。而且若同時使用多項服務時，每個單位都要各跑一次相關的流程，造成若使用三項服務就要接受三次評估。在臺灣，因爲如此繁雜的流程，服務的輸送無法即時性，而且常常整合度不足，無法完全解決照顧需求時，民眾只好申請外籍看護工，棄臺灣本土服務而不用。

三、整合機制的建置

臺灣的長照服務多是委託民間單位來提供，在委託過程中，未積極推動由單一單位來發展單一行政區域的多項照顧服務，而導致多家服務來提供。因此個案的居家服務、交通接送、日間照顧等服務需找不同家單位提供，跨單位的服務提供，其整合的難度易會隨之增加。另外，目前評估單位都由各縣市長照中心負責，但服務輸送則由個案直接對應各家服務，所以需增設「服務協調者」，從尋找服務單位、申請服務、服務評估、媒合到服務提供，都有專人處理，對個案而言，面對的服務，有效減化其行政的處理，方能發展具實質整合力的長照服務。

參、現況分析

一、臺灣長期照顧服務整合的困境

臺灣主要的長照政策爲長照十年計畫自2007年推動至今，雖然服務案量有成長，但社區／居家型的照顧服務無法提供完整支持，所以外籍看護工已高達22萬多人，成爲臺灣主要依賴的長期照顧人力，究其關鍵原因，各式服務量不足，且難以整合是主因，導致此現象的因素分析如下：

(一) 政府指導性的創新服務，發展過程困難重重

從居家服務、家庭托顧、小規模多機能等各式服務的推動，政府的政策形成，往往由專家學者參考國外經驗後，擬定政策執行辦法，初步找數個縣市試辦後，就全面實施。鮮少是在臺灣已有實作的成功經驗後，再來擬定相關執行辦法。因此，常常在推動過程中，無法以眞正的需求來發展。如家庭托顧初始設計是希望鄰里互助，讓原本是在家照顧的家庭照顧者，可以同時多照顧數人，但如此的期待，便在開創之初就設定許多的條件，如以失能輕、中度爲主，但老人若是輕中度，當有活動能力，到托顧家庭整天就會待不住；托顧家庭需以自有房子爲主，不能租屋，但家庭的休息場所要符合無障礙，臺灣的居住環境又多以透天宅爲主，一樓通常爲客廳，所以受托者若要上樓房間休息，並無電梯，就不符合無障環境的規定，因此需在客廳設床，但是客廳擺床是臺灣民俗上的大忌，因此，托顧家庭難尋。推動至今，全國只有32個托顧家庭，服務147人。同樣的，最近新推出的小規模多機能的創新服務，希望可以讓個案多元組合居家服務、日間照顧及夜間服務，但又限制夜間服務只能有使用日間服務的個案才能使用。夜間服務的開展原本就不易，但服務未成熟期就限制收案對

象，對創新服務而言，雖有政策資源協助，但政策的限制性規範卻是服務無法健全開展的一大阻力，如此指導式的創新發展模式一再重蹈覆轍，實值得政府部門深度省思。

(二) 擔心照顧服務員職業地位低賤化，限縮服務發展，忽略了個案的眞實需求

自推動長照十年計畫以來，照顧服務人力的短缺一直是重大議題，爲避免照顧服務員淪爲臺傭，居家服務的內容就開始限縮家事服務的範圍，甚至曾有縣市是全面禁止家事服務的提供。但是，家事服務占個案居家服務6成以上的需求，因此，面對民眾的需求，政府應有對策來解決，如鼓勵民眾自費使用，而非排除。對民眾而言，因爲這是來自政府補助的服務，並非全自費，所以供需之間呈現不對等的媒合關係，政府只提供局部的服務，一旦個案的眞實需求增加了，政府補助服務難以滿足，民眾就會捨棄政府的補助，寧願自費聘用外籍看護工，這也就是爲何臺灣民眾如此依賴外籍看護工的主因。對現在當下的照服員而言，多是樂見不需提供家務服務的，畢竟這是勞力型的服務，所以居服提供單位亦未積極發展個案需要的家事服務或其他服務，但如此限縮服務項目，照服員的專業形象並未因此而提升，仍是以中高齡就業的族群爲主，全臺仍是照顧服務員人力荒。

(三) 著重行政專業的管理，長期忽略服務模式的研發與發展

現有的居家服務推動，往往著重行政專業的管理，如以派案的時效性、行政報表的塡寫、電訪、家訪的執行度、抽查監督爲管理重點，但居家服務的服務模式，如失智症的居家照顧模式、關懷陪伴的專業化（非只是一同陪看電視），洗澡、移位、備餐技巧的提升等照顧模式卻往往不是關注的重點。究其主因，主要是目前全臺灣居服的督導管理階層，如居服督導、機構主管，多數缺乏現場服務經驗，因此，無法貼近個案眞實需求，甚至忽略了服務模式研發的重要性。再加上全臺照顧服務人力不足，所以我們常見居服單位運作的重點主要將長照中心派來的個案儘快媒合照顧人力，照顧模式的發展則非重點。

(四) 時數的補助模式，服務時段化，致服務人力時薪化

現在居家服務中一個家庭是由一位服務員服務，服務以時段制方式進行，約1-3小時，服務時間及人力僵化無法彈性運用，也無法依照個案需求提供一天多次服務。但人的需求，如三餐、吃藥、換尿布皆有它的時間性，非能一個時段就能完全滿足。另外，照顧人力的薪資也多以時數計算之，因爲個案的狀況是處於變動性的，常因臨時住院、外出暫停服務，或請外籍看護工、送至機構、死亡結案，當月服務時數即會變動，薪水也跟著變動。因此，目前照顧服務員多爲中高齡就業者，甚至是弱勢就業者。以弘道爲例，在過去聘用時薪制的照服人力平均年齡爲51歲，其中有約5%的照服員處於負債狀態，每個月都需接受法院的強制執行扣繳部分薪水。

(五) 照顧服務社會福利依賴化，缺乏自費機制

因爲現有的居家服務發展的局部化，所以民眾自費意願低落，以弘道爲例，民眾只有3%願意再多自費購買傳統居服。所以，整體的居服樣態爲政府補助多少，民眾用多少，形成一個福利依賴化的局面。在這之間，不單民眾依賴政府的補助，全國提供居家服務的168家非營利組織，多數認爲承接政府委託是幫政府做事，而非組織自發性的服務發展，所以政府補助多少就做多少，若未補助，多就不執行。如政府未補助照服員交通服務時間，多數照服員在服務過程的交通時間是不計算薪資的，甚至交通費是自理的。在自費服務的發展上，因爲照服員人力不足，政府核定的服務案媒合不完，所以居服單位也無誘因多推自費服務，居家服務的樣態長期處於人力媒合的狀態，營運模式多仰賴政府的補助模式，長期在困境中發展。

三、弘道老人福利基金會推動ALL IN ONE走動式照顧服務之歷程

爲破除現行長照僵化的服務提供模式，弘道老人福利基金會於2013年7月開始推動「ALL IN ONE走動式照顧服務」：以單一集合式住宅或集中型的社區爲服務區域，運用團隊式人力在社區中有長照需求者之間提供一天多次式的走動照顧服務，以責任制的方式滿足個案及案家的需求，讓需求者可以獲得適切的照顧服務。團隊人力包括本國照顧人員及外國看護工，運用完整的職務分工讓本國照服員能發展專業職能建立專業形象；也透過非營利組織統一聘僱管理提升外籍看護工的服務品質，並保障其人權。此方案2013年7月率先在新北市及臺中市試辦，2014年1月延伸至高雄市，2015年1月屏東縣，2015年8月彰化縣，預計2016年推動到臺北市。最終期待此模式能提供民眾完整到位且優質安心的照顧服務模式，以支持老人能終老在宅，並成爲臺灣主要的長照政策，健全的快速推廣，方能因應臺灣快速老化的龐大照顧需求。

服務內容以開放式方式來發展，由個案或其親友或評估者依受照顧者之需求來規劃其照顧計畫，在2年多實驗性的服務需求經驗中，歸納出七大需求：

1. 陪伴型照顧服務：陪伴就醫、陪同購物、陪同旅遊、保護性看護、慶生、生命回顧等。

2. 身體型照顧服務：沐浴清潔、翻身拍背、排泄協助、換尿布、餵食服務等。

3. 健促型照顧服務：肢體關節活動、中風復健活動、認知學習療法、血壓。

4. 全家型生活服務：代購物品、備餐服務、環境清潔、小孩照顧、花圃整理、遛狗等。

5. 照顧指導服務：提供家庭照顧者或外籍看護工照顧技術知識上的協

助等。

6. 夜間居服：提供夜間長時照顧，另外搭配科技設備call服務系統，提供夜間走動照顧服務等。

7. 居家安寧：協助長者跟家人返家後的安寧照顧及協助等。

除了上述七大服務項目外，有三種服務需求實值得進一步探討。

1.「零碎型需求」如陪過馬路（去菜市場、去教會等）、陪走至公車站搭車、陪上下樓，服務時間約在30分鐘以內，服務時間過短，很少有單位願意服務，但若這些零碎服務可以有相對應的服務提供，可以協助服務個案外出就醫或復健，以及豐富的社會參與。

2. 不限居家場域的服務，居家服務場域傳統是以居家爲主，一旦離開住宅環境後，服務則需暫停或結案。但當個案住院時，若居家服務可以延伸至醫院服務，出院返家時亦可銜接回居家服務，便可以建構無縫隙長照服務，因此打破居家場域的框架，是發展整合型服務的重要機制。在實際服務上，亦有失智個案無法久待家中，需要大量活動，因此照顧服務是天天出遊服務，帶著個案天天出遊，大大舒解了家庭照顧者（年老配偶）的照顧壓力。

3. 出院返家的照顧需求，如意外受傷、癌症手術等，一旦返家，社區服務的支持體系幾乎是不存在。2015年八仙樂園塵爆意外事件，造成300多位的燒燙傷病患，出院後的居家照顧面臨了很嚴峻的考驗。主責此次傷患後續照顧的陽光基金會，與本會合作，培訓照顧祕書洗澡護理之技巧，成爲此次傷患重要的居家支持服務。

走動式照顧服務可依照個案的需求提供一天單次或是多次性的服務，透過服務人員以團隊合作的方式在個案間走動滿足一整天的照顧需求。在個案生病住院整體照顧服務需求增加時，也可到醫院提供服務，而非暫停中斷服務。除此之外，走動式照顧服務也突破目前長照服務使用資格、時間及項目限制，從以往僅針對個人的照顧，延伸到整個家庭的實際需求來提供協助。

因服務的提供不再僅只是界定於「服務到時間結束」，而是界定在滿足個案的需求爲目標，能夠讓服務人員更用心地去了解個案眞正的需求，進而滿足其需求，也因此走動式照顧服務能夠依照個案的眞正需要有許多創新服務產生。例如：起初服務爲陪伴就診打營養針，透過每日的陪談，長輩生活找到支持，也增加外出公園運動的意願，從過往的不安、猜忌到現在親和、友善，照顧計畫由原本的陪伴就診增加爲外出進行健促活動；也有個案剛開始請走動式服務單純協助打掃，了解到服務人員的專業後，改請提供長輩健康促進及沐浴等身體照顧服務，長輩也從足不出戶到願意跟服務人員一起去郊遊。

走動式照顧服務破除現行長照僵化的服務提供模式，照顧服務人員以多元的方式提供單次或多次服務，規劃人力在社區中有長照需求者之間走動，讓個案可以依照所需選擇不同的照顧模式，而不再是迫於無奈地選擇入住機構或是聘請24小時的家庭看護工。

ALL IN ONE走動式照顧服務已從傳統的居家服務，發展出以全人、全家的照顧模式，但照顧服務不單只有走動式居服，亦還有其他服務，如到宅用藥、居家護理、交通接送、日照服務等相關服務的需求，如何進一步整合成個案可以順暢使用的服務套餐，則是未來的重要課題。除了完善的整合式照顧服務外，亦應發展個案的豐富生活，如旅遊、家庭親情的維繫互動、購物、美容、圓夢等，讓個案除了照顧服務外，仍可以享有馬斯洛需求理論的五要素：生理、心理、社交、尊嚴及自我實現的長照生活。

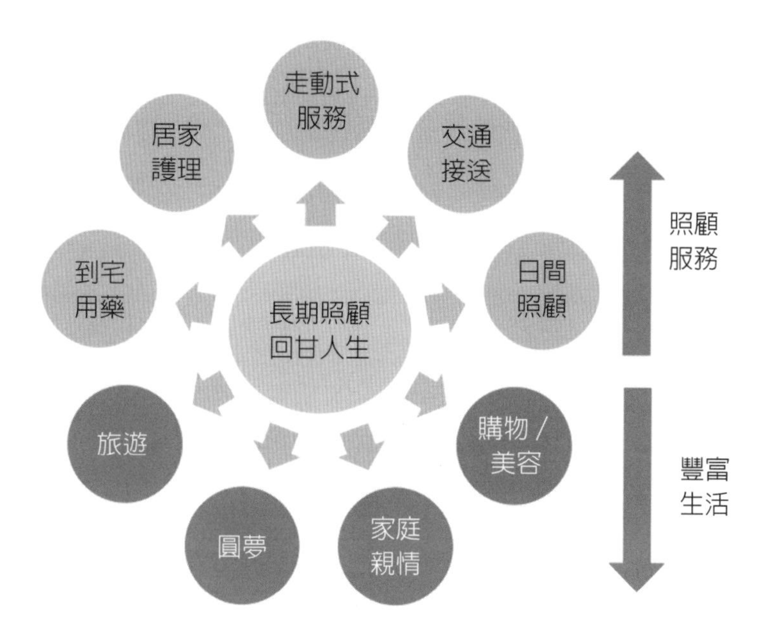

圖11-1 回甘人生的ALL IN ONE走動式照顧服務模式：長照服務的整體規劃應同時包括照顧服務及豐富人生兩大部分，除了發展無縫隙的整合照顧服務外，如居家服務、到宅用藥、交通接送等，更積極規劃各種社會參與，如旅遊、圓夢、親子活動，共創精彩豐富回甘式的長照服務模式。

現行居家服務與ALL IN ONE走動式照顧服務的比較分析，詳如下表：

表11-1 「現行居家服務」與「ALL IN ONE走動式照顧服務」比較表

項目	政府現行居家服務	ALL IN ONE走動式照顧服務
服務對象	需符合長期照顧服務對象資格：65歲以上的失能老人或45歲以上領有身心障礙手冊者。	有長照需求者即可來電提出申請。
已有服務區域	全臺灣。	新北市、臺中市、彰化縣、高雄市、屏東。

（接下頁）

表11-1　「現行居家服務」與「ALL IN ONE走動式照顧服務」比較表（續）

項目	政府現行居家服務	ALL IN ONE走動式照顧服務
服務內容	一個家庭由一個服務員服務。 服務一次約兩小時。 無法依照個案需求提供一天多次服務。 服務時間僵化，無法彈性運用。	依照個案的需求提供一天單次或是多次性的服務，可透過服務人員在個案家間走動滿足一天的需求。 服務時間彈性，可與其他個案間互相搭配，比如幫爺爺煮完午餐，前往下一個家庭協助長輩沐浴，然後再回來幫爺爺收拾餐盤。
服務時間、時數	依照失能程度提供時數，輕度25小時內、中度50小時內、重度90小時內。	星期一至星期日，一天服務時數無限制，均可依需求調配（實際服務依諮詢後而訂）。
服務核定方式	需經過長照中心評估通過才可服務。	有需求者即可使用。 社工員到家了解需求提供服務計畫書。
變更服務內容	半年檢視一次服務需求與評估（例：個案臨時住院就須暫停服務，若有醫院照顧需求，則不可提供）。	隨時依個案需求調整服務內容。（例如：個案臨時有陪同就醫或住院看護需求，可調整；原是家事服務，可依個案狀況調整為健康促進服務）。
付費方式	一般戶：補助時數內每小時自付60元。 中低戶：補助時數內每小時自付20元。 低收入戶：補助時數內免費。	一般戶：全自費（依照月費）。 經濟困難者，協助連結相關資源提供服務。
服務項目	1.身體照顧服務：包括協助如廁、沐浴穿換衣服、進食、服藥、翻身、拍背、簡易被動式肢體關節活動、上下床、陪同運動、協助使用日常生活輔助器具及其他服務。 2.家務服務：包括換洗衣物之洗濯與修補、服務對象生活起居空間之環境清潔、文書服務、餐飲服務、陪同或代購生活必須用品、陪同就醫或聯絡醫療機構及其他相關服務。	1.陪伴型照顧服務。 2.身體型照顧服務。 3.健促型照顧服務。 4.全家型生活服務。 5.照顧指導服務。 6.夜間居服。 7.居家安寧。

（接下頁）

表11-1　「現行居家服務」與「ALL IN ONE走動式照顧服務」比較表（續）

項目	政府現行居家服務	ALL IN ONE走動式照顧服務
照服員職涯規劃	無系統的發展，少數照服員有5年資歷後可擔任月薪職「居服督導員」。	照顧助理→照顧祕書（亦可轉任社工、企劃、資發相關職務）→照顧指導員→督導→主任。
照服員薪資	時薪人員為主，薪資依個案狀況（如暫停服務、結案）會因服務時數而浮動，薪資因而不穩定。	月薪、年休假，並按照考核狀況調整薪資（薪資穩定有保障，工作時間依勞基法規定）。
服務人力運用型態	一位照顧服務員單一主責其個案服務。	一位照顧祕書搭配一位照顧助理，或兩位照顧祕書同時一起到個案家中服務。
服務成就感	低 1.工作層次： 單純提供個案已核定服務項目，有任何服務問題由居服督導協助處理，無自主規劃、思考能力與職能增進機會（無法及時因應服務需求溝通）。 2.心理層次： 只是一份工作，失去追求成就熱情。	高 1.工作層次： 提供服務給個案外，在服務的推廣、個案及家屬的溝通及問題解決層面也是工作重點。另外需協助行政報表計算等事項，增加職業職能。 2.心理層次： 可看見自己服務提供後個案的正向改變，有成就感。
服務專長提升	低 每年固定在職訓練時數，非因需求而多因規定接受訓練。	高 依照自己在能力上缺少的部分進行提升，除了固定的會內會外訓練，同儕團隊的學習更加重要。
專業服務形象建立	低	高
外籍看護工議題	居家服務與外籍看護工的服務為互斥，聘有24小時的看護工，不得申請居家服務。	提供外籍看護工，符合勞基法及具人權式的勞動條件，如擁有獨立的居住宿舍、可獲得職前與在職的專業照顧訓練。
財務	依賴政府補助經費，自費比例非常低。	結合政府居家服務補助，並積極開發自費服務。

四、建議

針對目前居家服務的發展，若要建立整合的機制，首要是推動長照中心的評估採「包裹式評估核定」，針對個案的失能程度及需求，僅需核定每月補助時數及項目，無需再核定服務的頻率，如圖11-2。居家服務的服務計畫，則可讓單位接案後與個案及家屬共同擬定服務之頻率、時間，並進行服務安排後照會長照中心。民眾欲使用非政府居家服務補助的項目，則可選擇自費使用另簽契約及填寫服務報表，不列入核定補助時間的扣抵，亦不申請政府的資源。若非自聘外籍看護工，且每日接受服務時間未超過12小時之民眾或家庭，亦可符合居家服務補助資格，使不同性質的照服人力做彈性的調派，不論對於本籍或外籍的使用者來說，都是有幫助的（外籍不再僅一對一，而本籍也有工作機會）。

附件1-2

臺中市長期照顧管理中心（西區站）
服務提供單位照會回覆單

列印日期：103/11/05

<table>
<tr><td>服務提供單位</td><td colspan="4">財團法人弘道老人福利基金會</td></tr>
<tr><td>服務項目</td><td colspan="4">居家服務</td></tr>
<tr><td>個案姓名</td><td colspan="2"></td><td>照會日期</td><td>103/11/03</td></tr>
<tr><td rowspan="5">服務費</td><td rowspan="2">數量</td><td>需求數量：30小時／月</td><td colspan="2">補助數量：30小時／月</td></tr>
<tr><td>自付數量：0小時／月</td><td colspan="2">補助+自付=使用數量：30小時／月</td></tr>
<tr><td rowspan="3">費用</td><td>單價：200</td><td colspan="2">補助比例：70%</td></tr>
<tr><td>政府補助費用：4200</td><td colspan="2">部分負擔費用：1800</td></tr>
<tr><td colspan="3">自付費用：0</td></tr>
<tr><td>服務頻率</td><td colspan="4">以週計算：　天／週　小時／天（5週／月）
以月計算：　天／月　小時／天</td></tr>
<tr><td>服務內容</td><td colspan="4">身體照顧服務：穿換衣服、上下床、其他服務（陪同洗腎）。
家事服務：陪同就醫或聯絡醫療機構。</td></tr>
<tr><td>照會注意事項</td><td colspan="4"></td></tr>
</table>

圖11-2　長照中心居家服務評估照會回覆單

長照議題在臺灣日益顯得迫切與嚴峻，現有的長照結構與生態急需有巨大的翻轉方能因應快速攀升的長照需求。臺灣長照的核心結構即爲變革目前以時數（論量）模式，改以論人計酬爲長照服務模式的運轉核心（如圖11-3）。建議可以儘速找尋適切的實驗區，具體發展下列作爲：

1. 凡參與試辦之縣市，其實驗區域之評估方式以長照保險所研發之「多元評估量表」進行之，中央部會需提供縣市政府多元量表評估系統及平板電腦設備。實驗區域以多元評估量表及平版系統進行評估可等同中央考評衛生局使用長照十年評估的指標。

2. 評估方式由長照中心照管專員進行評估個案失能需求，以「照顧總額」及「照顧目標」（如提升家庭環境清潔之生活品質、改善家庭親子互動關係、改善個案消極生活態度、個案離床計畫、提升個案睡眠品質、零尿布、舒緩照顧者壓力、減少個案醫療利用率等）核定之。

3. 居服提供單位依照專核定之「照顧總額」及「照顧目標」擬定「個案品質保證照顧計畫」，經案家及照專確定後，開始提供服務。

4. 行政核銷模式不再依服務時數或服務次數給付之，而是依總額核定輔以「個案品質保證照顧服務成效」支付之。

除此之外，在長照管理中心及各式服務之間增列「服務協調者」，依據個案核定之經費補助額度，以及個案其他自費或特殊需求，擬定個別服務計畫書。一個可以永續的長期照顧體系，必須是一個公、私協力、正式與非正部門相互支援、相互整合的體系。增列服務協調者，可以發揮熟悉社區資源之特性整合個案所需之服務資源，與社區不同提供服務單位協調與聯繫，單一對口安排個案所需各項服務。

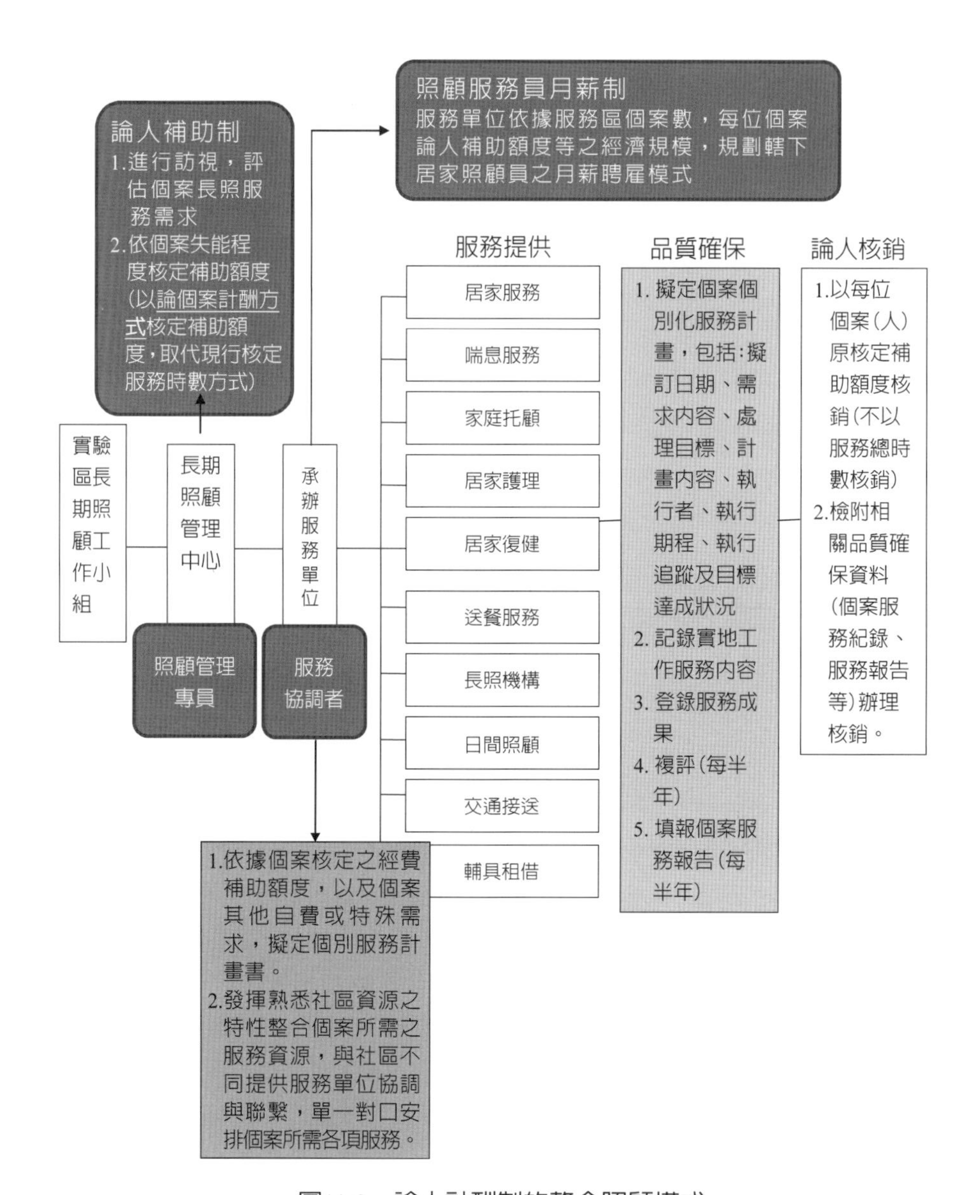

圖11-3　論人計酬制的整合照顧模式

第十二章 社區、政府與照顧的整合

張耀懋、莊美如

壹、前言

我國近年來人口快速老化，長期照顧需求人口數劇增，老人人口的快速成長所造成的慢性病與功能障礙的盛行率呈現急遽上升趨勢，而這些功能障礙者或缺乏自我照顧能力者，除健康與醫療服務外，也需要廣泛的長期照顧服務。

因此，如何有效整合各級政府資源，連結民間照顧服務資源及社區整合，提供完善良好的長期照顧服務，並給家庭照顧者更多的支持與關懷，減輕民眾財務負擔，增進長期照顧服務的可近性，是地方政府執行資源整合的首要目標。

貳、模式介紹——嘉義市

源起：建構長期照顧體系先導計畫。

臺灣建構長期照顧社區服務藍圖，開始於行政院2000年核定「建構長期照護體系先導計畫」，由內政部委託國立臺灣大學開始執行，擇定嘉義市為實驗社區城市型代表，並自2001年10月進入為期2年的社區實驗階段，陸續完成整合政府及民間資源，建立全人照顧體系、照顧管理制度、服務成效，連結多元服務、活絡社區照顧網絡等工作。

2003年實驗計畫結束，由嘉義市政府自2003年10月1日起正式承接，除延續原實驗社區各項服務方案，更進一步整合社政及衛政成立「嘉義市長期照顧管理中心」，執行各項服務方案及照顧管理制度。

參、實施概況

本文即以嘉義爲例，提出整合範例，包括人力、財務、民間及地方資源等整合，茲分述如後。

一、人力規劃

(一) 失能人口數

嘉義市長期照顧之對象涵蓋全體失能者，因此不分年齡層只要符合失能條件即列爲照顧對象。服務對象包括：(1)65歲以上老人ADL[1]失能者；(2)65歲以上老人僅IADL[2]失能且獨居者；(3)65歲以下身心障礙失能者。

依據長照十年計畫推估長期照顧需要人數推算公式計算，嘉義市長期照顧需求人數如下：

1. 65歲以上需長期照顧服務依失能率9.34%推估，需要長期照顧老人人口數約2,852人（2013年）。

2. 64歲以下身心障礙者需長期照顧服務依9.1%計算，需要長期照顧之身心障礙人數約1,070人，依上述合計預估需要長期照顧人口數爲3,922人。

(二) 人力資源狀況

嘉義市103年各類長期照顧服務員人力如下：照顧服務員580人（老

---

1 Activities of Daily Living（ADL）：日常生活活動功能量表，評估進食、移位、平地走動、穿脫衣褲鞋襪、洗澡、如廁等6項活動功能。

2 Instrumental Activities of Daily Living（IADL）：工具性日常生活活動能力量表，評估上街購物、外出活動、食物烹調、家務維持、洗衣服等項目。

人福利機構照顧約230人、護理機構約240人、社區照顧服務人數約110人）、社會工作員（師）20人、護理人員（師）137人、職能治療師1人、物理治療師4人。

照顧管理專員之需求人力，依收案管理數每位照顧管理專員150-200人，2013年爲照顧管理專員7人及照顧管理督導1人。另爲拓展長期照顧服務資源之發展，提供長期照顧個案的多元照顧需求，嘉義市政府由公益彩券回饋金補助聘請2名社工專業人力，進行各項服務資源與服務人力之開發、整備與運用。

二、整合政府相關單位

在行政院建構長期照顧體系先導計畫實驗社區辦理前，長期照顧衛政及社政體系分歧，各項服務均有不同的受理窗口，基於先導計畫之精神，嘉義市於2003年10月整合社會處「照顧服務中心」及衛生局「長期照護管理示範中心」之業務，成立跨局處之「嘉義市長期照顧管理中心」，整合老人、身障福利、醫療及衛生體系之相關資源，提供民眾單一窗口的長期照顧服務。

嘉義市長期照顧管理中心爲市政府任務編組單位，設主任1人，由市長核派高階主管兼任〈如衛生局局長或祕書兼任〉，下設社政資源組、衛政資源組及照顧服務組；社政組組長由社會處社會福利科科長兼任，衛政組組長由衛生局醫政科科長兼任，照顧服務組組長聘用專業人員擔任，社政組及衛政組各置組員1至2人，由衛生局及社會處福利科、救助科各派1員兼任之，服務組聘用照顧管理專員7人，另設置長期照顧推動小組，邀請相關專家學者及各相關局處主管擔任委員提供相關專業諮詢。

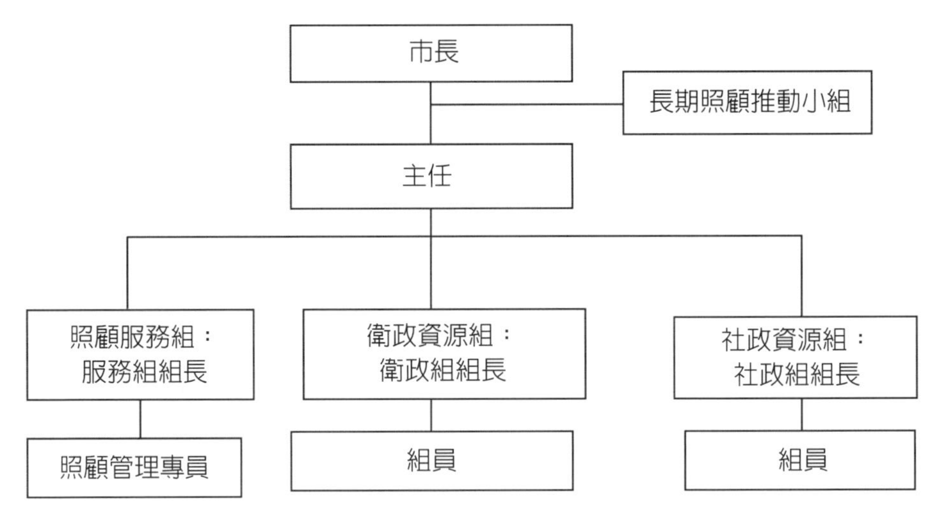

圖：嘉義市長期照顧管理服務中心編組表

長期照顧管理中心行政業務包括經費核撥、核銷、服務方案招標及簽約分屬衛政資源組及社政資源組負責，個案管理及服務品質監控則屬照顧服務組，人事差假管理授權長照中心主任統籌管理。在服務時效管理部分，從民眾電話進行服務申請時即進行初篩，依據年齡、ADL失能項目、支持系統進行分級，並於3日內由照顧管理專員完成家訪及簽訂照顧管理服務契約書，個案評估與照顧計畫由中心主任核定後即可連結照會服務單位，服務提供時間則於契約中規定於接獲照會單後7日內提供服務。

三、發展與整合照顧服務資源

嘉義市在實驗社區介入前，即是醫療照顧資源豐沛之地區，在長照服務方面，原已有嘉義基督教醫院居家服務中心提供居家服務，四家大型醫院提供居家護理，衛生局及社會處亦有7天之機構喘息服務、緊急救援通報系統服務、居家無障礙設施設備改善服務等。實驗社區介入後擴大原有之服務模式，增加居家復健服務、居家喘息服務、照顧住宅、失智症日間照顧中心、家庭托顧服務等，使社區多元化長期照顧服務模式的建構雛形俱現。至今嘉義市已發展多種服務模式。

(一) 居家服務

居家服務提供單位屬性以醫院附設、財團法人社會福利慈善基金會爲主（詳表12-1）。參與的民間機構包括教會醫院、基金會等團體。但是，爲因應服務人數逐年增加，仍應規劃鼓勵更多社福單位參與提供服務，以因應逐年增長之居家服務需求。

表12-1　各區居家服務單位屬性之分析

區域＼屬性		家數
居家服務	總計	3
	醫院	1
	財團法人社會福利慈善事業基金會	2

自2003年後，嘉義市已培訓3,400多位照顧服務員，然因薪資較醫院照顧服務員低，大多數服務員取得結業證書後，從事醫院看護工作，實際從事居家服務的比率偏低，內政部雖自2010年補助服務提供單位應負擔居家服務員之勞、健保及勞工退休準備金，但目前居家服務費用皆維持在180元／每小時左右，若爲計時非月薪聘僱之服務員，扣除交通往返時間，可獲得的薪資並不高。此外，社會大眾認知中的照顧服務員多從事生活進食、大小便處理、家務照顧、清潔、身體活動等工作內容，故認定此職業並不需具備特定專精之知識和技能。低薪資、不良的工作條件、福利待遇及社會形象影響照顧服務員之就業意願。照顧服務員爲照顧服務之主要骨幹，因此居家服務的發展，除了健全照顧服務員之勞動保障外，如何

提高居家服務員之專業性服務的形象，也是推展居家式服務的重大課題。

爲減輕居家服務單位的經營壓力，嘉義市補助居家服務提供單位辦理照顧服務員及督導員之在職教育訓練（至少20小時以上），並補助居家服務所需之各項衛材器具、各項長照業務宣導所需之活動費用，以扶植居家服務單位永續經營，避免成本轉嫁照顧服務人員。

在品質監控部分，每年辦理居家服務評鑑，透過書面及實地業務訪視了解服務提供單位實際營運狀況，輔導單位在行政管理、個案照顧評估等品質之提升，此項評鑑之結果也列爲服務招標時之參考。

(二) 日間照顧

日間照顧係提供失能者於白天到日間照顧中心接受照顧，晚上返回家庭照顧。日間照顧服務內容包括：生活照顧、生活自立訓練、健康促進、文康休閒活動、家屬教育及諮詢服務、護理服務、復健服務、備餐服務、提供或連結交通服務。目前嘉義市之日間照顧中心，分別由公私機構承辦，103年有3家服務提供單位，可提供服務人數有70人。

(三) 家庭托顧

家庭托顧是「建構長期照護體系先導計畫」之新型服務模式之一（吳淑瓊等，2004），其將托顧家庭定義爲「像褓母在自己的家裡照顧小孩一樣，我們將不放心一個人在家裡的老人或身心障礙者送到托顧家庭，讓他們得到良好的照顧或陪伴。托顧的時間可以是白天，也可以日夜托，雙方可以商量」（曹愛蘭等，2003）。目前嘉義市提供失能者於白天到托顧家庭接受照顧，晚上返家照顧。就執行經驗來看，民眾目前仍傾向於居家式照顧服務，對於送往托顧家庭較不易接受，且常有托顧家庭同住親屬的排斥。

(四) 交通接送

爲協助居住於家裡的中、重度失能長者，滿足其就醫及使用長期照顧服務如復健服務、日間照顧等，嘉義市針對65歲以上老人、50歲以上身心障礙之重度（5項以上ADL失能）失能者，經長期照顧管理中心照顧管理專員評估有其需求者，委託私立保康社會福利慈善事業基金會，透過補助機制提供交通服務之資源。對具有長期功能失能或困難的人，因行動不便經常有就醫之交通需求，建構無障礙運輸環境，增進行動不便之中、重度失能者「行」的便利性。

(五) 失智症老人日間照顧中心

嘉義市在實驗社區階段已設置失智症日間照顧單位，失智症患者白天由機構的專業人員提供照顧活動，傍晚接回家仍能與家人共處，減緩其失智的退化程度，維護失智症老人之尊嚴及生活品質，並提供失智症家庭照顧者諮詢、訓練及照顧上的支持，落實整體性照顧及在地老化的理念。目前日間照顧中心委由慈善基金會及醫院提供服務。

(六) 營養餐飲服務

爲照顧行動不便或長期患病的低收、中低收入戶長者及身心障礙者的飲食照顧，提供每日送餐的服務，由營養師依長者及身心障礙者特殊飲食需要調配製作，補充老人所需營養，照顧老人身體，降低老人問題的發生。

(七) 輔具購買租借及居家無障礙環境改善

嘉義市將身心障礙輔助器具及中低收入老人住宅設施設備改善服務整合至長期照顧管理中心辦理，由長照中心照顧管理專員輔導民眾向區公所提出申請。由照顧管理專員與居家復健治療師到宅實際評估後，由輔具中心進行書面評估，再給予補助。

(八) 長期照顧機構

凡年滿65歲以上家庭總收入未達社會救助法規定最低生活費用1.5倍之重度失能者由政府全額補助，中度失能者需經照顧管理者評估其家庭支持功能後，確有需要者亦可提供機構照顧服務補助，每人每月最高補助新臺幣18,600元。服務提供單位包括內政部彰化老人養護中心等25家合約照顧服務機構。

(九) 居家護理

居家護理之提供包括公私立居家護理機構，爲增加服務之可近性，鼓勵資格符合者參與長期照顧服務，另爲充實居家護理服務人力工作人員專業知能，嘉義市政府補助機構辦理在職教育訓練，以提升服務品質及效率，並增進服務對象生活品質及權益。

居家護理服務內容包括：提供民眾居家照顧的照顧技巧、衛教及諮詢輔導服務；此外，若個案經照顧管理專員評估有營養問題時，由居家護理師搭配營養師進行營養指導。

在服務對象方面，因全民健康保險已給付居家護理服務，因此使用本項服務除了失能外，尚需符合下列條件者：

1. 未加入健保或健保不給付但需要居家護理之個案。

2. 病人只能維持有限之自我照顧能力，即清醒時間超過50%以上活動限制在床上或椅子上，或獨居（即平日一人居住）且出門需人協助之個案。

3. 有明確之醫療與護理服務項目需要服務者，或過去一年內曾因照顧問題導致2次以上的住院或急診。

表12-2 居家護理所家數

居家護理所						合計
醫療院所附設		護理之家附設		獨立型態		
家數	%	家數	%	家數	%	12
7	58	3	25	2	17	100%

(十) 居家復健

居家復健係針對居家之失能市民、經評估有復健需求者，提供復健師到宅訓練教導失能市民走路、站立、移位、穿脫衣服、進食方式等復健訓練活動。為增加此資源之供給，嘉義市協調轄區內家庭醫師、復健科醫師、復健人員投入長期照顧行列，以發展居家復健服務。

在服務對象方面，因全民健康保險已給付門診復健，因此有接受門診復健或申請全民健保給付者，不得重複申請。個案如果符合失能無法外出活動（Home-Bound）且不屬於昏迷意識狀態，個案及家屬有意願與動機經照顧管理專員訪視評估認定，即可連結使用該項服務。

(十一) 喘息服務

喘息服務目的在於減輕照顧者的照顧負荷，促進照顧者的身心健康，提升其持續照顧意願，避免被照顧者受到忽視或過早及不當的機構安置，協助被照顧者增加與外界接觸的機會。目前提供之喘息分為居家喘息及機構喘息。居家喘息部分，協調照顧服務員於家屬所需時間前往家中照顧；機構喘息則是將長者送至合約護理之家接受短期照顧，讓照顧者有休息的機會。服務提供單位包括公私立護理之家及居家服務單位。

本項服務需為長期照顧管理中心之照顧管理專員訪視評估認定失能者，未聘有外籍看護工且由家屬實際照顧個案達1個月以上始可申請服務。

四、財務整合

嘉義市長期照顧之財源除來自衛生福利部補助之經費外，亦由嘉義市政府公務預算及公益彩券盈餘基金編列預算來支應長照服務。

五、組織整合

(一) 統合行政部門推動機制

1. 籌組跨局處長期照顧推動小組

長期照顧服務牽涉跨局處及跨專業之業務整合，為業務推動成立長期照顧推動小組，並由市長擔任召集人，聘請學者、專家、民間團體、機構代表及市府相關局處首長擔任委員。

2. 長期照顧推動小組之任務如下

(1) 配合政府發展調整「長期照顧管理中心」任務編組。

(2) 輔導、審查及監督長期照顧整合計畫之推動事項。

(3) 協調、諮詢及推動長期照顧先導計畫與轄內長期照顧相關重大措施。

(4) 推動建置長期照顧服務機制；督導整合轄內行政機關及民間之相關資源。

(5) 監督各項服務計畫之進度，評估執行計畫成效，並進行階段性修正。

(6) 輔導推動長期照顧制度宣導事項。

(7) 其他有關長期照顧制度之推動事項。

(二) 統整照顧管理制度

為協助個案獲得完整之照顧服務，在實驗社區階段即引入一套完整的照顧管理制度，包括發展跨專業評估量表進行需求評估、依據評估結果擬定照顧計畫、與個案及家庭照顧者討論照顧計畫之可行性，進而依據照顧計畫連結照顧服務，最後監督各項服務提供情形。希望將資源提供給所需要的人，以幫助個案達到獨立自主的目標。實驗社區結束後，嘉義市延續各項服務及制度，成立全國第一個整合衛政及社政單位之長期照顧管理中心。

1.「長期照顧管理中心」之組織定位

「長期照顧管理中心」以任務編組方式進行，長期照顧管理中心主任由市長指派高階主管擔任，未來配合政府發展調整「長期照顧管理中心」職務，以中心有獨立預算及人力為目標，以順利推動長期照顧制度。

2. 照顧管理人員

除行政人力外，依據長期照顧需求人力，以照顧管理者服務個案150-200人計算，聘用相關科系大學畢業生（包括：社工師、護理師、職能治療師、物理治療師、醫師、藥師、營養師或公共衛生等）為長期照顧管理專員。

3. 提升照顧管理人員之服務品質

(1) 加強照顧管理人員之專業職能訓練

強化照顧管理人員之在職訓練，包括個案之醫療、護理、復健、心理、營養、生活、社會服務等跨領域的服務需求、擬定照顧計畫及執行照顧管理等工作之專業職能、個案討論等；規劃長期照顧人力培訓方案，並對於新進人員辦理專業訓練，不定期針對照顧管理人員提供訓練及專業輔導。

(2) 建立照顧管理人員管考機制

照顧管理專員每2個月均需接受考核，其主要考核內容為工作、品德及勤惰情形，依據考核結果，作為續聘之標準，

4. 建立長期照顧服務流程

為協助市民就近獲得長期照顧服務，訂定嘉義市長期照顧服務流程（如附錄一），包括個案篩選、需求評估、計畫訂定、安排及提供照顧服務、服務監督、複評及結案等工作，並提供各項服務之負責單位、工作事項及服務資格、服務表件等詳細資料。對不符長照十年計畫補助對象，依其需求尋找相關社會福利資源及連結民間團體。

5. 建立內部個案管理及服務品質監控機制

爲維持個案管理及服務提供之品質，訂定異常事件報告及個案申訴處理制度（如圖）並辦理滿意度調查，受訪對象包括使用服務方案之個案或家屬，問卷項目包含居家服務、送餐服務、居家護理、居家復健、居家喘息、機構喘息、長照中心行政面項服務整體滿意度等7大類，並對照管中心之人員專業素質、服務態度、速度／時間等相關因素進行調查，以作爲改善服務品質及流程等方面之參考依據。

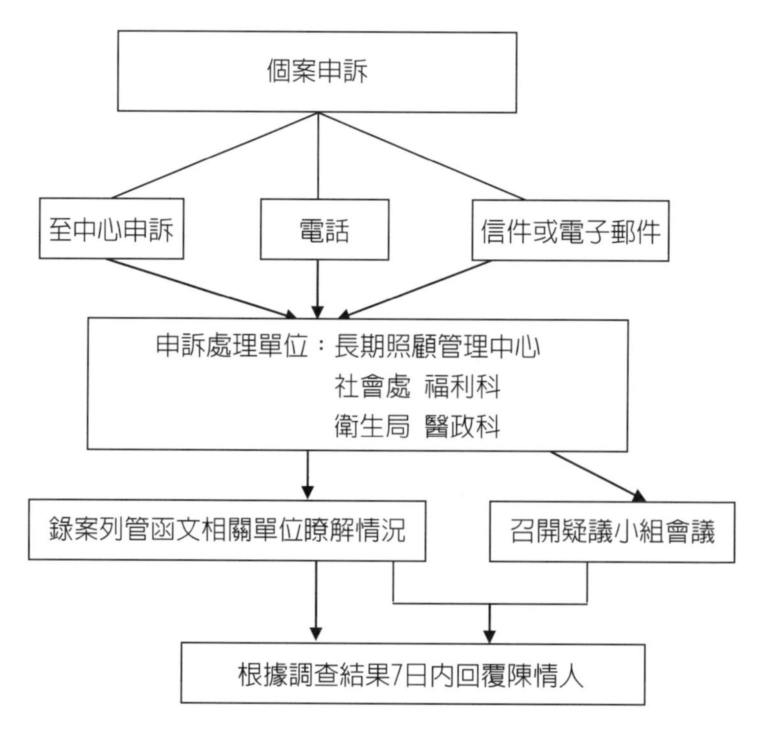

異常事件報告及個案申訴處理制度

6. 疑義個案之處理

爲處理個案對於核定服務之爭議，嘉義市設有長期照顧失能評估疑義個案審議小組，對於有爭議之個案召開會議，以確認個案失能程度等級及失能補助標準，並處理解決相關爭議個案。

六、發展長期照顧資訊系統

爲使目前分散於社會處及衛生局資訊系統資料得以順利整合，嘉義市自行規劃建置資訊系統，此系統包括個案之評估及服務之連結、異動，此系統也成爲中央發展資訊系統之參考。

七、人力訓練

1. 不定期辦理專業人員研習會：除照顧管理專業人員外，並對各行政單位人員加強宣導及辦理研討會，使其了解長期照顧制度，並作爲長期照顧服務推動的種子。

2. 編印長期照顧服務手冊：制定整合性服務流程、標準，作爲照顧管理者提供服務的基準。

3. 定期舉辦照顧管理督導甄選考試：對於照顧管理專員除提供定期研習訓練外，並透過照顧管理督導甄選考試，協助照顧管理專員取得督導資格，提升專業能量。

5. 不定期辦理照顧服務員創業研習會：就已取得照顧服務員資格者，開辦創業研習課程，以發展家庭托顧式照顧服務及開拓本國照顧服務員之就業空間。

誌謝

本文承嘉義市政府衛生局、社會處及長期照顧管理中心協助提供相關資料，在此一併致謝。

附錄一　長期照顧服務管理中心失能者使用服務流程圖

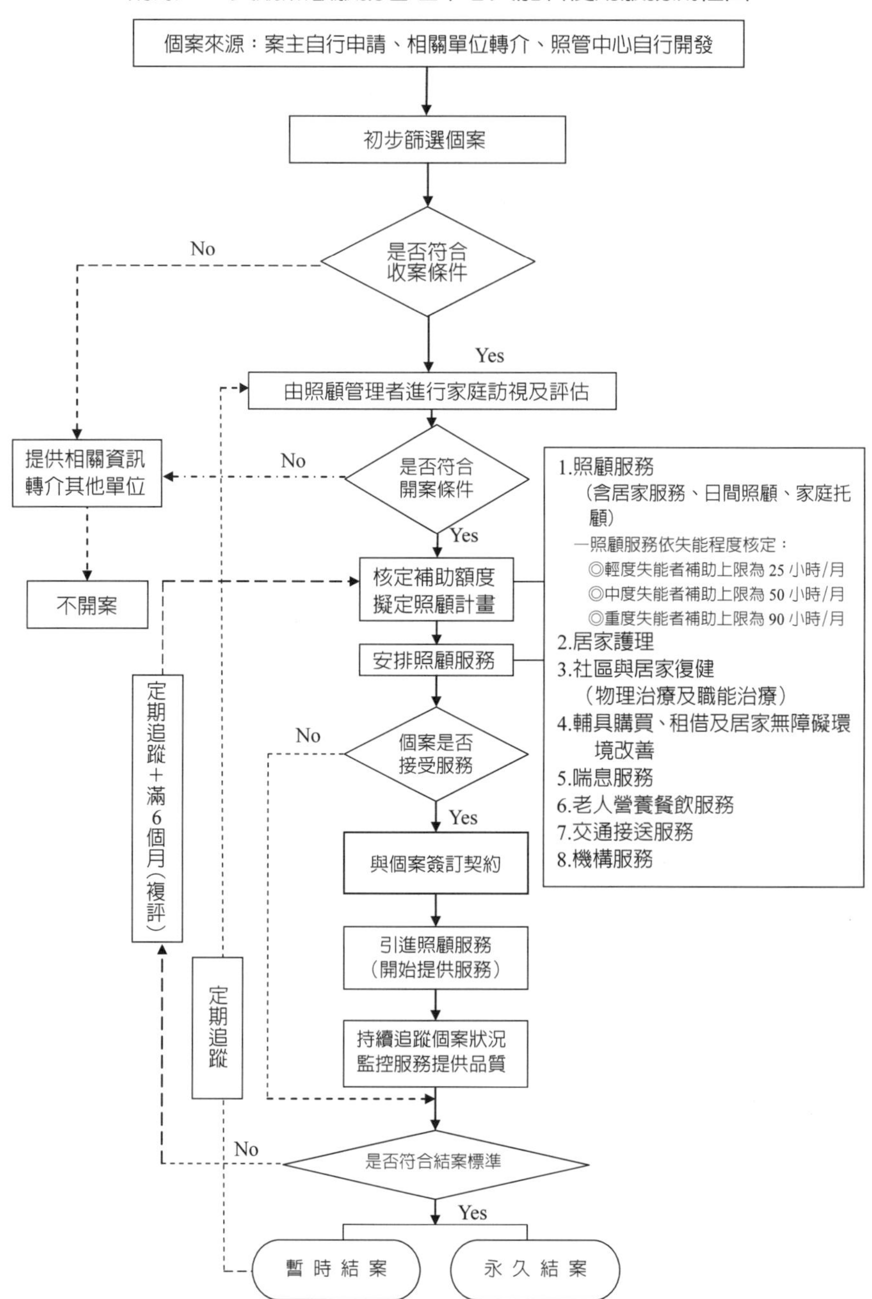

資料來源：嘉義市長期照顧管理中心

附錄二　各項服務補助標準

項目	補助對象	補助額度	民眾自付標準	服務內容	備註
照顧服務	(一)日常生活自理能力缺損的老人及身心障礙者，經派員訪視評估認定符合下列情況者： 1. 未接受機構收容安置，但接受衛生單位之機構喘息服務補助者，不在此限，惟時段不得重疊。 2. 未請看護（傭）者。 3. 未領有政府提供之其他照顧費用補助者。 4. 因身心功能受損致日常生活需他人協助，符合下列情況之一： a. 輕度失能：一至兩項ADLs失能項目者；僅IADL失能之獨居老人。	輕度失能：每月最高補助25小時。 中度失能：每月最高補助50小時。 重度失能：每月最高補助90小時。	家庭總收入未達社會救助法規定最低生活費用1.5倍者，政府全額補助。 家庭總收入符合社會救助法規定最低生活費用1.5倍至2.5倍者，政府補助90%，民眾自付10%。 一般戶，政府補助70%，民眾自行付擔30%。 超過政府補助時數者，由民眾全額自行負擔。	(一)家務及日常生活照顧：換洗衣物之洗滌與修補、居家環境清潔（限中低、低收入獨居老人，一般戶獨居老人及有家屬同住之老人不提供本項服務補助，獨居定義比照送餐服務）、家務服務、餐飲服務、陪同或代購生活必需品、陪同就醫或聯絡醫療機構、其他相關居家服務。 (二)身體照顧服務：協助沐浴、換穿衣服、進食、服藥、翻身、拍背、肢體關節活動、上下床、運	

（接下頁）

附錄二　各項服務補助標準（續）

項目	補助對象	補助額度	民眾自付標準	服務內容	備註
	b.中度失能：3至4項ADLs失能項目者。 c.重度失能：5項以上ADLs失能項目者。 5.經公立醫院、衛生福利部評鑑合格之區域級以上之醫院或精神專科醫院診斷為失智症，並載明CDR評估結果及分數者： a.輕度失能：CDR達1分者。 b.中重度失能：CDR達2分者。 c.極重度失能：CDR達3分（含）以上者。 6.其他經照顧管理專員評估確有需要使用居家服務者。 (二)「居家服務」、「家庭托顧」、「日間照顧」之個案。			動、協助使用日常生活輔具、其他服務。	

附錄二　各項服務補助標準（續）

項目	補助對象	補助額度	民眾自付標準	服務內容	備註
居家護理	日常生活自理能力缺損的老人及身心障礙者，經長照中心之照顧管理專員訪視評估認定，且符合下列條件者： (一)未加入健保或健保不給付但需要居家護理之個案。 (二)病人只能維持有限之自我照顧能力，即清醒時間超過50%以上活動限制在床上或椅子上，或獨居（即平日一人居住）且出門需人協助之個案。 (三)有明確之醫療與護理服務項目需要服務者，或過去一年內曾因照顧問題導致兩次以上的住院或急診。	醫師訪視費1000元／次 居家護理師訪視費1300元／次 交通費200元／次	(一)低收入戶及中低收入戶全額補助。 (二)一般戶補助90%。	(一)訪視、診察。 (二)治療材料之給予。 (三)一般治療處置及技術性護理服務。 (四)呼吸、消化及泌尿系統各式導管與造口之護理。 (五)代採檢體送檢。 (六)護理指導服務事宜，對剛出院或因慢性病合併症重複住院的病患和照顧者，提供照顧監測、指導與示範。	

（接下頁）

附錄二　各項服務補助標準（續）

項目	補助對象	補助額度	民眾自付標準	服務內容	備註
居家復健	1. 個案失能且無法外出活動（Home-Bound）者。 2. 個案不屬於昏迷意識狀態，且個案及家屬有意願與動機。 3. 有接受門診復健或申請全民健保給付者，不得重複申請本計畫之給付。	(一)訪視費用1,000元／次，訪視時間為50分鐘，含直接治療與間接治療（如諮詢）（病歷書寫時間不在此限）。職能治療或物理治療每週各1次為限，每一治療時程以12次為限（含物理治療及職能治療），但經照顧經理評估有延長治療之需要者得依評估結果核定增加次數。 (二)醫師評估費每次為1,000元。	(一)低收入戶及中低收入戶全額補助。 (二)一般戶補助90%。	(一)物理治療： 1. 物理治療之評估及測試。 2. 物理治療目標及內容之擬定。 3. 操作治療。 4. 運動治療。 5. 義肢、輪椅、助行器、裝具之使用訓練及指導。 (二)職能治療： 1. 評估個案執行日常活動的能力與潛力。 2. 提供日常活動能力之訓練與指導，強調在實際情境中訓練。 3. 環境評估，包括室內及家具擺設之設計，建築障礙之修	

（接下頁）

附錄二 各項服務補助標準（續）

項目	補助對象	補助額度	民眾自付標準	服務內容	備註
				改建議，增進安全性及獨立性。 4. 輔具需求的評估、建議、製作及輔具獲得資源（廠商租借中心、申請補助法規、流程）之提供。 5. 一般性認知功能評估，並進一步推估其執行日常活動之潛能。 6. 上肢及手功能訓練。 7. 副木製作及諮詢：例如預防或矯治關節攣縮之副木。 8. 生活與休閒活動之安排。	

（接下頁）

附錄二　各項服務補助標準（續）

項目	補助對象	補助額度	民眾自付標準	服務內容	備註
				9.指導家屬及照顧者如何促使個案參與最大程度之日常活動，以及安全性之維護。 10.扮演資訊提供者：收集並提供各種相關資訊及聯繫相關照護專業。	
喘息服務	日常生活自理能力缺損的老人及身心障礙者，經長照中心之照顧管理專員訪視評估認定，且符合下列條件者： (一)獲得照顧服務之家庭照顧者照顧個案達1個月以上即可申請服務。 (二)因疾病住院出院後，經照顧管理專員訪視評估後核定主要照顧者有喘息需要者。	(一)輕度及中度失能者（ADL1-2項、ADL3-4項）每人每年以14天為限，重度失能者（ADL5-6項）每人每年以21天為限。接受喘息服務期間，不得重複申請其他照顧服務之補助。	1.低收入戶及中低收入戶全額補助。 2.一般戶： 居家喘息：部分負擔4小時／160元、8小時／290元、12小時／360元。 機構喘息：每日部分負擔240元（耗材及鼻胃管餵食者每日營養		

（接下頁）

附錄二　各項服務補助標準（續）

項目	補助對象	補助額度	民眾自付標準	服務內容	備註
	(三)未聘有外藉看護工且由家屬實際照顧者。	(二)補助服務費：喘息服務每天補助1000元為上限，差額家屬自付。 (三)機構喘息服務交通費補助每年以4次為限，每次1,000元。	品需自付）。		
營養餐飲	65歲以上長者或64歲以下獨居身心障礙者。	1.服務費：每餐50元。 2.65歲以上老人低收入戶及中低收入戶政府全額補助。 3.64歲以下身心障礙者： (1)低收入戶及中低收入戶：全額補助。 (2)請領身心障礙者生活補助費之身心障礙者：每餐政府補助90%（45元）。	請領身心障礙者生活補助費之身心障礙者：每餐政府補助90%（45元）、民眾負擔10%（5元）。	(一)午餐：週一至週六中午提供熱食，由營養師依老人特殊飲食需要調配製作。 (二)晚餐：週一至周五晚間提供熱食，由營養師依老人特殊飲食需要調配製作。 (三)國定假日及颱風天得以等值副食品替代，並於前一天送達。	

（接下頁）

附錄二　各項服務補助標準（續）

項目	補助對象	補助額度	民眾自付標準	服務內容	備註
交通接送	65歲以上老人、55歲以上原住民及50歲以上身心障礙之中、重度失能者，經長期照顧管理中心照顧管理專員評估有其需求者。	1. 評估符合中度及重度失能者。 (1)市區內每人每趟新臺幣190元。 (2)市區以外10公里以內每趟新臺幣190元，逾10公里以上者，每公里加收10元；來回費用超過補助金額部分由民眾自付。 (3)每位使用者每月最高補助乘車4次（來回8趟），超過部分由民眾全額自行負擔。 (4)家屬1人陪同得於免費，第2人起需全額自行負擔費用，費用以7折計算。	(一)總收入未達社會救助法規定最低生活費用1.5倍者全額補助。 (二)家庭總收入符合社會救助法規定最低生活費用1.5倍至2.5倍者補助90%。 (三)一般戶補助70%。	就醫或使用長期照顧服務之交通接送。	

附錄二　各項服務補助標準（續）

項目	補助對象	補助額度	民眾自付標準	服務內容	備註
長期照顧機構服務	家庭總收入未達最低生活費用1.5倍之中、重度失能者，重度失能者，政府金額補助中度失能者需經照顧管理者評估其家庭支持功能後，確有需要者亦可提供補助，每人每月最高補助18,600元。			照顧服務機構提供收容老人下列服務： 1. 生活照顧服務。 2. 文康休閒服務。 3. 護理保健服務。 4. 其他老人福利服務。	
失智症日間照顧中心	年滿65歲以上及50-64歲身心障礙者，經長期照顧管理中心之照顧經理轉介且符合下列各項條件者： 1. 個案或其直系親屬或主要照顧者同意且有意願接受日間照護。 2. 認知及身體狀況符合下列收案標準： 認知狀況：依身心障礙者保護法之鑑定標準，評定為輕、中度、重度之失智患者（即以CDR（Clinical Dementia Rating）1-3分為主，領有身心障礙手冊輕中重度失智者或MMSE評定為失智者），並具有行動能力者。	補助標準依民眾的照護需求而定。照顧需求等級及補助標準如下： (一)輕度失能：CDR達1分者，每月最高補助5,000元。 (二)中度失能：CDR達2分者，每月最高補助10,000元。 (三)重度失能：CDR達3分（含）以上者，每月最高補助18,000元。	(1)家庭總收入未達社會救助法規定最低生活費用1.5倍者全額補助。 (2)家庭總收入符合社會救助法規定最低生活費用1.5倍至2.5倍者補助90%，民眾自行負擔10%。 (3)一般戶補助70%，民眾自行負擔30%。	1. 生活照顧服務。 2. 交通接送服務 3. 社會心理諮詢服務。 4. 日常生活活動安排及復健性治療活動。 5. 行為問題處理。 6. 針對家庭照顧者提供情緒支持及關懷。	

參考文獻

1. 吳淑瓊，王正，呂寶靜，莊坤洋，張媚，戴玉慈（2002），建構長期照護體系先導計畫第二年計畫：行政院社會福利推動委員會長期照護專案小組、內政部。行政院衛生署。
2. 吳淑瓊，王正，呂寶靜，莊坤洋，張媚，戴玉慈（2003），建構長期照護體系先導計畫第三年計畫：行政院社會福利推動委員會長期照護專案小組、內政部。行政院衛生署。
3. 曹愛蘭等（2003），家庭托顧服務營運手冊。臺北：行政院社會福利推動委員會長期照護專案小組。
4. 吳淑瓊，戴玉慈，莊坤洋，張媚，呂寶靜，曹愛蘭等（2004），建構長期照護體先導計畫——理念與實踐。臺灣衛誌，*23*(3)，249-258。
5. 嘉義市長期照顧管理中心，2015，http://longcare.cichb.gov.tw/。
6. 長期照護服務網計畫（第一期），102年至105年。
7. 內政部（2007），我國長期照顧十年計畫——大溫暖社會福利套案之旗艦計畫。
8. 王雲東、鄧志松（2009），我國長期照護服務需求評估。行政院經濟建設委員會。
9. 嘉義市政府（2014），嘉義市政府衛生局103年度長期照顧計畫。嘉義市。

第十三章 以全人整合醫療照顧模式實現論人計酬政策

孫茂勝

美國生物學權威Dr. Leroy Hood在2002年提出P4 Medicine（Preventive, Predictive, Participatory, Personalized）的概念，而IHI（Institute for Healthcare Improvement）也在2007年提出Improving Care、Improving the Health、Reducing Cost的三大目標（Triple Aim），這些都是已具有實證（Evidence-Based）的健康照護模式。但是，雖有國際頂尖的專家學者與醫療學院的背書，醫療制度的改革並無法一蹴可幾，如何在有限的醫療資源下，同時兼顧提升照護品質、改善民眾健康及降低醫療花費，是全世界各國的醫療主管機關與醫療院所面臨的最大挑戰。

現階段的醫療照護給付制度，仍是偏重於論量計酬（Fee for Service, FFS）的模式，美國UnitedHealth Center for Health Reform & Modernization於2012年底發表的文章指出，在未來的10年中，美國國家醫療費用總支出將從2.8兆美元上升至4.8兆美元，幾乎占美國整體經濟約20%，而這驚人的成長，背後的最關鍵原因已被廣為認知是論量計酬支付制度。在這個給付制度下，等於是鼓勵醫療院所做多（做貴）以賺多，但並未規範對等的醫療照護品質改善，因此，雖然醫療給付增加，但民眾接受到的醫療照護品質卻未相對的提升；同時，在急於衝刺業績的壓力下，形成血汗醫院林立的情勢，醫護人員長期過勞，不僅危及整個醫療照護體制，也影響到病人安全，造成了主管機關、醫療院所以及人民三輸的局面，為了迎戰這種危機，醫療照護改革遂已迫在眉睫。

在臺灣，政府相當用心的研擬多元計酬支付制度，以因應不同時空背景的需求，全民健康保險法第42條指出，醫療服務給付項目及支付標準之訂定，應以相對點數反應各項服務成本及以同病、同品質、同酬爲原則，並得以論量、論病例、論品質、論人或論日等方式訂定之；第44條更明確規範，保險人爲促進預防醫學、落實轉診制度，並提升醫療品質與醫病關係，應訂定家庭責任醫師制度，而此項家庭責任醫師制度之給付，應採論人計酬爲實施原則。爰此，醫療照護給付制度的演變，從論量計酬（Fee for Service, FFS）、論日計酬（Per Diem）、論病例計酬（Package）、論質計酬（Disease Management, Pay for Performance），到2012年，衛福部健保署開始試辦爲期3年的論人計酬計畫（Capitation），此計畫目的爲：

1. 使民眾獲得更完整的照護：透過疾病治療服務、加強提供預防保健、衛生教育與個案管理服務，以促進民眾健康。

2. 使醫療團隊發揮照護能量：以全人照護爲導向，促進區域醫療體系整合，包括基層院所與醫院之整合。

3. 促進民眾健康、減少醫療浪費。

彰基爲唯一參與論人計酬試辦計畫的醫學中心，全力配合政府進行政策的推動。同時，彰基也勇於參與國際級的臨床照護計畫認證（Clinical Care Program Certification, CCPC），藉由外部力量的激勵來提升照護品質，截至2016年4月底，本院總共通過12項照護計畫認證，包括慢性腎臟病1-4期（Chronic Kidney Disease Stage 1-4）、第二型糖尿病（Diabetes Mellitus Type II Program）、初級中風（Primary Stroke Program）、慢性阻塞性肺部疾病（COPD Program）、氣喘（Asthma Program）、愛滋病（HIV/AIDS Management Program）、乳癌（Breast Cancer Program）、肝癌（HCC/Liver Cancer Program）、兒童氣喘（Childhood Asthma Program）、關節置換（Knee Replacement Program）、急性心肌梗塞

（Acute Myocardial Infarction Program）、疼痛管理（Pain Management Program），爲全球通過最多項照護計畫的機構。在CCPC第三版的認證條文中，共分6個章節，分別是國際病人安全目標（International Patient Safety Goals, IPSG）、領導計畫與管理（Program Leadership and Management, PLM）、促進臨床照護（Delivering or Facilitating Patient Care, DFC）、支持自我管理（Supporting Self-Management, SSM）、臨床訊息管理（Clinical Information Management, CIM）、績效衡量與改善（Performance Measurement and Improvement, PMI），總共46個標準（Standards）及184項評量細項（Measurable Elements）。在屢次準備接受認證的過程中，仔細地研讀條文，發現其內涵與論人計酬的精神不謀而合，例如個管的概念、照護的整合、團隊的介入……等，透過整個3年的論人計酬試辦經驗，結合彰基12個團隊共計18次（有6個團隊已接受每3年一次的再認證）參與國際級臨床照護計畫認證（Clinical Care Program Certification, CCPC）的啓發，我們得到相當寶貴的結論，即論人計酬制度等於CCPC的醫療照護模式，等於全人、全隊、全家、全程、全社區的五全照護。

要落實推廣論人計酬制度，就必須了解以病人爲中心的全人照護，但何謂「以病人爲中心」或「全人照護」，往往有不同的解讀。其實，這兩個概念一言以貫之，就是從每個人一出生到最後死亡前，都能依其當時的情況提供符合其需求的醫療照護，亦即個別化的終生照護（Individualized Life-Long Care）（如圖13-1）。據此，個人提出5 Stages的理論，分別是Stage 1的健康促進（Health Promotion）、Stage 2的健康照護（Health Care）、Stage 3的急性後期照護或亞急性照護（Post-Acute Care, Sub-Acute Care）、Stage 4的長期照護或居家照護（Long-Term Care, Home Care），以及Stage 5的安寧療護（Hospice Care），完整地規劃在每一個階段應導入的重點作爲，搭配完善的資訊系統（Information Technology）、個管機制（Case Management）、團隊運作（Teamwork），同時建置品質指標（Quality Measures）來監測執行成效。而指標的設定除了政府規定的各項醫療照護品質指標外，亦可依據疾病特性規劃納入自選指標，從慢性疾病、高風險、高醫療利用的角度來設計，以達到無縫隙的醫療照護，此即個人詮釋之「以病人爲中心的全人照護」，也是彰基一貫的醫療照護模式。

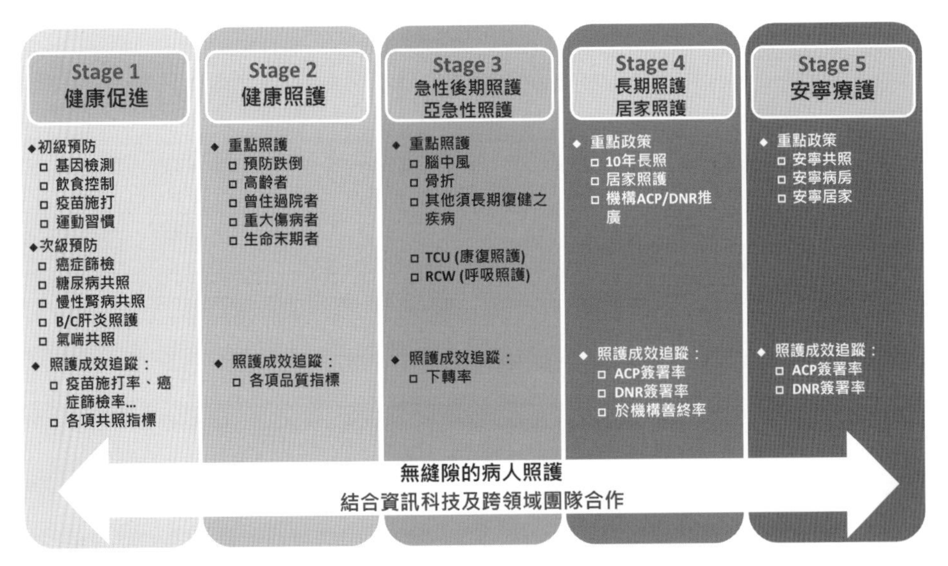

圖13-1　個別化的5階段終生照護（Individualized 5 Stages Life-Long Care）

要能達到Stage 1～Stage 5有效的串聯，提供病人無縫隙的照護（Seamless Patient Care），資訊系統的導入和跨團隊的運作是必要的決勝點。彰基除了有50位的資訊工程師負責全院資訊系統的建置，也與工研院合作，進行異業結盟，共同發展及建構多元化的資訊管理平臺，以有效管理民眾的健康資訊。在Stage 1的健康促進，本階段的執行重點在於Primary Prevention和Secondary Prevention，例如運動、飲食控制……等，彰基透過堅強的資訊系統，建置一致化的專業個管畫面（如圖13-2），個管師或營養師會依據標準化的詢問內容及診斷依據，先找出民眾的飲食問題，再針對個別問題介入，並和民眾共同進行目標設定（Buy-in），再透過每次的回診檢視民眾的配合狀況和目標達成率，適時的調整運動或飲食之介入策略和目標項目。疫苗的施打也是本階段的照護重點之一，透過資訊系統連線記錄民眾的疫苗施打狀況（含施打項目、日期和地點）（如圖13-3），針對未施打的重要疫苗，串聯記錄到個管系統，由個管師進行疫苗施打追蹤（Call-out and Follow-up）。

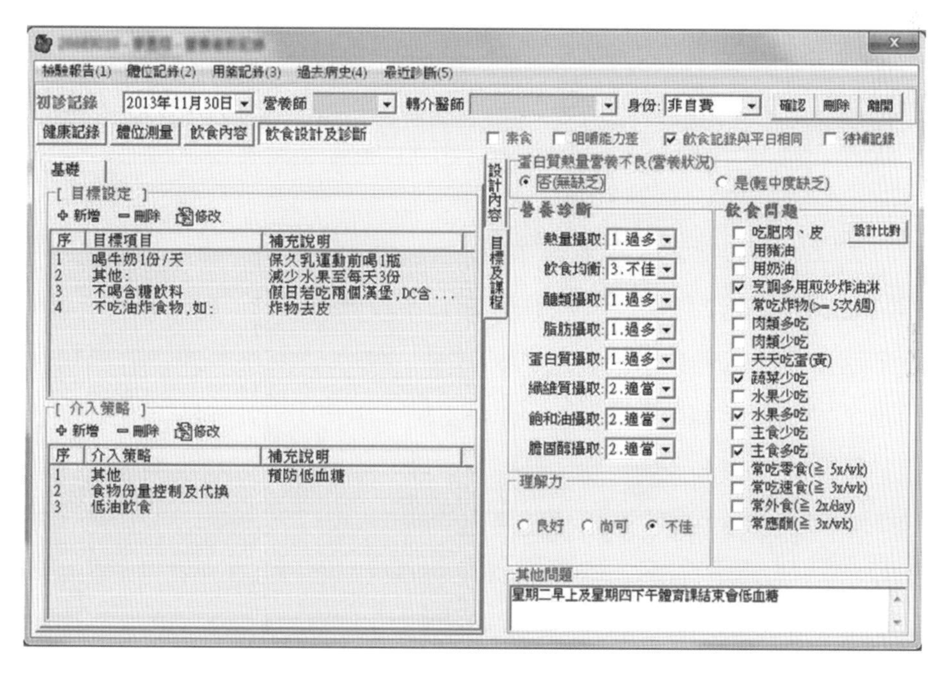

圖13-2　營養師照護畫面網頁

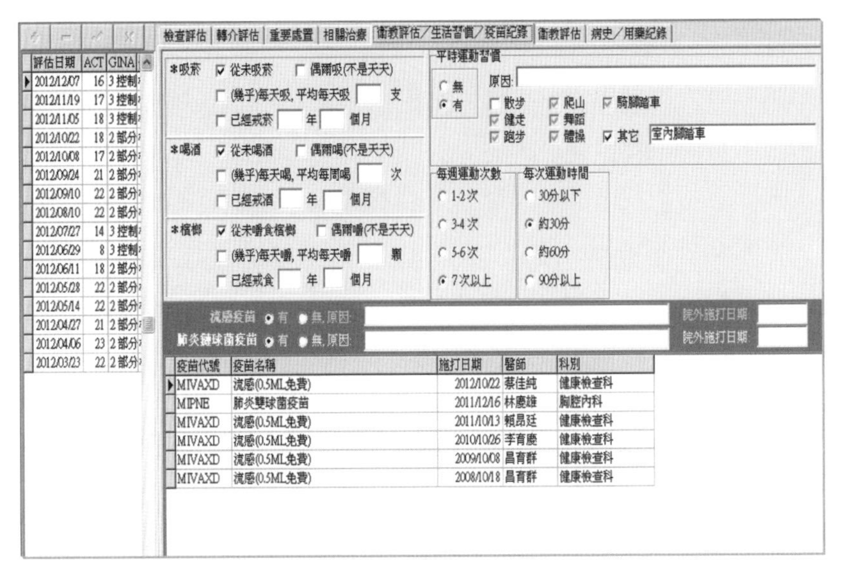

圖13-3 疫苗施打追蹤畫面

在Stage 2的健康照護，本階段的執行重點在於聚焦個管高醫療耗用的個案，例如易跌族群，依據IHI於2012年發表的資料，在醫院中，「跌倒」是首要發生率的意外事件。在美國，約3-20%的住院病人在住院期間至少發生過一次的跌倒事件，而這些跌倒事件中有30-51%會造成病人某些程度的傷害，其中6-44%的損傷型態（如骨折、硬膜下血腫、失血過多）甚至會導致死亡；因跌倒導致的嚴重損傷甚至會額外耗用每人約27,000美元的醫療費用。在彰基，不僅注意住院跌倒問題，在跌倒防治中心的規劃下，更積極導入門診跌倒評估及介入，在醫師看診時，採前三個主要診斷碼進行自動篩選，符合條件者即自動印製「跌倒風險評估單」，請民眾看診後至各分流點，由個管師依據標準化的量表（跌倒高危險群評量表、跌倒信心量表）進行跌倒風險評估。當個管師進行跌倒風險評估後，若非為跌倒高危險群，則對民眾進行適當的防跌衛教，並教導復健運動後即結束流程；但若評估後，民眾確實為跌倒高危險群，則應轉介「跌倒暨平衡步態障礙特別門診」，由復健科醫師診治並進行防跌指導與說明，必要時親自指導復健動作。在病人住院時，亦會運用一致性的評估內容進行完整的跌倒評估，並依據評估後的分數進行適當的介入。在此模式的介入照護下，彰基的住院跌倒發生率持續下降，同時，在跌倒傷害率的比較中，彰基住院跌倒傷害率和全國醫學中心TCPI指標的跌倒傷害率比較，則明顯較低。彰基並設計了跌倒防治年的標章（如圖13-4），同時製作跌倒高危險群的警示章（如圖13-5），讓易跌病人戴上，以提醒院內同仁，對於這些病人需特別加以協助，以防止跌倒。

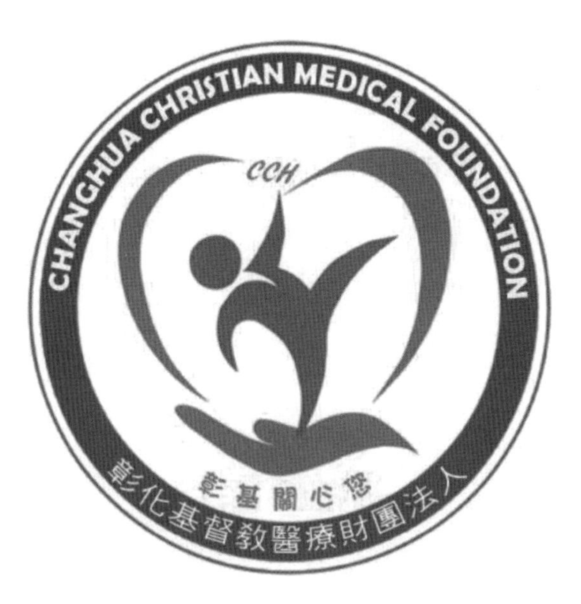

圖13-4　跌倒防治年標章

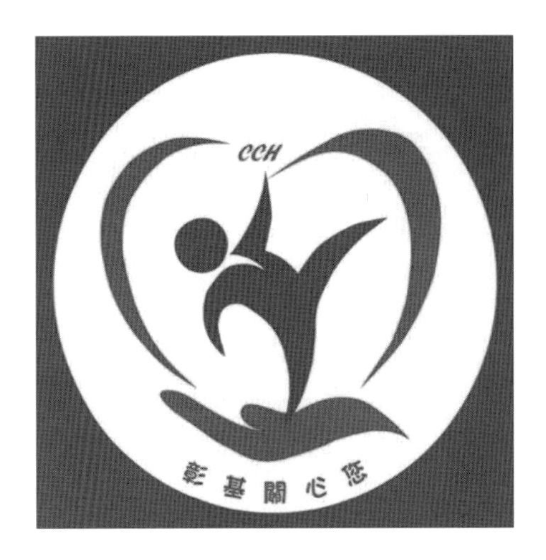

圖13-5　跌倒高危險群警示章

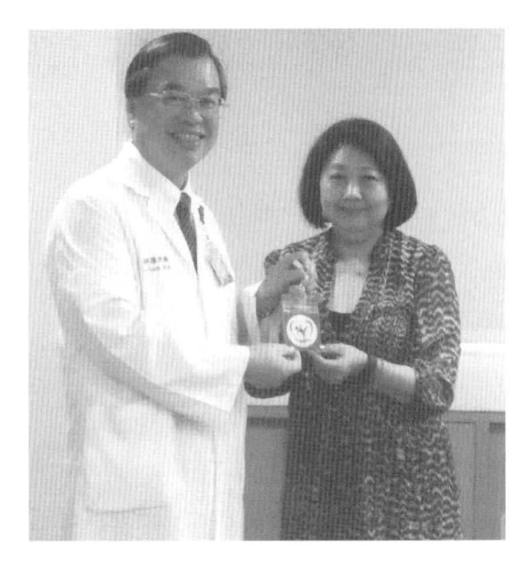

圖13-6　孫茂勝副院長贈送王懿範教授「跌倒高危險群警示章」

Stage 2的另一個高醫療耗用的個案類型即為高齡者，我國自1993年起邁入高齡化社會以來，65歲以上高齡者占總人口比率持續攀升，2012年底已達11.2%。依據行政院經委會預估，到2060年臺灣65歲以上高齡者恐占總人口比率達39.4%，已是超高齡社會。其中，80歲以上人口占高齡人口之比率，亦將由2012年的25.4%，大幅上升為2060年的41.4%，高齡化程度可能會超越日本、新加坡、美國……等世界其他國家。彰化縣為高齡縣，分析至彰基就診的資料，65歲以上高齡者占1/3，年就醫次數平均高達6次以上。而依據彰基論人計酬忠誠顧客的資料分析，在30,014位照護對象中，高於60歲以上的長者約占13.1%，但醫療總耗用費用卻高達50.4%。因此，彰基在院方的支持下，以平衡計分卡（Balanced Score Card, BSC）的架構推動高齡友善政策，編列預算購置軟硬體設備及進行資源開發，耗資成本添購聽力輔助器、視力輔助器等敬老服務，且發動全院員工（含院長室主管）親身模擬與體驗各項軟硬體設備，積極改善設計不友善的各項器材和配備，以因應高齡者需求。彰基的努力，在2012年榮獲「高齡友善健康照護機構—典範獎」的肯定（如圖13-7）；更在2015年，第二度贏得典範獎（如圖13-8），成爲全國唯一一家兩次榮獲「高齡友善健康照護機構——典範獎」的醫院。

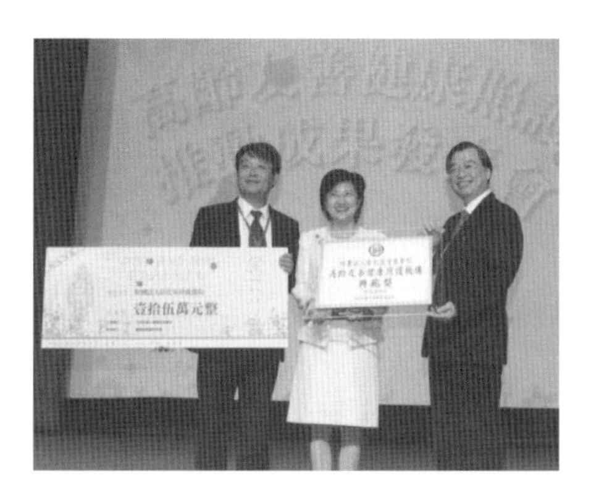

圖13-7　2012年首次榮獲高齡友善典範獎

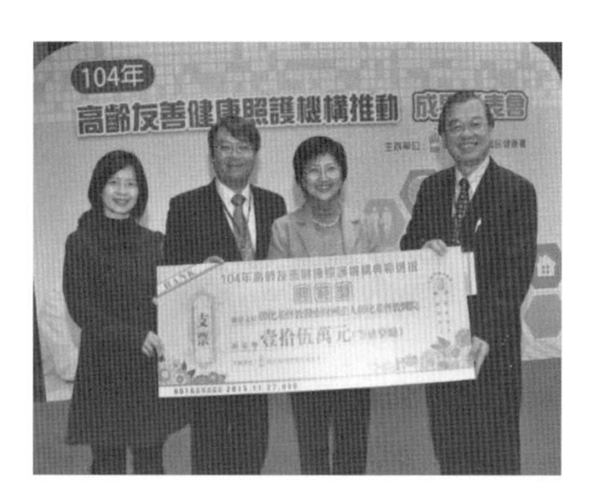

圖13-8　2015年再次榮獲高齡友善典範獎

此外，曾經住過院的病人，亦爲必須加強關注的族群，經分析彰基論人計酬忠誠顧客的資料，發現只要住過院的都容易再住院。在30,014位照護對象中，有4.8%的住院比率，這些人第2次再住院的比率爲16.9%，但自第3～5次起平均再住院率即高達近30%，醫療費用的支出相當驚人。爲了防止再入院，本院也積極設法尋求及導入各項實證作爲，包括以客觀的LACE（length of stay, L; acuity of the admission, A; comorbidity of the patient, C; emergency department use, E）指標評估工具，對應算出病人出院後再住院之預期比率，依此篩選出高再住院風險個案，再配搭即時介入之「病人特定照護需求8P篩選工具」，包含藥物問題（Problems with Medications）、精神問題（Psychological Problems）、關鍵診斷（Principal Diagnosis）、生理障礙／復健（Physical Limitations）、健康知識缺乏（Poor Health Literacy）、病人支持（Patient Support）、住院病史（Prior

Hospitalization）、安寧療護（Palliative Care）等項目，由醫師根據客觀工具評估病人狀況後，篩選特定介入照護病人之職類，於病人住院期間及早介入，並於病人出院後72小時內，進行Call out關心及接受病人或家屬出院後居家照護問題諮詢，以避免不必要的再入院。

在Stage 3的急性後期照護或亞急性照護，本階段的執行重點在於急性期照護後的轉介，以達醫療資源的有效運用。以腦中風患者爲例，在急性期後病人病況穩定時，即可下轉承作醫院接續復健及相關的醫療照護。彰基建置資訊化的*iStroke*系統（如圖13-9），在病人中風到院時，可以迅速啓動Code Stroke，依照標準內容進行病人狀況評估，以判定是否適合施打tPA，即使病人是由體系院區轉介，也可即時迅速串聯各院區系統查詢必要資訊，如禁忌病史、用藥、檢驗報告……等；在病人病況穩定後，再透過資訊化的*iPAC*系統，將病人相關照護資訊與下轉之承作醫院交接，以達連續性的照顧，並維護病人的安全。

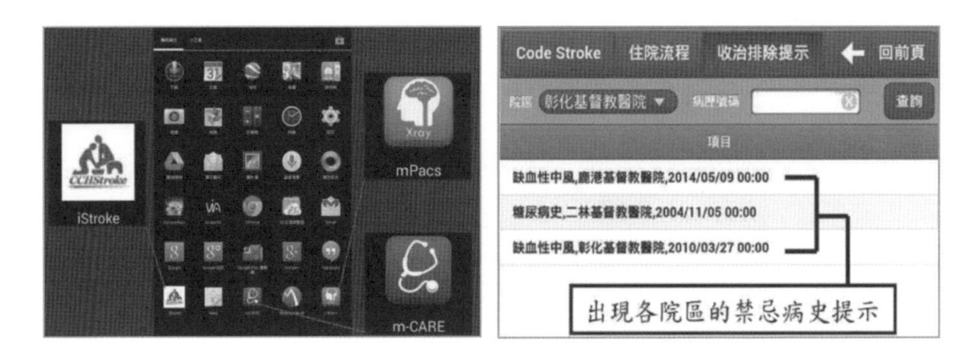

圖13-9　資訊化的iStroke系統

在Stage 4的長期照護或居家照護，本階段的執行重點在於深入社區，營造社區的發展與健康，本院與在地社區發展協會配合，針對居家照護收案病人、10年長照收案病人、高齡長者、新住民……等，配合行動醫院機制，由醫師、護理師、藥師、營養師、社工師……等跨專業團隊到府服務，進行醫療照護並配合雲端藥歷檢視病人用藥，同時導入健康飲食及運動概念，深耕社區、積極提升社區的發展與健康。

在Stage 5的安寧療護，本階段的執行重點在於減少無效醫療，讓病人居家或在長照機構、養護中心善終，維護病人的尊嚴，彰基居家安寧患者有高達69%均在家中過世，達成居家善終之心願，高於臺灣與日本的統計資料。

彰基的醫療照護模式，強調的是跨團隊的無縫隙照護（Interdisciplinary Seamless Care Model），而要達到這個目標，居中的協調者是關鍵！彰基運用的手法是以優勢的個管人力（含個管師和衛教師），串聯起團隊間的訊息溝通，也是醫病之間的橋樑。統計至2016年4月底，本院共有122位個管人力，以疾病別區分權責，各個醫療團隊都有專屬的個管師和衛教師，在一致性的角色規範下，依據疾病別特性做細部執行流程的調整，以符合該疾病之醫療團隊和病人實際需求。彰基的個管師或衛教師也有訂定一致性的工作職責，但同樣會依據疾病別特性做細部微調，以符合照顧該疾病別病人之個管師或衛教師的實際工作性質和內容。而醫療團隊中各專業人員，均依據疾病別特性，訂定該職別符合病人需求的標準化照護內容及流程（如圖13-10），相關的重點職責亦結合至績效考核制度。以CKD爲例，個管師和衛教師（常是護理背景）的標準作業流程，在病人到院時要執行的照護項目包含：計算病人的eGFR和了解相關數據的變化趨勢、測量病人體重、站姿和坐姿的血壓及心跳、依Checklist重點檢視及記錄病人疾病相關症狀變化，透過建置完善的資訊系統，個管師可以輕易的比較病人近期相關數值的變化，以利追蹤或交班。而依循證據醫學或臨床指引訂定的標準作業模式，讓每位臨床人員不管資深或資淺，都可以提供病人一致性的服務，再依據每次收集、比較後的臨床資料，給予病人個別化的照護，同時利用即時溝通資訊平臺記錄重點摘要訊息，以讓團隊其他成員了解病人狀況。

Team Member	SOP
Nurse (15 min)	Calculation of the patient's eGFR and trend
	Retrieval of the patient from the waiting room
	Measurement of the patient's weight
	Confirmation and update of basic patient demographic information
	Documentation of any new health problems or hospitalizations
	Measurement of the sitting and standing BP and HR
	Focused Review of Symptoms Checklist(cardiac, respiratory, uremic)
	Review RRT modality plan (eGFR< 20 or rapid decline)
	Recommend (depending on modality plan) vascular access consults, PD suitability consults, transplant assessments
	Administration of vaccinations, ARO swabs, TB skin testing (if req'd)
	Instructions for routine blood tests, urine tests, diagnostic tests, future clinic appointments
Dietician (15 min)	Review of clinic blood work for K^+, Ca^{2+}, PO_4^{3-}, albumin and PTH targets
	Determination of any changes in weight, intake, albumin and implementation of customized strategies for improvement
	Discussion of dietary changes to improve PO4, K^+ control
	Recommendations regarding PO4 binders/Vitamin D using algorithm.
Pharmacist (15 min)	Review of clinic blood work for hemoglobin, iron saturation, ferritin, triglycerides, LDL, HDL and hemoglobin A1C abnormalities
	Evaluation of antihypertensive therapy in an algorithmic fashion
	CV risk factor modification (e.g. statins, antiplatelets, etc.)
	Anemia management recommendations (EPO and Iron protocol)
	Medication reconciliation, dosage adjustments, review for interactions
	Discontinuation of nephrotoxins, education of patients (e.g. NSAIDS)
	Assessment of medication adherence and barriers to compliance
	Review of all recommendations regarding CKD progression, modality plan anemia, BP control, mineral metabolism
MD (15 min)	Consideration of other cardiovascular risk factors
	Focused physical exam (cardiac, respiratory, volume status)
	Review of RRT modality and management plan
	Writing prescriptions and filling out requisitions
	Dictation of problem based note and clinic visit summary

圖13-10　各職類人員針對CKD病人的照護標準流程

其他職類人員，也是依據疾病別特性進行不同的照護，例如營養師的標準作業流程，針對CKD的病人要特別注意的是透過飲食的調整，來控制K^+和PO_4^{3-}，這和照顧糖尿病的病人時，必須控制血糖、HbA1C的重點又不一樣；藥師的標準作業流程，針對CKD的病人要特別注意的是治療貧血的用藥（如：EPO或鐵劑）的使用狀況、是否有服用其他可能會影響腎功能的藥品、高血壓問題的治療評估……等，亦是有別於其他疾病的照護重點。另外，各個職別在進行專業介入前，必須掌握和查詢的病人檢驗、檢查相關資料也依職別而有所不同，例如：營養師在照顧CKD病人時，重點要查詢的臨床檢驗數據爲K^+、Ca^{2+}、Albumin、PTH等；藥師要關心的重點則是Hemoglobin、Ferritin、TG、LDH、HDL等；而醫師是醫療團隊的核心，透過參考其他職別的評估、介入及建議，並依據臨床診治結果，告知病人其目前問題與身體狀況，同時整體性的思考符合該病人需求的個別化治療計畫。透過專業的分工與合作，依照疾病別特性，以病人爲中心的提供整合性的服務，這就是CCPC的精神。實際的連續性照護運作模式爲在病人每一次的門診回診中，先安排與個管師訪談，由個管師依據各團隊成員的介入條件先進行初步篩查，若達到各職類別的介入標準，再連絡相關人員介入協助；若病人因故住院，團隊成員收到個管師通知後，另擇時間主動介入關心；待病人出院後，則依評估後之需求，安排團隊成員共同以電話Call Out進行追蹤及訪視，同時亦提供病人可以Call In尋求醫療照護建議的管道，讓病人不管在院或回家，都能安心靜養，以期儘速恢復健康。各職別已執行的評估、衛教和建議，還有上次介入事項的追蹤內容，都會再摘要匯整於總結記錄並留存於病歷（如圖13-11），方便醫師和團隊其他所有成員能迅速、全方位的掌握病人狀況，透過串聯橫向、縱向的跨團隊訊息，以利於連續性的照護。這個模式等同於「健康存摺」的概念，運用資訊系統，包括iEMR可以將重點訊息連動在整個健康照護體系，完整的照護資訊亦可透過雲端，提供健康照護體系內的機構參考，給予病人無縫隙的照護。

針對個管的照護成效，彰基訂定明確、可量化的評量指標，包含初級預防的Lifestyle Modification、疫苗施打、社區健康促進，以及次級預防的癌篩、門診整合率、再住院率，甚至到三級預防的DNR簽署率、居家訪視率，另再加入照護對象的滿意度調查，總共近11項的評核指標（如圖13-12），完整涵括個人所提的Stage 1～ Stage 5人生健康照護規劃。透過資訊系統的建置，每季自動抓取統計資料進行分析與核算，無法自動產出的數據則由個人提報，再依據個管師或衛教師的指標達成狀況，給予獎勵

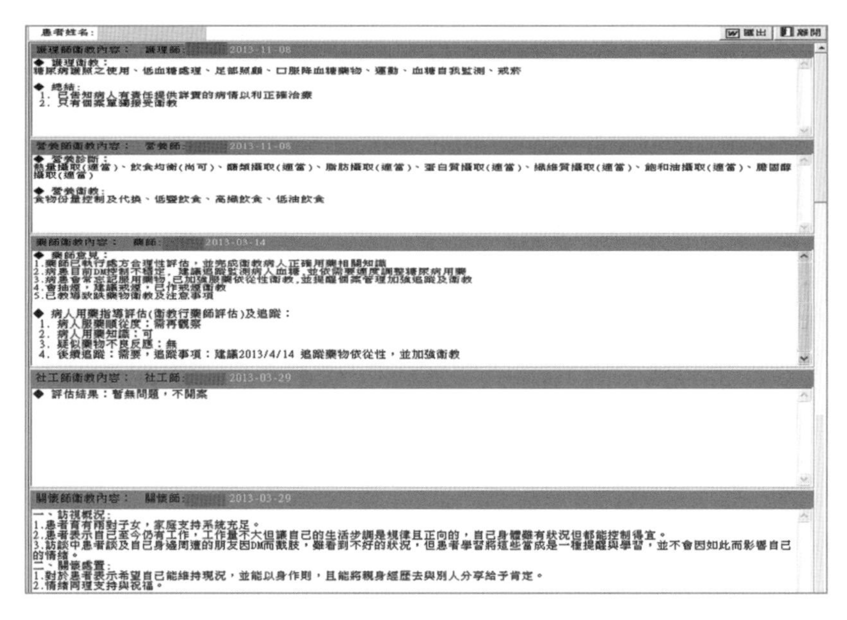

圖13-11　團隊成員的照護記錄匯總表

指標名稱	評量重點	備註與定義
I. 個管成效評量指標		
1.病人服務量 Volume of Patients	1.服務人次（絕對數字或比率） 2.病人Call in次數 3.個管師Call out次數	
2.生活習慣的調整或改變 Lifestyle Modification	1.衛教項目和次數 2.改善成效。如：HbA1C下降／Cholesterol下降／醣化血色素（HbA1C）檢查執行率／空腹血脂（Fasting Lipid Profile）檢查執行率／眼底檢查或眼底彩色攝影執行率／尿液微量白蛋白檢查執行率……等	因初次實施，「改善成效」定義如下： 1.HbA1C/Cholesterol只要檢驗數據有改善即可 2.其他各項糖尿病指標配合原先執行方案即可。
3.疫苗施打率（流感為主） Vaccination Rate	1.符合疫苗施打條件者之衛教率 2.符合疫苗施打條件者衛教後之施打率	1.衛教率＝（符合疫苗施打條件並有確實進行衛教的人數／符合疫苗施打條件的人數）×100% 2.施打率＝（符合疫苗施打條件者進行衛教後確實有去施打疫苗的人數／符合疫苗施打條件且有進行衛教的人數）×100%
4.癌篩執行率 Cancer Screening Rate	1.符合癌篩條件者之衛教率（子抹／乳篩／腸篩分別統計） 2.符合癌篩條件者衛教後之篩檢率（子抹／乳篩／腸篩分別統計）	1.衛教率＝（符合癌篩條件並有確實進行衛教的人數／符合癌篩條件的人數）×100% 2.篩檢率＝（符合癌篩條件者進行衛教後確實有去做篩檢的人數／符合癌篩條件且有進行衛教的人數）×100%

圖13-12　個管成效評量指標（部分內容）

金的鼓勵，以提升其積極個管病人的動機，達到整體優異的照護績效。藉由投入人力積極介入個管，推動社區活絡和健康促進，彰基初步的成效完全符合論人計酬的制度規劃下，病人少生病、少花費，醫療機構就有回饋金，健保的有限資源也可充分運用在需要的人身上。彰基爲提升醫療品質，不斷的參與評鑑、認證，以藉由外部力量達到內部的提升和改造，這種運用個管的手法，也是在多次參與國際級評比中領悟出的模式，也在彰基得到成功的印證，而彰基之論人計酬與個案管理運作機制，亦吸引全國各層級醫院蒞院參訪與交流（如圖13-13）。

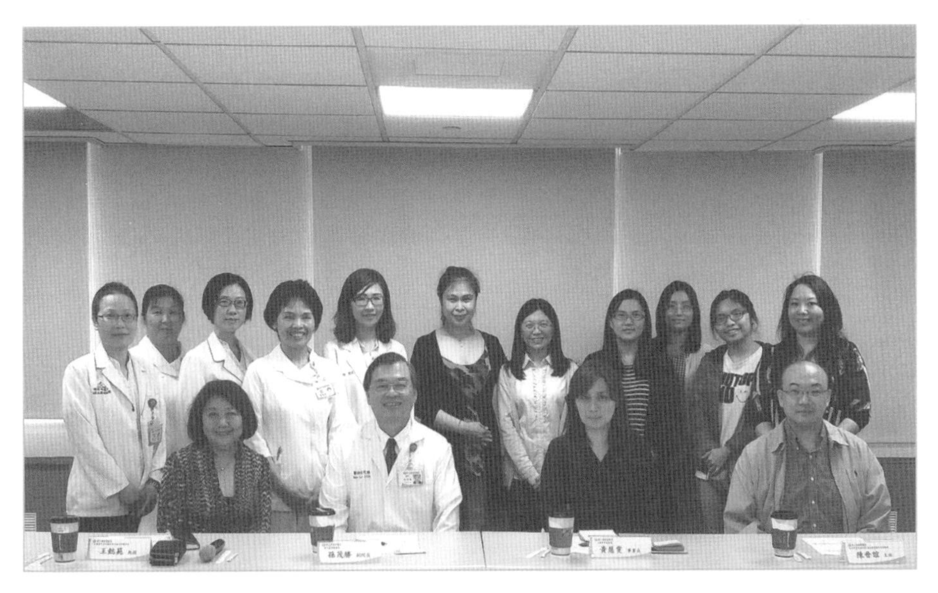

圖13-13　2016年5月19日王懿範教授暨臺北醫學大學貴賓蒞院參訪與交流

從Stage 1的健康促進、Stage 2的健康照護、Stage 3的急性後期照護或亞急性照護、Stage 4的長期照護或居家照護，到Stage 5的安寧療護，此完整規劃於階段特性及充分運用有限醫療資源的前題下，應建立健康照護各階段的權責分工（如圖13-14），由不同層級的醫療機構擔負起照護的責任，提供適切的服務。如：在Stage 1健康促進部分，著重在初級預防和次級預防，這是所有層級的醫療機構都可執行，但應以基層醫療體系爲主，而醫學中心（如彰基）則是可提供其完善的資訊系統，以讓社區照護更有效率。在Stage 2的健康照護，亦是所有層級的醫療機構都可執行，但不同層級的醫療機構應依其規模與設備，各自介入適當的照護重點。同樣的，彰基可以提供必要的協助，成爲基層醫療院所的後盾，並盡所能的肩擔起承接急重難症者照護的責任。如上舉例，在不同階段會有不同的照護院所負責，依據不同的照護重點，以病人爲中心的提供各項健康促進、醫療照護等服務，彰基則是願意善盡醫學中心的社會責任，提供所需的支援，以達到病人、醫療院所、健保署的三贏目標。

Stage	提供照護院所	照護重點	彰基可提供的支援
Stage 1 Health Promotion	• 衛生所 • 診所（開業醫）／社區醫療群 • 地區醫院 • 區域醫院 • 醫學中心	• 初級預防：健康促進（健康照護、疾病預防、公共衛生……等） • 次級預防	• 完善的資訊系統 • 支援社區健康促進
Stage 2 Health Care	• 衛生所 • 診所（開業醫）／社區醫療群 • 地區醫院	• 次級預防	• 基層醫療的後盾 • 急重症的接續照護 • 優勢個管人力，多向互動 • 落實轉診，並視需求提供下級醫院必要之協助
	• 區域醫院 • 醫學中心	• 次級預防 • 三級預防 • 個管高醫療耗用族群	
Stage 3 Post-Acute Care Sub-Acute Care	• 地區醫院 • 區域醫院	• 腦中風、骨折……等須長期復健之照護 • 呼吸照護、康復照護……等亞急性照護	• 承作醫院的後盾：若病人狀況有變化，隨時可轉回彰基 • 以資訊系統串聯各項記錄，確保照護之連續性
Stage 4 Long-term Care Home Care	• 長照中心 • 安養中心 • 具長期照護能力的各級院所	• 三級預防	• 跨團隊醫療人員到府、到院協助 • 遠距醫療系統全力提供支援
Stage 5 Hospice Care	• 病人居家 • 具安寧照護能力的各級院所	• 三級預防 • 安寧共照／安寧病房 • 安寧居家（居家善終）	• 安寧療護團隊可視需求提供必要協助

圖13-14　健康照護各階段權責分工示意圖

針對未來區域醫療整合制度的實施，除了個管模式的建置、團隊運作機制的導入，個人尚有幾項建言，提供政府於政策制定及實務規劃之參考。

一、建置全方位資訊連結系統

如前文所述，資訊系統與設備是串聯、整合照護流程不可或缺的一環，可謂是成功的關鍵！以彰基進行中的iPAC計畫架構爲例，管理醫院端（彰基）和承作醫院端（地區或區域醫院）各自在本來的架構下進行醫療照護，但照護訊息會透過資訊服務平臺進行互通及追蹤，照護品質也可透過此平臺進行成效稽核。在資訊充分透明的狀態下，下級醫院（承作醫院）和上級醫院（管理醫院）溝通無障礙，一切以病人爲考量，提供最適切、最符合需求的照護，同時亦可達到符合成本效益、有效運用醫療資源的附加價值，因此，建置全方位資訊連結系統爲必要之考量。實際規劃上，首先可建立「醫療資訊分享雲」，整合檢驗、檢查、用藥及醫療品質管理，讓病人的就醫資料能匯集於整合性的平臺上，提供醫療照護者一致的訊息，也可避免許多重複性的醫療耗用；其次，可開發便利使用的APP應用軟體，提供醫療照護者（Care Provider）與被照護者（Consumer）重要訊息；最後，可透過資訊系統的篩選，聚焦於高醫療耗用個案管理（如：高齡、重大傷病、罕見疾病、住過院、高就診……等），以將有限的人力與醫療資源做最有效益的分配。

二、導入ACO照護模式

醫療趨勢逐漸導向價值性的照護（Value-based Care），因此，美國的全責服務機構（Accountable Care Organization, ACO）成長快速，統計至2016年第1季，美國已有838個ACOs（如圖13-15），共有28.3百萬人被納入ACO的照護體制（如圖13-16）。ACO的基本精神即在透過整合性的照護，以提升照護品質並減少花費，其主要的目標設定爲提供病人更好的照護（Better Care for Patients）、使社區民眾更健康（Better Health for Our Communities）、改善健康照護系統，以減少醫療花費（Lower Costs through Improvements for Our Health Care System）。透過不同層級醫療機構或醫療照護人員自願性的結合，建立訊息溝通網絡，彼此合作並充分交換照護資訊，提供以病人爲中心的連續性照護，並藉由ACO體制內的資訊分享，避免重複性的書面作業、檢驗、檢查……等，達到醫療資源的有效運用以及減少浪費；同時，在ACO整體架構內，設置涵括結構面、流程面、成果面的照護相關品質指標，以監測執行成效，並依據品質指標的達成狀況連結醫療給付及分配盈餘。此制度可提升不同層級的醫療機構與醫療照護者相互結合，提供以病人爲中心的整合性服務的動機，激勵彼此合作，落實權責分工，不僅得以減輕工作量，更能透過管控不必要的醫療耗費而贏得獎勵金。

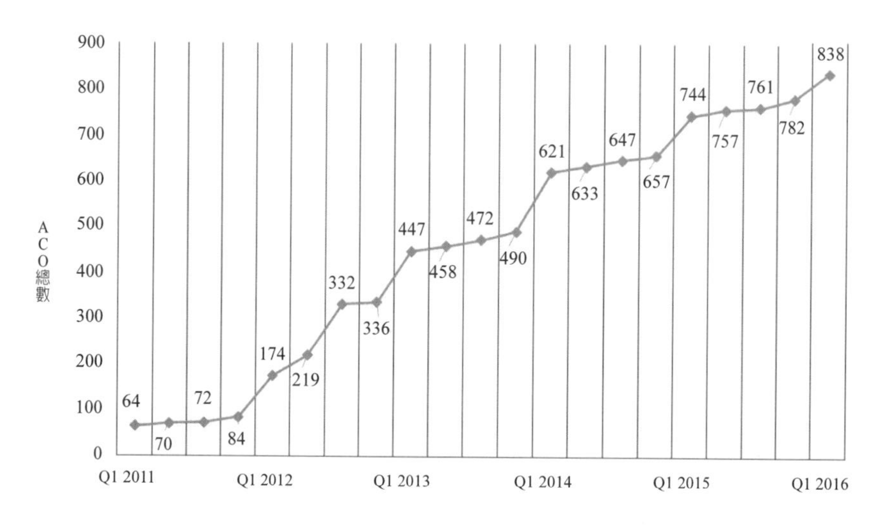

圖13-15　全責服務機構數量歷年變化（ACOs Over Time）

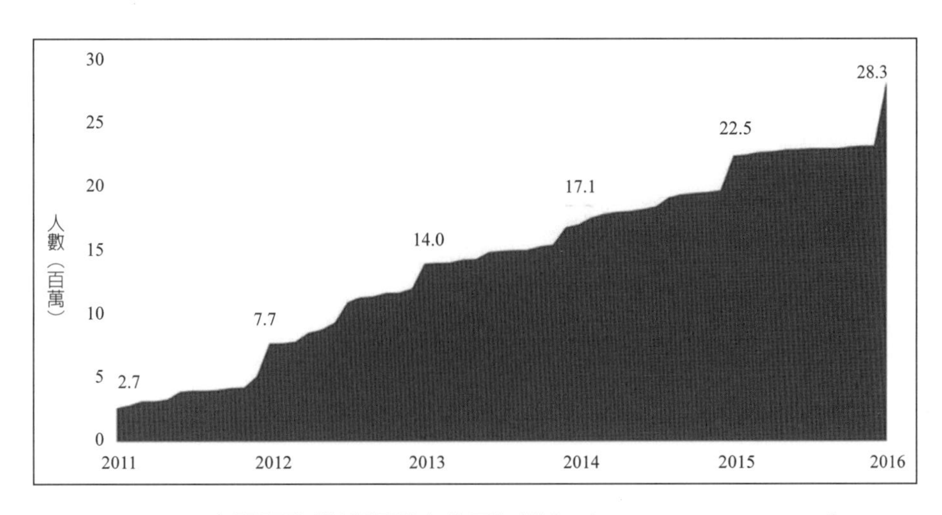

圖13-16　全責服務機構照護人數歷年變化（ACO Lives Over Time）

三、歸納及聚焦醫療照護重點

疾病的進展常是在Stage 1～Stage 3間循環，要經過很長一段時間，才會演變至Stage 4的長期照護或居家照護，最後到Stage 5的安寧療護（如圖13-17），而多數期間病人是身處於慢性病的狀態，因此，推動高品質慢性照護計畫是相當重要的。此計畫的執行關鍵在於聚焦控管高醫療耗用的情境，例如再入院、重複的檢驗、檢查……等。在美國，普遍運用於降低再入院的策略爲執行用藥連續性照護（completing a medication reconciliation process）、對病人或其照護者在出院前給予衛教（educating patients and patient caregivers pre-discharge），以及在病人出院後進行電訪或其他溝通（conducting phone calls or other communication post-discharge），彰基也採行類似的策略，其中，執行出院後電訪之成效，以中風中心爲例，可減少約38.3%的14天內再入院率。而依據Zirui Song（2014）等人發表在The New England Journal of Medicine的文章中指出，減少不必要的門診、檢查、檢驗……等，可節省約5.8-9.1%的醫療費

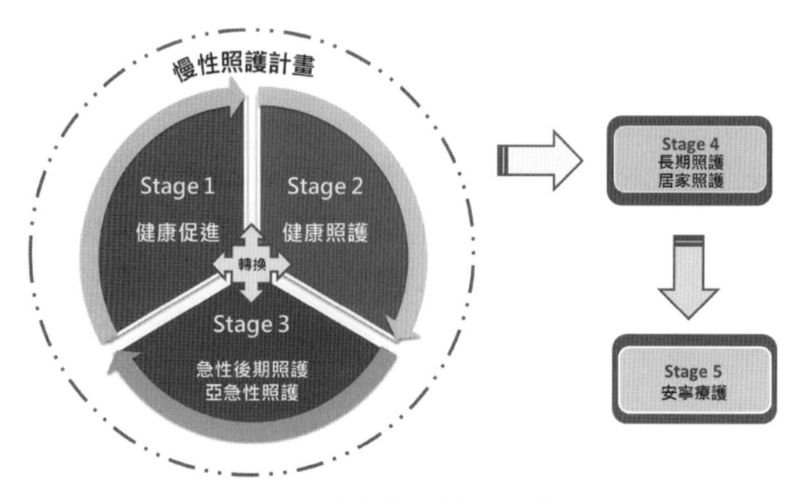

圖13-17 疾病進展的循環示意圖

用，因此，針對這些高醫療耗用的狀況，若能導入個案管理模式，聚焦在醫療照護流程的整合，依照彰基的經驗，就醫療支出的控管，實可收相當之效益。

四、增加財務誘因，提升各層級醫療院所投入整合照護之意願

2012年～2014年為期3年間，衛福部健保署執行論人計酬試辦計畫，試辦過程共分兩期（每期1年半），參與方式為醫院或院所團隊向保險人提出申請，經評選同意後實施，試辦團隊則有醫院忠誠病人、區域整合、社區醫療群等三種模式。健保署依據公式核算虛擬總額點數（= 照護對象基期年平均每人醫療點數×{1 + 照護對象之年齡性別校正後每人年醫療費用成長率+當年西醫部門成長率}×照護對象人數），為參與團隊進行醫療照護之基本費用，並設立多項品質指標以監測團隊之照護品質。於試辦期間，若試辦團隊之醫療支出管控得宜（實際醫療點數 < 虛擬總額點數），則團隊可享有回饋金（60%基本回饋金，40%依品質指標達成狀況給予）；反之，若試辦團隊之醫療支出管控失當（實際醫療點數 > 虛擬

總額點數），則需承擔至多50%的財務風險，但健保署基於鼓勵原則，若試辦團隊致力於提升醫療品質，使選定之品質指標全數達標，則不用承擔任何財務風險，即高於虛擬總額之醫療耗用仍會給付於試辦團隊，因此，試辦團隊在無後顧之憂下，即會積極參與並努力達成各項品質指標，間接即可收照護品質提升之效果。健保署擬於2016年起推動的「全民健康保險區域醫療整合計畫」，計畫目的爲讓民眾在完整醫療團隊之合作照護下，獲得連續性及完整性之醫療照護，立意相當良好，唯在加入計畫之門檻極高，規劃申請之團隊需同時符合健保署訂定之三項指標，分別是指標一：照護對象於團隊內之就醫費用（點數），至少占照護對象整體就醫費用（點數）之50%；指標二：照護團隊門診醫療費用（點數），來自於照護對象門診醫療費用（點數）至少占50%；指標三：照護對象於團隊內基層診所之門診就醫次數，至少占照護對象於團隊內之總門診就醫次數之50%（註：百分比之比率爲草案，尚需經開會討論通過），要完全符合此三項指標，困難度相當高；另外，雖訂有5%的績效獎勵誘因，唯其中2%乃出自於選定區域經費中，實質的財務誘因僅3%，無法促使各層級醫療院所投入，因此，建議應再詳加規劃，適度提高績效獎勵誘因，以提升醫療院所參與意願。

隨著人口的老化以及國人平均餘命的增加，健保資源已逐漸面臨枯竭的窘境，如何將有限的醫療資源充分地運用在必要的照護上，值得政府主管機關仔細的思考，以上所言乃爲個人從事於醫療照護多年的經驗分享，僅提供政府於政策制定及實務規劃之參考，期望能於未來制度建立時有所助益。

參考文獻

1. Leroy Hood, M.D. Systems Biology and P4 medicine: Past, Present, and Future. Rambam Maimonides Medical Journal 2013.Volume 4, Issue 2.
2. Institute for Healthcare Improvement. Triple Aim-The Best Care for the Whole Population at the Lowest Cost (2007). Retrieved 15 OCT, 2014, from http://www.ihi.org/Engage/Initiatives/TripleAim/pages/default.aspx.
3. UnitedHealthGroup. Working Paper: Farewell to Fee-For-Service? A 'Real World' Strategy for Health Care Payment Reform (2012). Retrieved 11 JUN, 2015, from http://www.unitedhealthgroup.com/newsroom/articles/news/unitedhealth%20group/2012/1205whitepaper8paymentreform.aspx?sc_lang=en.
4. Triple Tree. Key Themes for Healthcare Investments in 2015 (2015). Retrieved 12 JUN, 2015, from http://www.triple-tree.com/blog/2015/01/05/key-themes-healthcare-investments-2015.
5. Dora R., Anne-Claire V., Petra H P., et al. Is concordance with World Cancer Research Fund/American Institute for Cancer Research Guidelines for Cancer Prevention Related to Subsequent Risk of Cancer? Results from the EPIC study. Am J Clin Nutr doi: 10.3945/ajcn.111.031674. Printed in USA. 2012 American Society for Nutrition.
6. Christine M. Friedenreich3 and Marla R. Orenstein. Physical Activity and Cancer Prevention: Etiologic Evidence and Biological Mechanisms. American Society for Nutritional Sciences. 2002.
7. Oliver, D., Healey, F., & Haines, T. (2010). Preventing falls and fall-related injuries in hospitals. Clinical Geriatric Medicine, 26, 645-692.

8. Wu, S., Keeler, E., Rubenstein, L., Maglione, M.A., & Shekelle, P.G. (2010). A cost-effectiveness analysis of a proposed national falls prevention program. Clinical Geriatric Medicine. 26. 751-766.
9. 行政院經濟建設委員會，2012年至2060年人口推計，2012年8月。
10. Carl van Walraven C, Dhalla IA, Bell C, et al. Derivation and validation of an index to predict early death or unplanned readmission after discharge from hospital to the community. CMAJ: Canadian Medical Association journal = journal de l'Association medicale canadienne. Apr 6 2010; 182(6): 551-557.
11. Hansen LO, Greenwald JL, Budnitz T, et al. Project BOOST: effectiveness of a multihospital effort to reduce rehospitalization. Journal of hospital medicine. Aug 2013; 8(8): 421-427.
12. Lage, D. E., Rusinak, D., Carr, D., Grabowski, D. C., & Ackerly, D. C. (2015). Creating a network of high-quality skilled nursing facilities: preliminary data on the postacute care quality improvement experiences of an accountable care organization. J Am Geriatr Soc, 63(4), 804-808.
13. Boutwell, A. Griffin, F. Hwu, S. Shannon, D. Effective Interventions to Reduce Rehospitalizations: A Compendium of 15 Promising Interventions. Cambridge, MA: Institute for Healthcare Improvement; 2009.
14. Devan K., Honora E., Amanda S., et al. Risk PredictionModels forHospital Readmission. JAMA. 2011; 306(15): 1688-1698.
15. Michel M. D., Emilio H. M., Melissa A. L., Carlos E. P. Predictive validity of a questionnaire to identify older adults at risk for hospitalization. Rev Saúde Pública 2011; 45(1).
16. Clarissa Jonas D., Neil R. P., Bernard G. J., Raquel Charles G., Misty U.

T., and L. Ebony B. Primary Care-Specialist Collaboration in the Care of Patients with Chronic Kidney Disease. Clin J Am Soc Nephrol 6: 334-343, 2011.

17. David C., Claudio R., Ainslie H., et al. Creating a model for improved chronic kidney disease care: designing parameters in quality, efficiency and accountability. Nephrol Dial Transplant (2010) 25: 3623-3630.
18. Wendy L. St. Peter, T. Michael Farley, Barry L. Carter. Role of collaborative care models including pharmacists in improving blood pressure management in chronic kidney disease patients. Curr Opin Nephrol Hypertens 20:498-503.
19. Erin Fries Taylor, Deborah Peikes, Janice Genevro, and David Meyers. Creating Capacity for Improvement in Primary Care. Agency for Healthcare Research and Quality, Rockville, MD. http://www.ahrq.gov/professionals/prevention-chronic-care/improve/capacity-building/pcmhqi2.html.
20. Donaldson MS, Yordy KD, Lohr, KN, et al., eds. Primary care: America's health in a new era. Washington, DC: Committee on the Future of Primary Care, Institute of Medicine; 1996. Available at http://www.nap.edu/openbook.php?record_id=5152&page=52. Accessed October 31, 2012.
21. Taylor EF, Genevro J, Peikes D, et al. Building quality improvement capacity in primary care: supports and resources. Rockville, MD: Agency for Healthcare Research and Quality; 2013. Available at http://www.ahrq.gov/professionals/prevention-chronic-care/improve/index.html.
22. Tamara Rosin. Becker's Hospital Review. The transition to ACOs and population health: 5 key thoughts. May 13, 2015.
23. Casalino, L. P. (2014). Accountable care organizations--the risk of failure

and the risks of success. N Engl J Med, 371(18), 1750-1751.

24. David Muhlestein, Mark McClellan. Accountable Care Organizations In 2016: Private And Public-Sector Growth And Dispersion. Available at http://healthaffairs.org/blog/2016/04/21/accountable-care-organizations-in-2016-private-and-public-sector-growth-and-dispersion.
25. Centers for Medicare & Medicaid Services. Summary of Final Rule Provisions for Accountable Care Organizations under the Medicare Shared Savings Program. ICN 907404 April 2014.
26. Centers for Medicare & Medicaid Services. Accountable Care Organizations-How ACOs work. Available at https://www.medicare.gov/manage-your-health/coordinating-your-care/accountable-care-organizations.html.
27. Heather Punke . 6 most, least common readmission reduction strategies. Available at http://www.beckershospitalreview.com/quality/6-most-least-common-readmission-reduction-strategies.html.
28. Zirui Song, M.D., Ph.D., Sherri Rose, Ph.D., Dana G. Safran, Sc.D. , et al. Changes in Health Care Spending and Quality 4 Years into Global Payment. N Engl J Med 2014; 371:1704-1714.

第十四章 醫院與整合照顧

李孟智、賴仲亮、楊文達、許碧珊、廖妙淯

壹、臺中醫院整合醫療照護緣起與宗旨

百年歷史的臺中醫院一直秉持「提供鄉親溫馨、安心的照護環境，爲民眾健康把關的優質醫療服務」的使命，在歷任院長及全體同仁共同努力下，透過品質的改善與創新的服務，不僅成功扮演鄉親健康守護神的角色，也因組織再造獲獎無數，再現百年風華！

因應高品質的醫療價值需建立在以「病人爲中心」之整合照護，醫院透過整合跨科室及跨領域的整合照護，共同擬定醫療計畫，滿足病人生理、心理、社會及心靈層面需求的「一站式」服務已蔚爲現代醫療顯學。此外，充分的照護說明及傾聽病人和家屬需求，不僅有助於醫病溝通與減少醫療爭議，讓病人及家屬共同參與治療決策也是全人醫療不可或缺的重要元素。有鑒於此，臺中醫院於2005年成立「住院全人整合醫療照護小組」及「住院全人訪視小組」，開展以「病人爲中心」之住院全人整合照護模式，前者透過同仁多元通報符合住院全人整合小組關懷的顧客，經由專責幹事與全人整合負責醫師群評估是否啓動會議，適時召開整合跨科室、跨專業領域及顧客照護需求的整合性醫療照護會議。後者則是由首長或資深主任醫師每週主動訪視住院新病人，徵詢本院在醫療面、行政面及護理面之服務有無回饋性意見（包括正面與負面意見）。2008年因應特殊疾病或醫療照護需求，另成立21個疾病深化整合照護團隊。2011年更進階成立全人整合事業團隊（圖14-1），含住院、門診及社區整合團隊，納入

全院策略目標事業團隊管理，運用平衡計分卡（Balanced Scorecard）就顧客面、學習面、流程面及財務面進行全面現代化績效管理，使得全人整合更貼近客戶需求，並與醫院整體管理相結合。

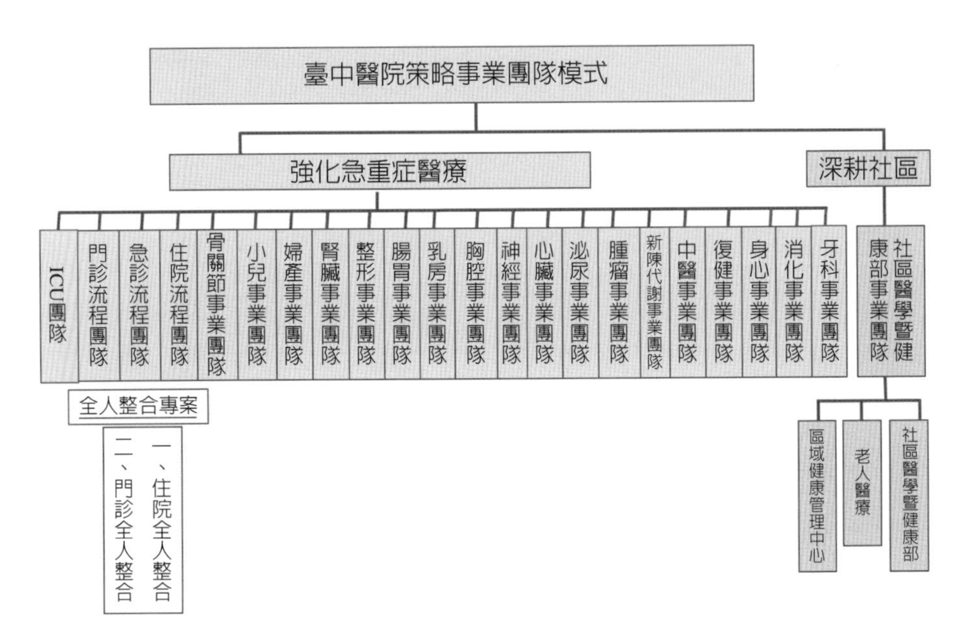

圖14-1　臺中醫院全人整合事業團隊

貳、住院全人整合醫療照護

臺中醫院住院全人整合醫療照護團隊的發展歷經「創始期」、「修訂期」、「深化期」、「落實期」、「精進期」等5個階段，期間不斷檢討改善逐漸發展出現今的全人整合照護模式。創始期始於2005年5月成立「高成本整合」醫療小組，顧名思義，整合性的醫療照護會增加醫院的人力與行政運作成本，除了醫師、護理師的業務加重外，更需安排專人負責協調各醫療、醫事與行政單位，給予患者全面性照護，即使如此，本院仍強力推動，僅爲給民眾更便利、完善、溫馨、安心的醫療服務。2006年9月「高成本整合」醫療小組更名爲「全人整合照護」團隊，更加強調以病人爲中心的服務理念，同年底「全人整合照護」架構下設立「急診入院整合小組」，給予急診入院患者快速、多科整合型的醫療照護。修訂期大紀事包括2007年2月期間，成立「全院性全人照護訪視小組」，由副院長級或顧問醫師等級的高階幹部，領導護理長、幹事及行政單位同仁探視各病房新住院病人，共同評估病人的需求及協助跨科系會診，必要時安排召開跨科整合醫療會議，同年4月建立互相尊重之會診文化，會診前後彼此以電話告知會診重點與會診結果，至此臺中醫院的全人整合照護模式已逐漸成形。深化期大紀事包括2008年3月正式成立了13個疾病深化整合照護團隊，不僅擴大全人整合照護的疾病範圍，並由該疾病相關之醫療、醫事、社服等跨領域團隊同時介入照護，並邀請患者或家屬與會，共同討論出對患者最適當的醫療服務。2009年起本院全面落實全人整合醫療照護（落實期），增設爲21個疾病深化整合團隊，全面涵蓋本院所有醫療科系。近年來，爲提升全人整合及深化整合照護的服務品質，於2011年導入EBM理念並修訂整合性醫療照護團隊運作模式，2014年更進行垂直整合，與重大病安系統連結、建置資訊共享平臺、導入跨領域教學合作等，建立更專業、完善的全人整合醫療照護模式，進入全人整合的精進期。

臺中醫院住院全人整合團隊結合中外醫療照護模式之優點，配合醫院年度策略方針顧客面管理需求；透過網路線上通報系統，以及時收案、評估及儘早啓動整合醫療照護爲目標的迅速反應系統，並結合跨領域跨專科多科整合照護，並結合疾病個管師與出院準備服務小組……等既有的內部資源整合，自住院第一天起就爲回歸社區做準備，藉由疾病管理、個案管理及健康促進的理念，提供病人、家屬全面性完整的診療照護計畫。

臺中醫院全人整合醫療團隊的另一特色是凝聚各醫療專業人員與病

人及家屬之共識，爲住院病人量身訂製專屬、全面而持續性的醫療服務計劃，期能眞正的落實「病人爲中心」之醫療照護理念。

一、多元化通報及啓動機制

整合醫療照護小組自2005年5月起先設定5項通報條件；包括(1)兩科爭議、(2)醫師求援、(3)病人或家屬有強烈抱怨、(4)病人病情未改善或致病原因不明、(5)病人嚴重度有會診兩科以上。此後藉由多重管道，如全院住院病人品質訪視、顧客意見反映、醫療抱怨客訴或爭議小組會議、醫護聯合大晨會、加護病房會議以及病人安全與醫療品質相關檢討會等管道。整理全院住院病人醫療照護常見的問題，或亟待跨團隊支援改善的議題，經全人整合小組月會及季檢討會議討論後，增列通報項目，以滿足顧客及醫療科室需求。截至2015年5月共有16項通報類別及15項次類別（表14-1）。

表14-1　全人整合通報類別

【全人整合醫療通報】 類別	【全人整合醫療通報】 次類別
1.發燒（38.3°）> 3天，且病況仍不明；發燒 > 5天	3-1. 精神科病人需它科協助照護者
2.住院中需二次重返手術室者	3-2. 需胸腔外科協助開刀（氣切除外）或治療者
3.需兩科共同照護	3-3. 需小兒科協助照護者（< 14歲）
4.會診科別 ≥ 3科	6-1. 呼吸 < 5次／分或 > 36次／分，且處置不充足
5.住院天數 > 14天者（肺結核、復健、呼吸器治療、精神科病人除外）	6-2. 脈搏 < 40次／分或 > 140次／分，且處置不充足
6.生命徵象不穩定	6-3. 血壓低於70/50mmHg，且處置不充足
7.醫師求援	6-4. GCS突然下降2分，且處置不充足

（接下頁）

表14-1　全人整合通報類別（續）

【全人整合醫療通報】類別	【全人整合醫療通報】次類別
8.護理人口求援	6-5. 重複性抽蓄（Seizure），且處置不充足
9.病人或家屬有強烈醫療照護抱怨事件	7-1. 急診分科爭議
10.門診手術或門診檢查後24小時入院	7-2. 兩科爭議（醫師互推）
11.門急診14天再入院	7-3. 抗生素使用裁定有爭議
12.ER轉至病房後24小時內轉至ICU	7-4. 其他
13.非預期CPR（ROSC）	8-1. 護理人員發現處置不對且溝通無效
14.ICU病人需轉RCC者（排除胸內病人）	8-2. 醫師與病人溝通不良
15.神經內科罕見疾病（漸凍人及多發性硬化症）	8-3. 其他
16.A級醫療重大病安事件（有危及病人生命）	

二、住院全人整合導入教學領域

傳統上以專科化疾病照護爲主的醫療，並無法符合眞正以病人爲中心的照護，其中如多重共病，個人身、心、靈、社會以及家庭需求更是傳統上醫療照護所無法兼顧的困境。眞正以病人爲中心的全人醫療，應該是尊重病人及家屬共同醫療決策的自主權益，再由醫療提供者整合符合顧客醫療需求的資源。醫護團隊成員必須體認到醫療是依賴高度合作的科學，學習如何透過「共同目標、共享知識及相互尊重」的概念，以達到高效率健康照護組織的目標。透過不同領域教師帶領年輕的學員及新近的醫療人員參與全人整合照護會議，可以落實經由實務運作，學習團隊如何協調彼此工作，共同解決病人住院期間所面對的醫療問題，將全人整合照護導入教學，實乃成爲臺中醫院跨領域照護及教學的一大特色。

臺中醫院整合醫療小組自2011年起，與教學病房跨團隊教學結合。近4年共有650人次的年輕醫師參與整合醫療討論會議。整合照護團隊會帶領住院醫師或PGY學員，以及其他醫事和護理人員在會議中就病人的疾病分析、診斷、治療與倫理議題（病情告知、尊重自主、醫療考量、生活品質考量等），以及後續治療照護計畫等議題討論與分享，藉此實際醫病互動過程中，確實提升了醫療照護品質與強化年輕醫療照護同仁全人照護理念。

建置全人整合臨床教案資料庫：經過多年的全人整合會議運作，發現不同的科別及職系都有共同參與整合照護獲得良好成效的案例，有鑒於未能親自參與的同儕及來不及與會的醫院新進教師和學員，也能在面對病人遭遇類似問題時有團隊運作的經驗供參考，全人整合小組自2014年1月起特別在知識管理系統「全人照護專區」內設置教案專區，依各科或各職類特殊疾病別及情境別，建置整合性照護說明資料夾，讓新進同仁可以快速了解本院全人整合運作模式及病情告知的重點，截至2015年9月爲止共收錄112個整合照護教案。

三、全人整合結合實證醫學（Evidence-Based Medicine, EBM）

二十一世紀人類最大的科技突破就是電子網路的問世，舉凡醫療知識及技術的發展資訊，彈指之間，就能搜尋到巨量的資料供專業人員及非專業的族群參考解讀。醫療提供者不僅需要採用符合目前醫療同儕共識的治療參考指引，針對不同處置方案的風險和利益，也要盡可能搜尋等級較高的研究報告作爲參考，才能提供符合病人最大利益的醫療服務。

全人整合醫療照護小組有感於過去全人整合照護說明會議中，曾出現不同領域或不同醫療科別成員對醫療決策（如採取外科手術或內科藥物治療或更保守的支持性療法）的見解不盡一致，導致治療決策因未達共識而陷病人及家屬於無所適從之窘境，導致相關會議未能達到全人醫療的照護目標。本院自2010年開始，希望能將全人會議所遭遇的臨床情境，以實證照護精神與步驟，搜尋相關文獻來支持臨床決策解決問題！

個案的挑選可由主持全人整合會議熟習個案情境的負責醫師指定，或經高階主管會議主席在定期全人整合案例報告後，經主席裁定需進一步求證最適方案者，希望能進入實證醫學討論。被指定討論的個案在實證照護中心教師及各科指導教師共同指導下，讓學員學會依問題搜尋與個案情境相近的近代文獻，重新檢視整合照護案例醫療處置準則，並於實證醫學討論會中分享，藉此提升團隊醫療處置能力，並增加主治醫師及病人接受醫療照護的信心。

四、全人整合照護成效監測與改善

本院整合醫療照護小組訂定的自我監測指標主要分為服務品質、醫療品質及風險管理三大面向，分別簡述如下：

(一) 服務品質

1. 全人整合通報及收案率：【當月全人整合通報數（收案數）／當月全院住院人數（人次）】×100%，經排除疾病整合通報數及收案數，4年全人整合通報率平均約在12.2%左右，而實際收案啓動整合說明會議比率逐年提升，以2014年為例約為3.3%，遠高於健保署中區各醫院平均值1%的同儕水準。

2. 顧客滿意度分析：接受全人整合照護個案對於本院提供的高品質跨團隊整合醫療服務給予高度肯定，經相關單位滿意度調查報告顯示近4年滿意度平均達92%以上。

(二) 醫療品質

1. 整合收案照護個案嚴重度（CMI）：病人病情複雜，病況嚴重性偏高。回顧2012年至2014年納入住院全人整合照護的個案平均CMI值爲1.728，平均住院天數爲12.76天，顯示收案病人之疾病的嚴重度與複雜性均較一般住院病人高，反映出其嚴重度及共病之複雜性需跨專業團隊的整合照護之合理性。

2. 出院後在急診率及再住院率：最近4年，本院全人整合照護收案病人出院後3天再急診率由2.6%下降爲1.86%，14天再住院比率由6.4%下降至2.7%，顯示包含衛教計畫在內的整體照護品質有明顯的改善，減少再入住其他科別的醫療支出與醫療資源。

(三) 風險管理

減少醫療爭議案件：住院全人整合照護小組經由「整合醫療線上通報系統」，及「全人訪視小組」每週定期訪視的機制，確實能夠發揮及早發現高風險病人，經由整合小組即時啓動跨團隊整合醫療，提供病人或家屬面對面病情說明及溝通討論後形成醫療處置決策共識，確實降低醫病資訊的不對稱性，增進醫病溝通成效，證明全人整合照護說明爲強化風險管理之有效策略。

(四) 風險管理

自2005年整合醫療小組成立至今，隨著全院多元通報文化的養成，全院潛在危機（準爭議）事件通報率及啓動率逐年上升，相對地，眞正發生的危機（重大病情變化、爭議調解或進入司法訴訟）案件穩定控制在低水平（圖14-2），這在民眾消費意識抬頭的年代，整合性醫療照護制度確實不失爲改善醫病關係的有效工具。

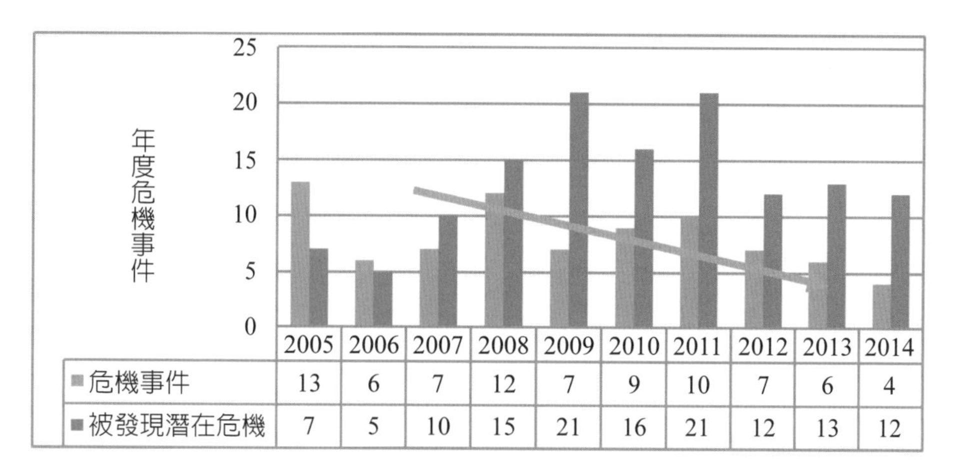

圖14-2 各年度危機事件統計圖表

五、建立相互尊重、彼此協調的合作文化

住院全人整合醫療服務需跨科室及各領域的團隊支援，合作文化養成需要時間與正向回饋的累積。回顧本院全人整合照護小組成立初期，收案條件中「需兩科共同照護」與「顧客爭議與抱怨」約各占23%，相對地，對醫護同仁照護壓力得以有效紓解的「醫師及護理人員求援」通報條件上，在2005年只占啓動的10%；顯示小組成立初期功能體現在消極地化解複雜共病病人分科爭議及抱怨處理，但2013年起，「醫師及護理人員求援」的比率則已達啓動照護個案的45%，此外，2010-2014年間醫師與護理人員求援案件平均啓動率分別達92%與44%（醫師共238件啓動／257件通報，護理人員共70件啓動／157件通報），這顯示以病人爲中心主動尋求團隊支援的思維，已深植醫護人員的心中。確信團隊在不斷藉由面對共同的目標（病人的病痛）、分享彼此的專業知識（教學相長）及相互尊重（團隊合作）的三大支柱支撐下，透過良好的溝通，協調彼此工作，不僅讓醫療同仁從單打獨鬥或觀望者的態度，轉變爲肯定並選擇跨團隊合作，

更可以提升醫療照護品質，減輕醫療同仁面對家屬或同儕壓力之負擔，也讓本院逐漸走向高效能醫療照護組織的目標。隨著內部顧客的滿意度逐年上升，以及全院高達98%的主治醫師皆曾參與全人整合照護的事實，突顯出同仁已全面投入全人整合照護模式，也是歷經10年全人照護組織文化建立的重要突破。

六、深獲社會及醫療同儕肯定

本院之整合醫療照護歷經多年耕耘，不僅獲得內部及外部肯定，也透過參加國內外學術研討會的發表。迄今至少發表海報15篇及口頭報告5篇，並多次受邀至各醫療院所進行「全人整合照護經驗分享」。為有效推動臺中醫院全人整合照護制度，包括15家醫學中心與區域教學醫院都曾至臺中醫院進行標竿學習整合醫療運作模式。因辦理成效斐然，2009年7月中央健康保險署中區業務組有鑑於臺中醫院所提供高品質全人整合醫療的加值服務，確實符合顧客與全民健保醫療之需求，故率先提出「住院全人整合醫療服務」，並列入醫療院所品質指標獎勵指標。2011年應醫策會邀約至「醫院評鑑委員共識研討會」專題報告，同年亦榮獲健保署「提升全民健保醫療照護服務品質」的肯定。

七、未來發展計畫與展望

本院2005年推行住院全人整合醫療照護模式屆滿兩年，2007年適逢國際策略管理大師麥可波特（Michael E. Porter）訪臺，他坦言臺灣健保制度的高覆蓋率及可近性只是良好之醫療照護的起點，過度強調效率及降低成本的結果，反而忽略創造價值及符合顧客需求的核心價值。他也建議醫療照護的核心應透過「整合服務」提供更好的醫療服務品質，2014年10月再度訪臺時仍呼籲醫療志業應以病人為中心，提升醫療效率來創造醫療核心價值。證明本院所推行的住院全人整合照護是符合時勢潮流與顧客需求的照護模式！

2014-2015全美前十大醫院榜首的梅約醫學中心（Mayo Clinic），不僅重視團隊專業精進與學習，更強調以「病人爲中心」的醫療照護理念，住院病人經科別管理—疾病管理—透過團隊的溝通協調與醫療資源整合等多重機制把關，共同擬定合宜完善的整合照護計畫，也是本院國際標竿學習的對象，2015年本院已指派全人整合負責醫師前往觀摩學習，期待有嶄新的整合性醫療服務造福本院病人。諸如，收治他科的住院病人必須會診該病人在門診規則追蹤與進行診療的主治醫師，以進行住院期間的共同照護，期勉本院依疾病別成立的疾病深化照護團隊，在既有的規模與模式下，應更積極檢討創新與提升照護品質，仿效Mayo Clinic在醫療科主任、資深行政或病房護理主管及疾病個案管理師的共同帶領下，協調團隊成員爲病人優先（Patient-first）做出最好的貢獻，考量東西方文化與醫療制度的差異，各疾病照護團隊仍可標竿國家生技醫療產業策進會（生策會）歷年獲得SNQ國家品質標章（Symbol of National Quality，代表Safety and Quality）的優秀團隊做法，加上創新的思維與對應本院尊重生命、關懷弱勢、以客爲尊的價值觀，一起爲臺中醫院的住院全人整合照護建構完善的照護網絡。

八、結語與建議

深耕10年，臺中醫院全人整合照護將「視病猶親」理念落實至各醫療角落，全體員工發揮醫院院花—桂花所象徵「凝聚芬芳」之特色，不僅提升外部顧客滿意度及改善醫病關係，也樹立內部顧客相互尊重的團隊溝通文化，透過團隊協調合作創造以病人爲中心的醫療核心價值品質！展望未來10年，臺中醫院全體同仁，除了繼續精進全人整合教學、研究與創新外，住院全人整合小組透過強化跨領域與跨團隊合作，不僅要連結本院門診整合小組及急診品質委員會，進而推行從醫院院區到社區及機構的垂直整合醫療照護，完成本院提供大臺中民眾以病人爲中心、社區爲導向之優質照護的使命。

參、跨領域團隊整合照護——以急性後期照護病房爲例

住院整合照護主要針對住院個案照護需求，提供完整跨團隊的照護，其中的成員包括醫療單位和醫事單位；團隊成員以病人爲中心共同擬定治療計畫和治療目標，且治療中共同修訂治療計畫並安排出院準備服務。以下將以臺中醫院急性後期（中期）照護爲例介紹住院整合照護：

臺灣自1993年起老年人口邁入7%，預估邁入老化國家速度會甚於歐美。因應高齡化社會來臨，醫療體系對於老年人不典型的疾病表現、多重用藥、身心功能退化與失能等，無法面面俱到，需特別健康照護體系如急性後期（中期）照護做爲急性與慢性照護之間的橋樑。如何預防老年病人或亞急性群體死亡、失能、提早入住機構、再入院，住院整合的急性後期（中期）照護是未來趨勢。由國內病人的出院後14日再住院率及3日再急診率可知，在急性醫療以及長期照護之間的醫療照護體系存在著斷層，目前的護理之家在技術性護理、醫療照護品質以及復健服務上仍無法全然替代病人出院後需求。2008年後臺灣隨著全民健保支付制度的改變，開始實施DRGs制度，各層級醫院縮短住院日以節省醫療成本，當病人無急性照護需求時即被要求出院。依據中央健保局2010年之醫療品質資料顯示，病人出院14天後的再入院率平均爲7.39%，出院後3日再急診率平均爲2.83%，可知病人雖然已達到出院標準，但是一旦離開醫院後仍存在許多健康照護問題，包含生理、心理、營養、復健、管路照護、社會經濟或後續安置等，造成病人再入院率偏高或超長住院天數的情形發生及健保資

源的浪費，故住院整合的急性後期（中期）照護十分重要。

本院自2011年8月成立急性後期（中期）照護工作小組，積極推動中期照護業務，2013年2月通過衛生福利部補助所屬醫院試辦急性後期照護計劃，4月時完成急性後期（中期）照護病房硬體建設，6月試營運，在7月2日時正式開幕，急性後期（中期）照護病房並不是從老舊病房翻新，而是一個全新的空間從無到有，設備的規劃包含：無障礙的空間設計：如無障礙櫃檯，長廊中有中線可做平衡訓練，無障礙浴廁也包括：可收納的洗澡椅，防滑地板及扶手，空間上的設計也獲得臺灣建築師公會的肯定；病房床位從3人房到5人房，皆是電動床，沒有單人房是因為希望藉由同儕間的鼓勵，互相努力學習並進，另有配置多功能活動室，提供專屬物理治療、職能治療訓練（圖14-3）。爲落實此住院整合照護照護業務，結合本院醫療、護理、復健、營養、社工、心理、藥師、出院準備服務的人力和資源（圖14-4），提供跨專業團隊整合性的醫療照護，由跨專業照護團隊整體性評估，協助新失能或失能者克服失能，改善健康照護問題，促進自主及預防非必要的入院，早日回歸家庭、社區爲目標，以符合民眾此階段的健康照護需求。爲提升照護品質，除了建立本院急性後期（中期）照護工作手冊，辦理年度教育訓練和國內外標竿學習與年終進行急性後期（中期）照護成效和品質指標分析改善外，更發展實證醫學護理及臨床應用；並且設計臺灣第一套急性後期（中期）照護個案管理系統來提升工作效率和增進人員的即時溝通。每年參加相關學術研討會與發表研究成果，並與其他專家共同分享討論急性後期（中期）照護。

2014年度本院更獲選健保署「全民健保提升急性後期照護品質試辦計畫——腦中風」之主責醫院，此次計畫本院與大臺中地區三家醫學中心結合，形成精緻急性後期（中期）照護網來申請此試辦計畫，提供大臺中地區民眾優質和便利的急性後期（中期）照護。此計畫收案對象爲：急性腦血管疾病（限急性發作後一個月內）之病人，醫療狀況穩定，功能狀況具有輕度至中重度功能障礙（Modified Rankin Scale, 2-4），經急性後期照護團隊判斷具積極復健潛能者。結案條件爲：(1)個案功能顯著進步，經急性後期照護團隊評估，可出院回家進行自我復健者；(2)連續2次個案功能評估，經急性後期照護團隊總評，未進步或降低者；(3)經急性後期照護團隊評估，已不具復健潛能者；(4)進入急性後期照護時間，超過12週上限者；(5)保險對象自動放棄或自行中斷急性後期照護者；(6)死亡。

住院整合照護流程如下：個案從醫學中心或本院急性病房轉入後，在72小時內團隊成員完成「急性後期照護個案功能評估表」的初期評估，然後召開急性後期照護團隊會議，共同提出個案住院整合急性後期照護計畫及目標。照護團隊依所擬計畫提供復健和護理……等服務；每間隔3週進行「急性後期照護個案功能評估表」的期中評估並在團隊會議中討論修定。當個案已達結案條件，則辦理結案評估並在團隊會議討論（其中包括：長照評估資源轉介、輔具資源轉介銜接、居家輔具及環境改造建議、居家活動建議及衛教、生活重建服務建議、心理諮商服務建議、出院後之預計後續照護方式）。爲提高院內團隊會議的即時性和效率，固定每週開會；且每3個月舉行跨院際討論會檢討照護和轉院流程。

本院此年度共有72名個案接受本團隊的急性後期照護，其中有8成來自上游醫學中心，個案平均住院照護時間爲49.2天、經住院整合急性後期（中期）照護介入後，其ADL（Barthel Index）評估由41.9上升至68.1，IADL（Lawton-Brody IADL Scale評估）由可獨立執行2項日常生活功能上升至可獨立執行4項日常生活功能，各項健康相關生活品質（Euro QoL-5D）的評估，指標分數皆有下降，分數越低代表生活品質越高；認知功能評估（Mini-Mental State Examination, MMSE）除失語症及不能評估個案外，MMSE由19分上升至22分；整體功能看來，在各項功能性評比上，皆有明顯的進步；並且成功移除9人的鼻胃管和4人的尿管。結案出院後返家率為80.5%，而國外急性後期照護的返家率一般約為50%，本院返家率明顯大於國外急性後期照護的返家率。

目前健保署推動的急性後期的住院整合照護除了上述的腦中風外，在2015年又加上燒燙傷的急性後期照護，2016年度可能又推出腦傷、脊隨損傷、髖部術後、脊椎骨折、心肺手術後及衰弱老人的急性後期住院整合照護，其涵蓋照護的範圍將更廣。

如何使急性後期照護永續發展，首先要了結此照護是分級轉診和DRG後續照護銜接的一環，而評估工具和支付制度的設定及連動是成功的關鍵要素，最重要是國家政策的支持。隨著人口老化及未來DRG的全面實施，個案在結束急性醫療後對急性後期照護的需求必然會增加，政府和醫療提供者應提早做準備；長期照護保險也即將上路，未來如何銜接急性後期照護和長期照護也需提早規劃。

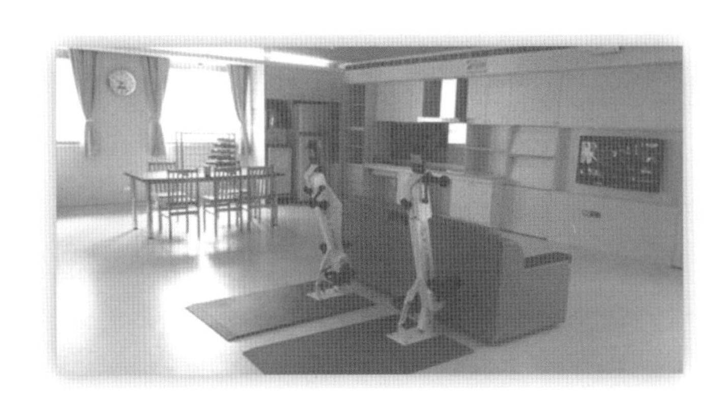

圖14-3　病房附設復健設備

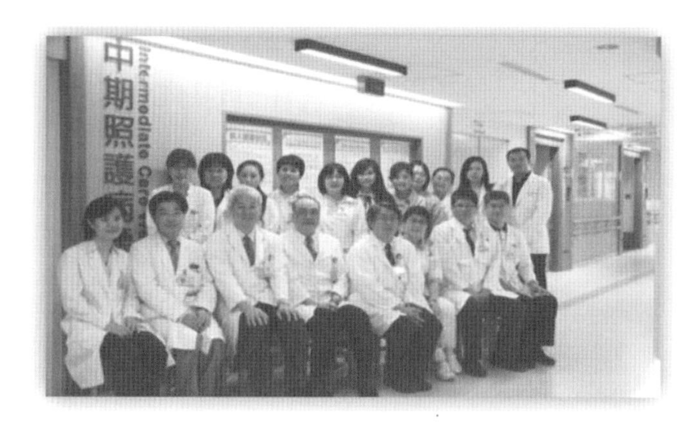

圖14-4　跨領域團隊整合照護

肆、門診整合照護

一、門診整合照護的起源

現今醫療的觀點：醫療資訊以權威式單向輸出局限；會診局限片段；治療目標偏重科學量化價值；疾病診治程序由醫師全權決定。但在病人面向卻希望：以病人爲中心，得到藥物治療並顧及社會、心理的問題；以雙向溝通消除資訊不對等；病人感受關懷與支持，並保有自主權；參與醫療決定。「全人整合醫療」的概念由此而生，希望提供病人身、心、社會，甚至靈性上的照護。有經驗的高效能醫療團隊聚集眾人的智慧提供周全的服務。

根據健保署推估，國內多重慢性疾病門診病人大約在79萬人左右，雖然占總就醫人數的3.75%，但所使用的門診醫療資源卻高達509億元，占全體門診醫療15.5%。臺中醫院慢性病人族群分慢性高血壓、心臟病、良性攝護腺肥大及糖尿病人占前三名，從100萬筆就醫紀錄中篩選出26萬筆資料，其中65歲以上可能不適當用藥占13萬筆資料，可見慢性或老年病人重複用藥問題相當大，爲提供全人照護，建立以病人爲中心的醫療照護體系，提供整合式醫療照護，讓有多重慢性病人者不必四處逛醫院，掛一次號就可解決各種問題，提供多重慢性病人適切、效率良好且高品質的醫療服務，避免重複、不當治療用藥或處置，影響病人安全。

二、緣由

本院提供多重慢性病人適切、效率、良好品質的醫療服務，以及透過專業合作，促成各專科醫療之適當整合。照護對象主要爲多重慢性忠誠病人（於臺中醫院就診次數占總門診就醫次數的50%以上，有2種（含）以上慢性病，需就診2個（含）以上科別），以及前一年全國門診就醫次數達12次以上之病人。

第一期計畫由2009年12月至99年12月，原計畫名稱爲建構整合式照護模式並逐步朝促進醫療體系整合計畫。第二期計畫由2011年1月至2011年3月，更名爲「醫院以病人爲中心門診整合照護試辦計畫」。第三期計畫由2012年4月至2013年3月且結合長青特別門診。第四期計畫由2013年4月至2014年12月。以下分述之。

三、老人照護：長青特別門診—提供長者為中心的整合性服務

臺中醫院爲長者創設專屬於長者的「長青特別門診」，門診空間寬敞、燈光柔和，且配有舒適沙發椅，還有志工親切貼心服務，爲體諒老人家行動不便，這裡有一站式的掛號及批價櫃檯，志工幫忙領藥或轉診，同時爲體恤長者老化需求，有輔具示範區及無障礙空間衛浴、衛教區，使長者及其家屬可爲長者選擇適合又安全之輔具，同時亦注意到以長者爲中心之居家安全環境設施。

本院自民國96年起開立由神經科、精神科、中醫科、家醫科共同看診

之失智整合門診，同時有個管師追蹤病人及家屬。並於2012年6月6日成立長青特別門診，針對長者常面臨的疾病需求，整合各醫療科成立(1)失智整合門診；(2)眩暈特診；(3)平衡門診；(4)老人幸福門診及(5)骨關節特診等（圖14-5）。

本院長青特別門診的特色爲：(1)提供「以病人爲中心」的整合性服務；(2)依長輩們罹病情況、失能程度、家庭或社會資源、恢復潛力等狀況不同，視情況提供疾病治療、健康促進與轉診等服務；(3)避免藥物交互作用發生；(4)減少醫療支出與多科看診之不便；(5)批價、掛號、看診、領藥、衛教、諮詢一次到位，免去診間往返等待的時間，提供舒適便利就醫環境及就醫流程。

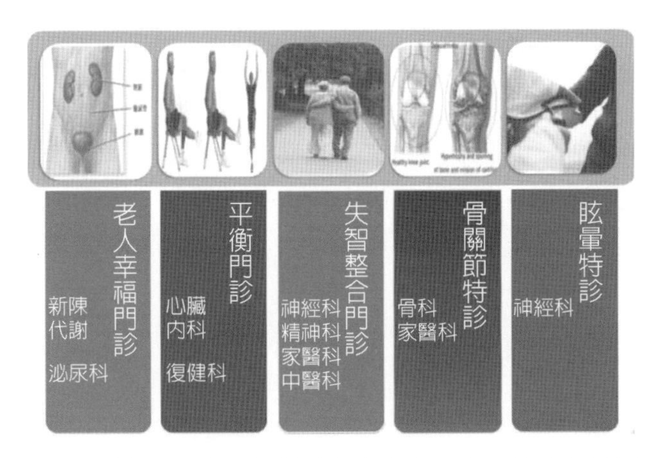

圖14-5 長青特別門診提供「以病人為中心」的整合性服務

四、執行團隊

門診整合執行團隊成員由副院長領軍，醫務祕書擔任召集人，其組員包括各醫療科、護理科、醫事組、資訊室、藥劑科、營養室等（圖14-6）。

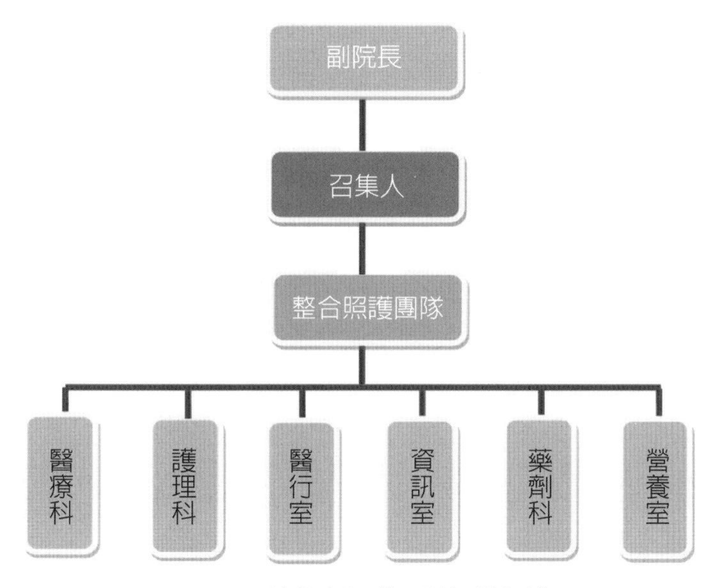

圖14-6　門診整合照護團隊組織架構圖

1. 門診護理主管：確保門診整合特別門診就診流程順暢度，執行困境分析，落實門診護理人員協助門診整合就醫族群把關及轉介。

2. 醫療科：依各專科專業討論提供病人適切的醫療用藥與照護。

3. 藥師：多科用藥的交互作用、副作用分析，重複用藥的把關機制落實，複方藥品替換建議。

4. 資訊人員：資訊系統整合，就診提示視窗完整性，醫療服務資訊醫令系統管理。

5. 個案管理師：整合照護個案管理及資料建檔、個案回診追蹤及衛教、啓動門診整合個案討論會、病人及主治醫師間之溝通協調。

表14-2　門診整合團隊成員工作職責

組員	工作職責
醫療科	個案討論會的參與。 次專科的專業討論與建議。 特殊科別的分析（復健科／小兒科／精神科／家醫科）。 配合院方階段性的操作。
藥劑科	多科用藥的交互作用、副作用，重複用藥把關稽核，提供意見。 新藥申請的快速通關。 複方藥品替換建議。 民眾用藥諮詢。
護理科／個案管理師	與病人的聯繫。 到科宣導服務、跨部門的溝通與協調。 門診整合會議的聯繫。 門診整合成效分析。 照護對象就診提醒。 病人的各類轉介。 滿意度調查。
資訊室	相關資訊系統設置。 資料的統計與應用。 整合照護科別註記。
醫行室	相關資料申報提供。 整合病人掛號服務。 相關資料提供。
營養室	接受來自門診及個管師的轉介。 病人整體營養評估。 相關疾病營養衛教指導。

五、實施方法

門診整合照護團隊會議爲臺中醫院門診整合照護團隊由醫務祕書擔任召集人，成員包含：家醫科主任、心臟內科主任、神經內科主任、新陳代謝科主任、藥師、個管師出席參與；於每月第三個星期三下午兩點召開會議，會中主要針對重複用藥、藥品特殊交互作用之案例檢討，各主任醫師提供相關建議，成員於會中對於執行困難點進行討論。管理監控由臺中醫院定期於院務會議及策略事業團隊檢討會議中管控門診整合團隊成效。

六、醫院「以病人為中心——門診整合照護試辦計畫」內容

2010年爲階段整合，個案數4,978人。執行特點爲先依屬性分族群，再依階段執行照護，採病人不動、醫師動之原則，不打擾就診民眾，整合個案就診科別醫師，使醫師行爲改善。2011年爲流程性整合，此時個案數1,153人。由2012年至2013年採取入口擴大整合，個案數分別爲2012年1,148人及2013年705人。以加強顧客服務中心初診個案宣導，以及確認醫療系統整合科別：家醫科、胸腔內科、心臟內科、腎臟內科、腸胃科、免疫風濕科、神經內科、新陳代謝科、泌尿科、耳鼻喉科、皮膚科及心智科，採取門診整合提示視窗，達到新增協同系統通報，並且擴大服務個案範圍，不限於健保局之名單。

於2014至2015年執行功能性整合，2014年個案數爲850人。此階段照護對象改以新案爲主，讓更多人接受門診整合照護；導正民眾對門診整合錯誤觀念，說明不是爲了節省部份負擔的費用；協助轉介特色醫療門診（如：長青門診），因65歲以上忠誠病人占74%；以及持續多重用藥照會藥師及個案討論會議進行；並預計於2015年減少臺中醫院整合照護科別（以內科爲主）。

七、開設整合門診照護模式主要為下列三種

(一) 失智整合門診

臺中醫院記憶保健整合門診由家醫科、心智發展科、神經內科及中醫科四科醫師共同組成「失智整合評估醫療小組」，一次於同診間看診，多科別醫師一次到位，解決失智症患者出門不易之困擾，免除病人奔波往返

看診各科之麻煩。

(二) 三高整合門診

臺中醫院三高整合門診由心臟科、新陳代謝科、神經內科多位醫師分別駐診，病人於該門診就診時，一次解決高血糖、高血脂及高血壓之三高疾病就診問題。

(三) 高齡醫學整合門診

臺中醫院高齡醫學整合門診由老醫專科醫師駐診，解決現今高齡長者合併多重慢性疾病之就診問題。

八、整合照護病人掛號、看診、用藥諮商標準作業流程

(一) 門診整合個案掛號作業

爲落實門診整合照護個案管理機制，門診整合病人就診統一由個案管理師約診於各特別門診時段，約診後由個管師將個案資料建立於「門診整合照護收案管理記錄單」，於病人看診前完成用藥照會，就診當日將「門診整合照護收案管理記錄單」交付醫師參考及回覆。

(二) 門診整合個案看診作業

整合門診時段於診間外掛上「＊＊整合門診」，以利病人辨識，看診時，醫師進入「＊＊整合門診」就診畫面下進行看診，就診時，同時開啓藥歷雲端系統查詢跨院用藥情形，並參考藥師用藥相關建議，看診醫師於病程紀錄中註明本次看診採取疾病整合或多科用藥整合。

(三) 門診整合個案用藥諮商作業

個案管理師於門診整合個案就診前，先請藥師針對院內多科用藥進行藥物交互作用、不適切用藥及重複用藥檢視，個案管理師於病人回診前電訪聯絡個案，於看診當日先至藥物整合諮詢窗口進行用藥諮詢，藥師於諮詢同時進行雲端藥歷查詢，即時確認跨院用藥情形並記錄於用藥照護紀錄。

九、成效

1. 2014年每人每月平均費用減少2.61%，每人每月就醫次數減少9.56次，每人每月用藥品項減少1.94項。

2. 完成匯整項目如下：安眠藥（BZD類）、高血壓用藥、糖尿病用藥、高血脂用藥、腸胃用藥（軟便劑和胃藥）。

3. 設立門診整合處理流程：老人不適當用藥、藥師照會案例、腎功能不好需調整劑量、使用複方藥品、藥物—藥物交互作用、重複開立同成份／同類藥品、劑型不適合、不適合開立慢性病連續處方。

4. 獲得中央健康保險局「醫院以病人為中心之整合照護」計畫推動之肯定。

十、結論

門診整合需行政及專業人員的結合、多團隊醫療多科室的組合、適當的多團隊溝通，使得病人及其家庭成為一個團隊，提供一個平臺，對於家庭的連續照護。病人端可免於舟車勞頓、降低藥害，以及專責醫師的照顧，醫院端可將醫療品質提升、病患忠誠度增加、主動介入與關懷及申訴案件減少、醫師端於各科溝通增加、各科處方連結、處置的交流及藥物開立的習慣養成與調整、健保端將減少資源浪費、全民健康提升及健保負擔減輕。

針對人口老化，病人存活時間延長及疾病多重慢性化，解決「多科就診」「多重用藥」「逛醫院」門診整合有其成立迫切，其基本成功要素包括：跨科室以病人為中心的團隊，便利的醫療資訊系統平臺，完整就醫動線及硬體規劃，落實個案管理制度，跨團隊會議及定期追蹤。本院門診整合的經驗在推動整合建議如下：1.醫院端團隊教育訓練及溝通重要；2.資訊平臺針對藥品項目種類，如何更便利查詢；3.結合實證醫學；4.但因目前誘因不足，未來規劃時可針對品質部分提高給付，有助提升醫院效率與品質。

伍、社區整合性照護

在醫療資源提供密度相當高的臺中市，社區民眾因醫療資源豐富、就醫便利的情況之下，常常會有四處逛醫療院所、就醫不固定或重複的情況；在本國全民健保的論量計酬與總額支付制度之下，常常造成重複、不當治療用藥或處置，除影響病人安全外，亦降低醫療提供者應有的給付與提高醫療提供者的風險。如何提供社區民眾建立個別化照護管理、建立平行和垂直轉診機制，促成診所與醫院各醫療之適當資源整合，社區整合性照顧就變得相當迫切與重要。世界衛生組織2001年即針對社區整合性照護提出了立場聲明，已成爲吾人從事社區整合性照護之最佳指引。

衛生福利部臺中醫院於民國2011年10月成立社區健康部，整合家庭醫學科、高年科、安寧療護科、預防保健等職業醫學專業醫師團隊、健康管理的護理師團隊與行政人員等，共同組成一個跨專業社區醫學暨健康團隊（圖14-7），提供全人、全家、全隊、全社區的四全服務；建置地區健康醫療網絡：促使社區醫療與健康服務提供者合作，包括衛生局所、診所、地區醫院、區域醫院、醫學中心、社區重要意見領袖與組織等，共同爲社區民眾的健康守護。

一、針對其社區民眾，提供以人為中心的周全性、協調性、連續性與全責性的整合性健康照護服務

(一) 預防保健服務

包括健康諮詢、衛生教育及健康篩檢與檢查等服務；辦理各項預防保健服務及社區健康促進相關活動，達到預防醫學之目的。

1. 門診衛教中心：這是連結社區民眾與醫院的單一窗口之一，在這整併後之硬體溫馨的空間中，我們整合了全方位的個案管理師、營養師，打

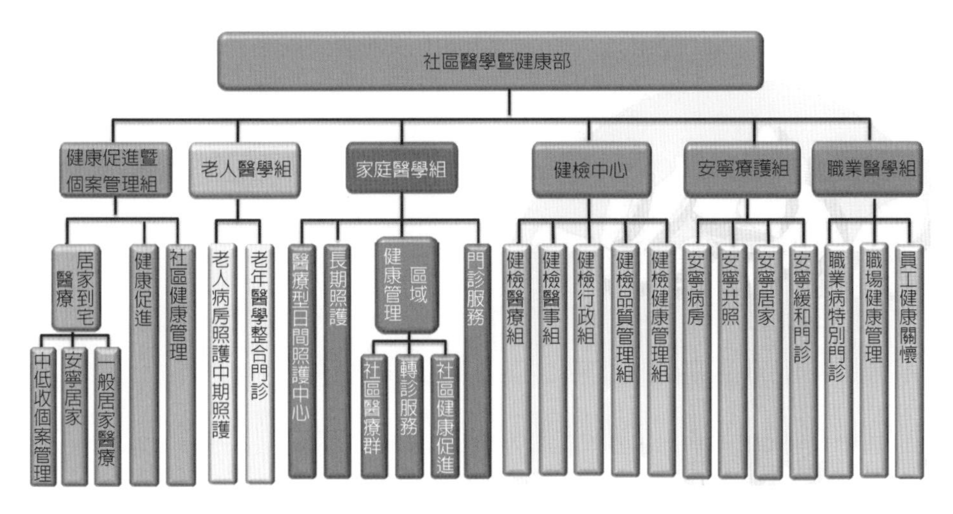

圖14-7　社區醫學暨健康整合團隊

造溫馨、安心、單一多元化諮詢衛教窗口，免除病人及家屬診間往返與等待諮詢的時間，進而加強社區民眾及家屬健康照護知識、技能與技巧的能力，對於社區與居家的生活品質提升盡一份心力。

2. 四癌篩檢暨整合性社區篩檢：除院內提供四癌篩檢及成人與老人健康檢查外，與地方衛生局所、社區領袖合作，提供四癌篩檢暨整合性社區篩檢，服務地點亦遠至梨山偏鄉，服務人次每年超過10,000人次。

3. 健康檢查中心：健康檢查中心以「專業、溫馨、舒適、人文」爲訴求，提供「專業醫師團隊、新穎先進的設備、效率而流暢的檢查流程、親切諮詢服務、獨立空間規劃、溫馨人文的環境」的六星級飯店式精緻健康檢查服務，公立醫院依健保價格收費，高級而不昂貴的客制化服務，於2014年通過醫策會「健康檢查品質認證」，從受檢者的角度來檢視相關的健檢流程，提供個人化的健康管理服務，符合一定的品質要求，也確保健檢過程安全與專業，成爲大臺中地區民眾最佳的健康促進服務中心，服務範圍除了大臺中地區之外，其觸角更深入南至彰化、南投，北至豐原、苗粟；服務廣大的中部社區民眾，平均每年社區的服務人數達57,000人次以上。

4. 社區健康營造：本院自2005年起承辦社區健康營造計畫，長期結合衛生所、區長、社區關懷據點、鄰近學校、辦公機關等推動社區健康促進活動，歷年來榮獲國健署「健康社區認證」之殊榮、臺中市政府衛生局醫院健康促進總動員競賽總獎項金杏獎，深受肯定。

(二) 社區中低收入戶健康管理

近年來國內社會經濟的持續進展，雖然創造許多經濟的榮景，但是以國民個體而言，彼此之間差距似乎有日益擴大的現象，形成所謂「M型社會」的發展（大前研一，2006）。在社會頂端與底層的人民，所接受的資源、服務、受教機會、經濟收入的差異，正快速的形成差距。截至2014年底，我國中低收入戶人口合計706,852人，占全國人口的3.02%；與2012年占全國人口的2.72%比較，這個數據隨著臺灣經濟的成長，似乎有日益擴大的趨勢。在2012年衛生福利部成立後，本院積極配合「行政院衛生署百年衛生醫療改革中長程計畫」，推動建置社區中低收入與弱勢者的照護網絡，成立「中低收入戶暨弱勢健康維護中心」，希望透過醫院之醫療照護資源，結合在地公共衛生體系與社會福利服務資源，提供中低收入、弱勢及高風險家庭社區整合式的健康照護，爲社區低收入戶等弱勢民眾提供主動式健康管理，期有效改善其就醫規則性及健康行爲，打破因病而更窮、因窮而病的惡性循環，更可預防其過早失能，減輕未來政府財政負擔與鉅額社會成本。針對弱勢族群者的健康照護服務，是以提供健康促進服務、急性疾病治療、慢性病照護管理，以及提高健康照護可近性等內容爲主。從2012年迄今，一共照護207戶達730人，在我們的照護之下，個案不但生活品質提升、健康智能提高、慢性病就醫的順從度大幅提升外，其總體的醫療費用亦呈現下降的情況；門診的醫療費用雖然有些微幅的上升，但住院的醫療費用大幅的下降，可見在我們積極主動的社區個案健康管理之下，個案的疾病嚴重度明顯的下降，健康獲得守護。

(三) 全民健康保險家庭醫師整合性照護計畫

透過本計畫，臺灣共成立了近400個社區醫療群，其目標在於拓展社區醫療照護的深度及廣度，落實全人、全家照護，建立以個人爲中心、家庭爲單位、社區爲範疇的健康管理制度，執行防疫及保健的功能，透過執行中心提供會員整合性的照護，包括個別化健康管理、24小時諮詢專線、合作醫院的轉診機制、醫療照護品質的提升等。本院自2003年起配合中央健康保險局推動「家庭醫師整合性照護制度試辦計畫」，本院成爲至少8群醫療群、逾50家基層診所的第二合作後送社區醫院，2015年度第二合作醫療群，爲7群50家診所（53位醫師）；2012年便成立社區醫療群聯合執行中心，由仁心、仁術二群13家診所（14位醫師）、2013年二群13家診所（14位醫師）、2014年增爲三群（仁心、仁術、仁德）25家診所（30位醫師），2015年三群23家診所（25位醫師），提供服務會員人數也由101年度的8,325人，至2015年度12,968人；103年度照護成績達特優級，仁德醫療群執行中心的劉南華診所更榮獲「全國績優糖尿病健康促進機構」。綜觀臺灣由醫院所支持之社區整合性照護架構，如圖14-8。

在快速高齡化的臺灣，如何讓人在有限的生命之中健康快樂的、功能健全的、不依賴他人活著的時間比例越高，這個社會的能量越強大也越活潑。社區健康支持網絡的綿密與建全，就是達到這樣境界的金鑰匙；從社區健康知能的提升、社區預防保健提供、責任家庭醫師的推展、高風險家庭到宅家戶管理（例如中低收入戶）和現在與未來政府極力推展的日間照護中心（包含一般日間照護中心與醫療型日間照護中心（PACE）），在在都希望綿密健康提供體系，結合社政與衛政，爲社區民眾的健康做最貼心縝密的守護，減少長期照護被照顧人口，讓社區民眾能夠長久的、安全

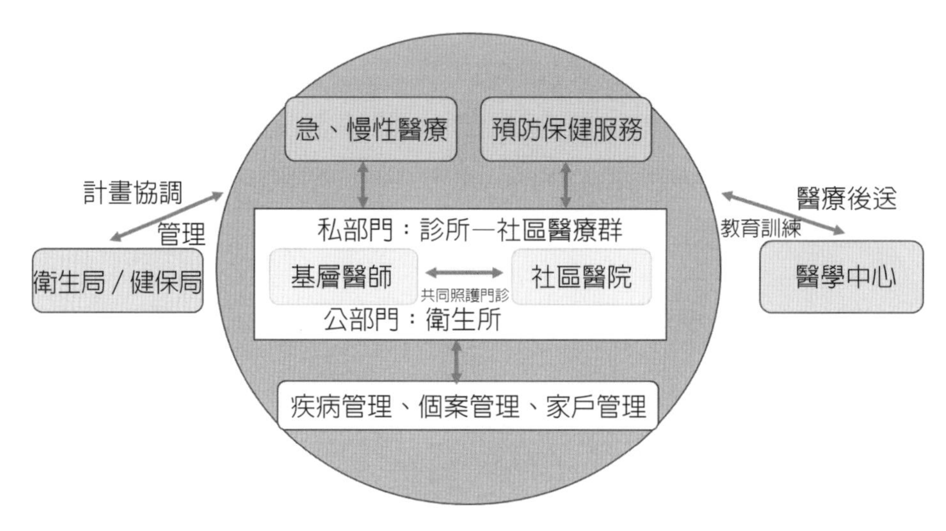

圖14-8　家庭責任醫師計畫之社區整合式照護體系

的、快樂的活耀於社區之中。

致謝

本文得以順利完成，感謝黃元德醫療副院長領導本院事業團隊，感謝護理科林紹雯主任、門診蔡惟琇護理長、中期照護病房蔡毓姝護理長及住院和門診整合事業團隊個管師及幹事群之努力付出與資料整理。

參考文獻

1. 李孟智（2015），品質與醫療——以臺中醫院爲例。醫學與健康期刊，4：105-12。
2. 李惠筠、李孟智、黃元德（2014），百年老店風華再現——全方位提升臺中醫院醫療照護品質。醫療品質雜誌，8：43-7。
3. 李孟智、黃元德（2014），院長及管理階層得獎（第14屆醫療品質獎系統類機構推行獎）感言。醫療品質雜誌，8：49。
4. 徐永年、李孟智（2013），全人整合醫療。衛生福利部附屬醫療及社會福利機構管理會編：走過百年風華——衛生福利部所屬醫院轉型紀實，初版，臺北：衛生福利部，113-31。
5. 楊南屏、簡以嘉、李孟智（2015），教學研究與醫院管理——以衛生福利部所屬醫院體系爲例。醫學與健康期刊，4：105-16。
6. 楊文達（2015），住院全人整合醫療服務。李孟智主編：衛生福利部臺中醫院二甲子專輯，臺中：衛生福利部臺中醫院，92-5。
7. 蔡淑鈴、宋菁玲（2010），把健康兜在一起——談「門診整合式照護計畫」。醫療品質雜誌，4：44-9。
8. 李孟智、廖妙淯（2012），臺灣中期照護的展望。醫學與健康期刊，1：1-7。
9. 李孟智（2014），臺中醫院——建構完整老年照護園區。衛福季刊，2：36-9。
10. 大前研一（2006），M型社會——中產階級消失的危機與商機。商周出版社。
11. Naylor C, Alderwick H, Honeyman M: Acute Hospitals and Integrated Care-From Hospitals to Health Systems. London: The King’s Fund, 2015.

12. Gröne O, Garcia-Barbero M: Integrated care-A position paper of the WHO European office for integrated health care services. Int J Integr Care 2001; 1: e21.
13. Ouwens M, Wollersheim H, Hermens R, Hulscher M, Grol R: Integrated care programmes for chronically ill patients: a review of systematic reviews. International Journal for Quality in Health Care 2005; 17: 141-6.
14. Grant SJ, Frawley J, Bensoussan A: Process of care in outpatient Integrative healthcare facilities: a systematic review of clinical trials. BMC Health Services Research 2015; 15:322-39.
15. Liao MY, Lee MC: Comprehensive geriatric care in a model health promotion hospital.Oral presention at 23rd International Conference on Health Promoting, Oslo, June 10-12, 2015.
16. Liao MY,Lai CL, Lee MC: A pilot study of the demand of intermediate care in a regional hospital. Poster presentation at the International Symposium on promoting integrated Medical Service and PAC & PACE for 120 anniversary of Taichung Hospital, Taichung, November 6, 2015.
17. Hsu PS, Huang TH, Chen MY, Lee MC.: The integrated community-based care for the elderlyOral presentation at the International Symposium on promoting integrated Medical Service and PAC & PACE for 120 anniversary of Taichung Hospital, Taichung, November 6, 2015.

第十五章　從醫院到社區：以醫院爲基礎之長期照護整合模式

鄧世雄

壹、前言

自1993年進入「高齡化社會（ageing）」，臺灣人口即快速老化，根據國家發展委員會推估，2018年65歲以上人口比率將超過14%，進入「高齡社會（aged）」；2025年時，老年人口比率將達20%，成爲「超高齡社會（super-aged）」；而在扶老比方面，2025年將升至30%。面對人口結構快速老化、家庭功能式微與失能人口的增加，如何全面因應老人的健康促進、疾病醫療、生活照顧與長期照護等需求，是一項重大的挑戰。

根據2014年老人狀況調查報告（衛生福利部，2014）：65歲以上老人獨居比例爲11.14%，僅與配偶同住比例爲20.58%；65歲以上老人自訴患有慢性病者占81.1%，51.9%的老人對老年生活最擔心的問題是「自己的健康問題、自己生病的照顧問題、經濟來源問題」。另外，從健康行爲危險因子調查（國民健康署，2014）結果發現，臺灣年長老人明顯「自我感覺不良好」，61%老人認爲自己是體弱多病；44.3%老人認爲是別人的包袱，年齡越大，越認爲老人是家人或社會的負擔。顯示老人對於老年健康安全生活的期待，包含經濟、居住、醫療、心理、健康維護與長期照護等多層面的需求。世界衛生組織（WHO）在1948年詮釋健康的定義：健康是動態性的身體、心理、靈性及社會完整安適狀態，而不只是沒有疾病或虛弱而已。WHO倡導之整合性照護體系（Integrated Delivery System,

IDS）便是將與健康相關服務整合在一起的照護體系，包含醫院、公共衛生、基層醫療、居家照護、社會福利機構、學校、警察單位和非營利組織等。藉由體系整合綜效，不但能提升醫療服務的品質與效率，更可節省不必要的醫療資源浪費，避免醫療照護的片段化。

耕莘醫院體系以醫院為中心，逐步發展各類型之長期照護服務，建構了無縫接軌的醫養護一體化長期照護體系。秉持以人為本，社區為基礎，在地老化（Aging in Place）為目標；透過跨專業團隊合作，並依據聯合國老人準則，提供可近性、整合性、連續性的全方位生活與健康照護，促進身心靈全人健康，保持健康才會長壽（WHO，2012）：

1. 促進老人身體機能健康協助，避免疾病與傷殘，延長健康餘命。
2. 協助老人身心機能活躍，促進社會參與，維持社會心理健康。
3. 提升老人精神生活之滿足感，協助自我實踐，維持精神靈性健康。

貳、天主教耕莘醫院體系發展長期照護的緣由

耕莘醫院乃天主教醫院，秉持「愛主愛人、尊重生命、關懷殘弱」之耶穌基督博愛精神，強調「醫療傳愛」為其核心價值。天主教醫院使命特色就是積極尋找並回應社會所需要的服務，特別是「別人不想做的、不願意做的、做不來的」；同時也應支持政府推動的良好政策。1990年，筆者擔任新店耕莘醫院副院長兼永和分院院長，認為醫院除了要繼續加強提升急性與慢性病醫療水準外，應走入社區，並選擇了老人照護和安寧療護為醫院發展特色。這建議得到董事會及陸幼琴院長的大力支持，於是醫院開始深入社區，積極結合並善用社會各界資源，逐步建構耕莘成為一個無縫接軌的健康醫療照護體系（圖15-1）。服務涵蓋健康促進、預防保健、急性與慢性病醫療診治、長期照護，以及安寧緩和醫療。

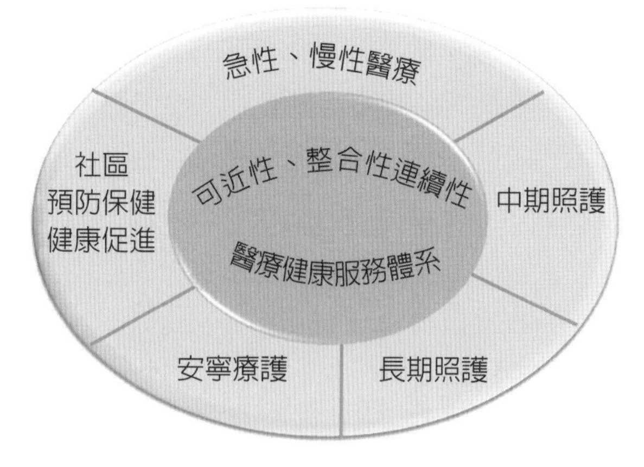

圖15-1 天主教耕莘醫院體系無縫接軌之完整醫療與照護服務

一、四全照護理念

天主教耕莘醫院在院長陸幼琴修女帶領下，努力實踐天主教醫院使命：「關注並回應社會所需要，關懷殘弱，支持政府政策，提供卓越醫療服務」，使耕莘成爲眞正以「醫療傳愛」爲核心價値的醫院。同時，建立「全人、全隊、全家、全程」的四全照護理念（圖15-2）：「全人」是包括生理的、心理的和靈性的全人照護；「全家」是推展以家庭爲重心，不只照顧被照顧者也關懷家屬；「全程」是從預防保健、健康促進、急慢性醫療、長期照護到安寧療護之無縫接軌之照護；「全隊」是結合跨專業團隊提供整合性服務；「四全」的理念也就成爲落實各項服務的中心思想與策略。深入社區積極推動的健康促進與預防保健，長期照護和安寧緩和醫療的全方位發展也更具體落實了耕莘「四全」的理念。

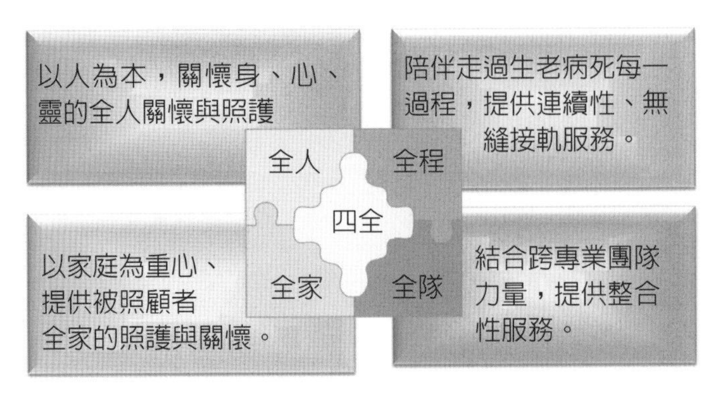

圖15-2　天主教耕莘醫院體系四全照護理念

二、長期照護發展軌跡

1990年天主教耕莘醫院承接了衛生署提出的「護理之家試辦計畫」，由筆者負責規劃籌辦。在甫自英國完成老年醫學研究所的劉樹泉醫師、衛生署委派王祖琪護理督導和護理部同仁協助下，於1991年11月臺灣第一家醫院附設護理之家正式開幕，收容一般失能患者。3年後因成效良好，而於1994年開辦收容失智老人爲主之日間照護中心，並被衛生署委託編撰《護理之家暨日間照護中心作業規範指引》，開啓國內機構式和社區式長期照護模式之先端。

在護理之家的基礎下，耕莘醫院體系一步步拓展機構養護領域。1996年永和耕莘醫院接受臺北縣政府社會局委託，承辦「台北縣立三重愛德養護中心」，是臺灣第一家公辦民營的養護中心，逐漸開啓政府委託民間公辦民營。1997年新店耕莘醫院被臺灣省政府委託，承接「頤苑自費安養中心」，主要收容生活可以自理的老人。1999年永和耕莘醫院再次受臺北縣政府委託，辦理「愛維養護中心」，主要收容身心障礙者。2003年永和耕莘醫院受臺北市政府社會局委託，承辦「至善老人安養護中心」，透過醫院的緊密合作支援，將健康養生、休閒娛樂、醫療照護、靈性心理融合一體，提供健康生活可自理、失能和失智老人的多層級全方位服務。「至善老人安養護中心」乃成爲國內外參訪觀摩的長照機構標竿。

在養護中心陸續開辦期間，我們也注意到臺灣失智老人的問題急需關注，當時民眾對失智症的了解宛如一片沙漠，政府並無具體因應之政策。在1998年，我們毅然成立「天主教失智老人基金會」，並於2000年開辦臺灣第一家專責收容失智症的「聖若瑟失智老人養護中心」及附設日間照顧中心，該中心獲得教宗保祿二世選爲天主教教廷千禧年全球百大計畫之一。同年，基金會提出二十一世紀失智症照顧宣言「認識他、找到他、關懷他、照顧他」，獲得社會各界賢達簽名認同，共同推動失智症的宣導教育、人才培育和失智症長者與家屬的關懷照顧工作。至今，已建立一個完整的照護模式，也成爲政府推動失智症照護之主要推手。

在社區式照顧部分，1994年耕莘醫院成立第一家醫院附設之「日間照護中心」，2014年承辦公辦民營「新北市新店碧潭公共托老中心」，以跨專業醫療照護團隊，提供輕中度失能及失智老人日間照顧服務。2006年永和耕莘醫院承辦臺北市「朱崙老人公寓」，開啓在市區中小規模、具生活機能與強調活躍老化之照顧模式，老人公寓照顧成效深受老人及其家屬的肯定；2013年永和耕莘醫院承辦臺北市「大龍老人公寓」，更是首創視障長輩的安養專區。

爲了讓更多退休長輩也有機會落實活力老化精神，1993年永和耕莘醫院便成立臺灣首家醫院附設老人健康自助團體「松齡會」，1997年新店耕莘醫院也成立了「長青會」。不管是辦理各項健康促進活動、學習各種保健知識，或是開辦不同課程，都是希望讓長者能夠走出家裡、投入社區，增加社會互動。2004年耕莘醫院發展以教堂爲據點之老人鄰舍服務，率先於臺北市木柵復活堂開辦設立「永安長青文康小站」，讓社區長輩透過參與文康休閒、活力老化等活動與老人餐飲服務，促進社區老人身心健康，發揮初級預防照顧功能，成爲社區長者共同照顧中心。之後，因成效良好，進而協助輔導包括萬華、大安、中和等地區成立據點，這樣成功的經驗，也成爲政府推動「社區關懷據點」之前身。2008年承辦臺北市政府公辦民營萬華老人服務中心，提供社區弱勢獨居老人個案服務、失能老人長照服務，並提供社區老人多元之健康促進、學習成長與社會參與等方案活動。

居家式服務從1987年新店耕莘醫院試辦「居家護理」服務開始。2001年開辦獨居老人餐飲服務，365天全年無休每日送兩餐予社區中貧困之長者；同時也在2002年開始居家服務業務，目前在臺北市及新北市都有服務據點，屢獲得主管機關評鑑優等之肯定。永和耕莘醫院在2009年也承接新北市政府「居家緊急救援服務」，與中興保全合作提供貧困獨居老人健康管理與緊急救援服務。

此外，耕莘醫院也非常重視偏鄉之健康照護服務，在2008年便接受健保局委託辦理「臺北縣烏來鄉醫療給付效益提升計畫」，成立福山及信賢村醫療站，提供當地居民包括IDS門診及治療、IDS緊急醫療服務，以及健康促進、社區保健等服務。近年來更將長照服務帶進去，2013年天主教耕莘醫院設立「長期照護暨社區復健中心」服務據點，提供烏來地區民眾居家護理、居家復健、居家服務，具體實現整合性長照服務。

參、醫養融合——醫療與長期照護的結合

健康是動態性的身體、心理、靈性及社會完整安適狀態，而不只是沒有疾病或虛弱而已（WHO，1948）。健康不只是生理上疾病醫療，而是更廣泛要持續的促進心理健康、靈性健康與社會福祉，透過老人醫學專業團隊、長期照護外展團隊、安寧緩和醫療團隊與社區健康促進團隊之跨專業、跨部門整合與資訊化的介入，共同深入社區，推動醫療與長期照護的

融合及無縫接軌的服務，落實「全人、全家、全程、全隊」的四全理念。這跨專業團隊包含醫師、護理師、藥師、營養師、社工師、語言治療師、職能治療師、物理治療師及宗教關懷師等專業。而在資訊化的介入部分，2008年永和耕莘醫院與資策會資訊中心合作，爭取經濟部經費補助，將遠距醫療方案推動到獨居老人、鄰里長、複合式住宅、老人服務中心、關懷據點以及安養機構，藉由促進醫療資源與利用效率，改善長輩的健康狀態，同時也能減少各機構的花費。

耕莘醫院醫養結合的長期照護管理模式（以永和分院爲例），在醫院院長下設工作決策執行小組，院長爲小組召集人，護理部主任爲總幹事，小組成員由醫務部、護理部、社服室、牧靈部等各部推派相關專業主管組成。主要任務是組織文化和服務理念的傳遞與傳承、執行政策、協助管理、品質促進、人才培育和人力派遣。耕莘長照同仁所抱持的信念都是：「用大愛作好每一件小事！」、「犧牲享受、享受犧牲」、「愛就是在別人的需要上看見自己的責任！」、「只要是對的，就勇敢去做，將一切交付天主，所有的困難天主會幫忙解決！」

肆、永續發展

耕莘體系的長期照護服務發展，從新店耕莘辦理護理之家開始萌芽，至永和耕莘醫院發揚光大。永耕全方位長期照顧能夠順利推展，得到政府和社會各界的肯定，是全體員工對醫院的使命、組織文化和理念的認同，共同努力的成果。

永和耕莘醫院當年只有100床左右，能在醫療競爭的環境中生存下來，主要是醫院深入社區，對外發展長期照護，建構了眞正符合天主教醫院使命的醫療與社會福利結合之模式；同時有效運用及整合政府、民間與社區各層級的資源，達到「愛心共用、成果共享、群策群力、事半功倍」

的成效（圖15-3）！10年前，永耕正在擴建住院大樓，有一家企業來參觀醫院，就驚嘆「你們這麼破舊的小醫院，怎麼能做那麼多的事情？」當下就慷慨捐助鉅款，支持醫院的永續發展！近十多年來，筆者至中國就「醫療與養老」方面相互交流，常分享個人經驗：「醫療和養老都是良心公益事業，只要你出發點是想要把事情做好，用心學、用心做，合理的利潤是可以期待，也就可以永續經營。反之，如果是抱著要賺大錢的心態去經營，反而可能事情沒做好而虧損啊！」

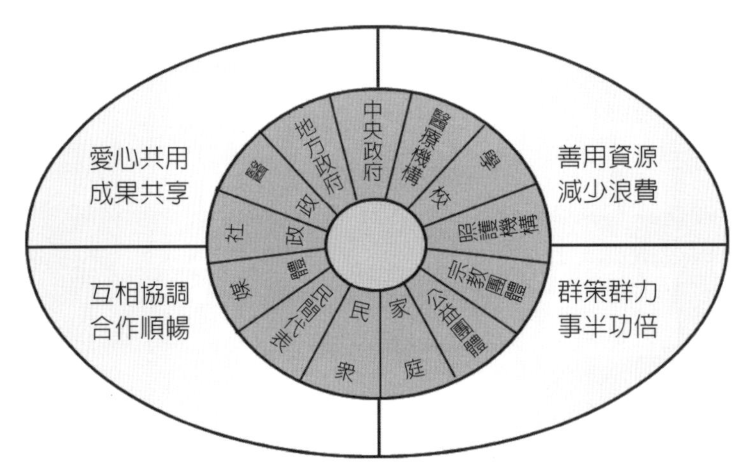

圖15-3　天主教耕莘醫院體系有效運用資源策略

耕莘醫院能從1968年，一家在稻田中的小醫院，逐步茁壯發展成目前擁有新店總院、安康院區及永和分院，三家醫院急慢性醫療共1,793床；長期照顧機構10所合計1,420床；及各項社區式、居家式長期照顧服務之無縫接軌的醫療健康服務體系。首要的就是我們有「愛主愛人、尊重生命」、「醫療傳愛」的核心價值，而從事醫療、從事老殘服務的基礎便是「愛」！其次，醫療和養老服務是一體的事，醫療少了生活照顧或生活照顧少了醫療都是不完整的，醫療與照顧服務的融合才能建構可近性、整合性、連續性的照護模式。最後，耕莘「四全」照護理念非常重要，團隊的精神便是一種整合，然後實踐與落實在全人、全家（包含社區）、全程（從健康促進、疾病預防、急性醫療、中期照護、出院準備、長期照顧、安寧療護）無縫接軌的服務（圖15-4）。

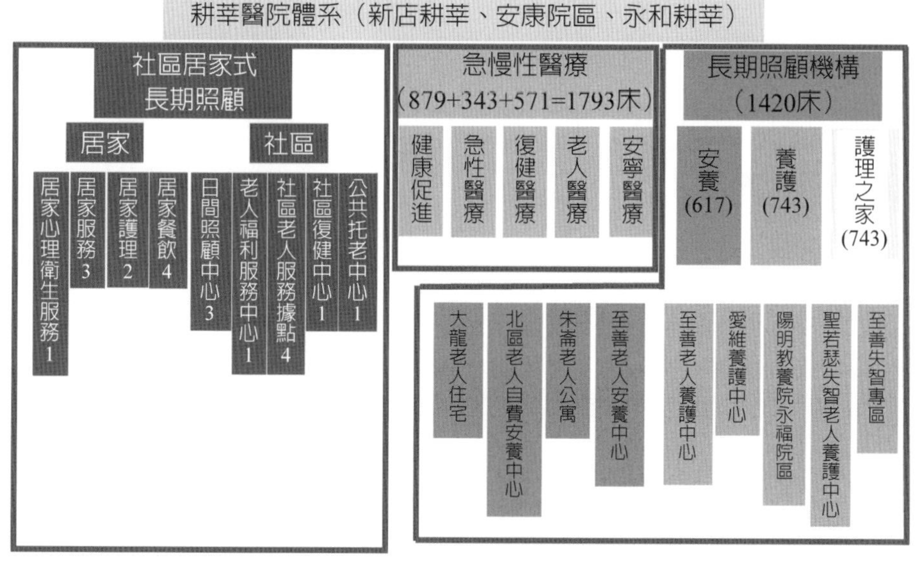

圖15-4　天主教耕莘醫院體系「以醫院為中心」的長期照護模式

伍、建言

一、政府組織整合

照護體系的整合需要從政府組織整合帶領開始，突破中央與地方政府社政與衛政體系的分立，整合財源與法規，方能建構理想的無縫接軌的照護體系。透過明確有效的政策鼓勵，引導醫療機構、非營利組織或企業有意願投入和永續經營。

二、導入資訊化科技整合模式

科技的進步，資訊化已經成爲醫療和養老服務不可或缺的管理與服務工具，特別是遠距健康照護技術（e-Health）提供遠距健康管理（Telehealth）、遠距醫療（Telemedicine）與遠距照護（Telecare）服務，不僅能加值醫療與長照的整合效能，更能提升醫療與照顧品質和成本效益。惟遠距照護的有效推展，政府必須要針對現有醫療法規鬆綁，並有良好的政策支持。

三、跨專業綜融人才培育

整合性照護體系以跨專業團隊提供整合性服務，而團隊成員藉由計畫性交流與跨領域多元培育策略，突破證照制度之排他性，讓照護體系中每位成員都有能力提供基礎的照護服務。如社工師可增加基礎護理知能的培育，護理師可增加基本之復健知能的訓練。以通才（generalist）的觀點，提升人員整合性服務能力，讓被照顧者享受更具可近性、整合性的人性化照顧服務。

四、建立家庭照顧管理制度

透過家庭責任醫師與健康個案管理師專業服務，提升老人健康促進及預防保健的效益，強化健康管理與疾病管理效能，落實醫療整合與分級轉診轉介制度，不但能提升醫療照護品質與改善醫病關係，更能落實四全照護理念。

五、健全穩定的財務機制

長期照護需要有優質的適老安全環境設施和足夠的專業人力配置，才能提供具品質的服務。政府必須要建立一個有穩定財源的財務機制，並訂

定合理支付制度，讓經營者能承擔起提供服務的成本，而有需要的家庭也付得起費用。

表15-1　天主教耕莘醫院體系健康照護體系發展軌跡

1987年	開始試辦「居家護理」服務
1991年	開辦臺灣首家醫院附設護理之家
1993年	成立永和耕莘醫院銀髮俱樂部「松齡會」
1994年	成立耕莘醫院附設日間照護中心
1994年	推動「社區關懷老人服務」整合計劃（內政部試辦計畫）
1995年	成立臺灣第二家安寧療護病房「聖若瑟之家」
1996年	承辦臺北縣第一家公辦民營養護中心「三重愛德養護中心」
1997年	承辦公辦民營「臺北仁愛之家頤苑自費安養中心」
1997年	成立新店耕莘醫院銀髮俱樂部「長青會」
1998年	成立「財團法人天主教失智老人社會福利基金會」
1999年	承辦臺北縣公辦民營「八里愛維養護中心」
2000年	天主教失智老人基金會附設「聖若瑟失智老人養護中心」開幕
2001年	開辦「聖若瑟失智老人養護中心附設日間照護中心」
2001年	開辦獨居老人餐飲服務（居家送餐及定點用餐）
2002年	開辦居家照顧服務
2003年	承辦臺北市公辦民營「台北市至善老人安養護中心」
2004年	成立臺北市及新北市老人鄰舍服務據點（後來改名為社區關懷據點）
2006年	承辦臺北市公辦民營「朱崙老人公寓」
2008年	發展遠距健康照護服務，提供（機構、居家、社區）長者服務
2008年	承辦臺北市公辦民營萬華老人服務中心
2013年	承辦臺北市公辦民營「大龍老人住宅」
2013年	承辦衛福部偏遠地區（烏來）「長期照護暨社區復健中心」
2014年	承辦新北市公辦民營「新店碧潭公共托老中心」
2015年	承辦臺北市公辦民營「陽明教養院永福院區」

參考文獻

1. Health is a dynamic state of complete physical, mental,spiritual and social well-being, and not merely the absence of disease or infirmity (WHO, 1948).
2. 聯合國於1992年提出「聯合國老人原則」：獨立（Independence）、參與（Participation）、照護（Care）、自我實現（Self-fulfilment）及尊嚴（Dignity）。
3. 何定爲、賴才雅（2008），衛生署遠距照護試辦計畫服務架構介紹。護理雜誌，55(3)：17-23。

第十六章 整合型在地老化體系：從健康促進到照顧管理[1]

王祖琪

壹、目的

爲使由急性病床出院後之病患可以透過地方衛生單位提供之整合式健康照顧、積極復健，以訓練其獨立的生活能力，讓病患可以順利的回到社區；同時透過健康促進策略提升民眾健康識能，進而改變行爲模式朝向有益健康的行動及生活方式，降低再回到急性醫療體系或進入長期照顧體系的機率，最終達到延長健康餘命與提升有尊嚴的生活品質。爲朝此願景邁進，臺北市衛生與社政單位將陸續透過：照顧管理中心、急性後期照顧計畫、臺北悠活村概念、健康照顧零距離——智慧科技e指通、居家照顧、社區照顧、安寧緩和醫療及居服人力提升計畫等整合照顧的架構與行動，積極落實於社區，展望未來此一整合照顧模式也將延伸至全國。

貳、整合照顧的行動綱領與架構

一、照顧管理中心

有鑑於長期照顧的迫切需求，臺北市政府率全國之先，於1997年12月由衛生局成立「臺北市長期照顧示範服務中心」，提供各類長期照顧服務

1　本章資料來源：臺北市政府衛生局、臺北市政府社會局。

資源轉介與諮詢之單一窗口，輔具器材展示與租借服務等；並以分站之概念，2001年起陸續擴大辦理長照業務，委由市立仁愛、陽明、和平醫院成立三區長期照顧服務中心，提供責任區內各類長期照顧轉介、諮詢服務、加強個案管理及整合各專業團隊服務模式。2007年行政院核定長期照顧十年計畫，依循臺北市之模式及分站概念推及全國至今，奠定我國長期照顧管理中心之基石。

二、急性後期照顧計畫

爲提供病患從急性醫療至返家安養之無縫式醫療照顧，於出院後把握關鍵時期積極復健，臺北市政府衛生局結合照顧管理中心，2013年率先推動「髖關節骨折、脊椎骨折急性後期復健照顧試辦計畫」，大幅提升病患生活自理及活動能力，使重度功能障礙者降至中度或輕度，疼痛指數平均亦下降4.15分（中度疼痛至輕度疼痛）。健保署有鑑於該計畫成效良好，爰2014年試辦推動「腦中風急性後期照顧計畫」推及全國，藉由跨專業團隊個別性之照顧提供急性後期照顧復健服務。臺北市積極配合辦理，旨計畫由衛生局結合轄內八大醫學中心轉介腦中風病患予市立聯合醫院五大院區，更結合照顧管理中心於病患返家後爲順利銜接長期照顧服務，不僅提供家訪服務、滿意度調查等，更依個別需求適時轉介居家物理治療師、職能治療師等，繼續接受居家復健治療及相關長照服務等，以達更高之治療效益；以期在急性期後之失能及早恢復，減少病患長期失能風險，減輕健保醫療、家庭與社會負擔，達到多贏的目標。

三、臺北悠活村

提升健康識能、改變健康行爲，以降低再度回到急性醫療體系或落入長期照顧體系的機率。爲打造「高齡友善、宜居城市」，臺北市2013年於花博園區建構「臺北悠活村」概念，作爲關懷友善服務的指標。此智慧生活示範點—包含合宜輔具中心、悠活資源館、悠活體驗館、照顧管理中心等4處館所。透過悠活村貼心的整合所有銀髮族的需求，更勾勒出未來智慧的生活，打造全方位高齡友善城市。

「合宜輔具中心」：透過使用各種輔具與輪椅等提供身心障礙者，能有效協助其增進生活獨立、自立，這不僅可增加自尊自信，亦減輕家屬照顧負荷，被照顧者生活更舒適。

「悠活資源館」：提供民眾透過「U・Life臺北悠活」資訊系統的友善引導，取得長期照顧、健康促進及終身學習的相關資源，讓民眾面對長照相關問題不再徬徨無助。

「悠活體驗館」：從高齡友善的生活環境爲出發點，藉由互動體驗及居家生活輔具傳達健康生活保健觀念，以邀請不同世代族群參訪、營造回歸家庭照顧與友善居家氛圍，打造出這處高齡化社會的生活示範點。

「智慧生活爲經、人性化科技爲緯」：讓每位入館的民眾利用悠遊卡進行多媒體互動體驗，完成體驗後資料會上傳到臺北健康雲資料網站，市民朋友隨時可以上網查詢自己的體驗結果，開啓自主健康管理的新生活，展館中活潑有趣的互動體驗設計，可讓民眾漫遊智慧雲端。

「照顧管理中心」：爲各類長期照顧服務資源之單一窗口，提供個案連續性、完整性的照顧，民眾可透由該中心得到最完整的長照正式及非正式資源，藉由照顧管理專員的家訪，得到最適切之長照服務。

四、健康照顧零距離——智慧科技e指通

臺北市政府爲維護市民健康、照顧弱勢族群，運用資訊和通訊整合科技，結合市府衛生局與資訊處、社會局、12區健康服務中心、市立聯合醫院及臺北市民間社區服務團體等資源共同合作辦理「市民健康生活照顧

服務」試辦計畫，已在全市設置居家型、社區型及機構型總計達600座遠距照顧站，收案服務人數已達萬人，遠距生理量測與照顧系統使用率亦高達數十萬人次。2010年更全面開啓「網路模式健康照顧」，只要設籍臺北市、居住在臺北市或在臺北市工作之電腦網路使用者，以個人「自然人憑證」及臺北市網路市民帳號，即可不受時空限制、不增加負擔，就可享受個人健康管理與優質的照顧服務。此舉使臺北市成爲全國第一座具備遠距健康生活照顧服務能力的智慧健康城市！

五、居家照顧——居家服務與八大醫事人員到府服務

臺北市自72年即開辦居家服務，至今已有逾30年服務經驗；初始由社會局自行聘僱約僱在宅服務員，至今轉型委託民間社會福利機構提供，除領先全國各縣市與中央之政策，率先規劃社區服務模式，更歷經服務內容與辦理方式轉型。目前本市居家服務每小時補助230元，優於長期照顧十年計畫每小時180元之補助標準，即爲補充本市居家服務單位於都會地區提供服務的高人力及物資成本；另本市原訂居家服務員薪資不得低於每小時150元，2008年衛福部相關規範跟進後，爲反應臺北地區物價與薪資水準，於委託契約內調整訂定居家服務員薪資不得低於每小時160元。

臺北市政府衛生局首創八大醫事人員到府服務，包括：居家醫師、居家護理師、居家物理治療師、居家職能治療師、居家呼吸治療師、居家營養師、居家藥師、居家語言治療師等八大專業醫事人員，讓不分年齡層之失能民眾，在家即可享受醫事人員專業的照顧及服務，使就醫之路不再是噩夢；其補助方式則依照家庭收入做不同等的協助。另有鑑於臺北市市民使用外籍看護工之比例高於其他外縣市，亦針對聘僱外籍看護工之家屬提供多元式喘息服務，減少主要照顧者之負荷，以達全人照顧理念。

有別於長照十年計畫之特色服務包括：

1. 居家營養師：因身體狀況（如運動神經元病變；腦性麻痺個案等）或無人力協助外出接受營養諮詢，則由專業營養師到宅訪視評估，並執行相關的營養教育及飲食指導，例如：管灌飲食天然配方之製作方法、慢性疾病飲食指導等。

2. 居家藥師：針對有藥物指導需求的民眾，請藥師協助檢視藥物存放，並進行用藥評估與諮詢、檢視藥物治療合理性、藥品是否有交互作用，提供服藥安全指導。

3. 居家醫師：藉由居家醫師到宅訪視，針對失能民眾各項身體評估、提供就醫或轉診建議，以及居家復健個案之審核等。

4. 居家呼吸治療師：針對有呼吸器之個案執行：呼吸系統整體性評估、管路換置、胸腔物理治療及各項照護指導（包含呼吸器設備指導）。

5. 居家語言治療師：辦理居家語言治療，針對無法透過交通接送使用健保資源者、限制出門或獨居（即平日1人居住）且出門需人協助之個案，提供語言治療評估與計畫擬定、語言理解、表達障礙之評估與訓練、吞嚥障礙之評估與訓練、溝通障礙輔助系統之評估與訓練等服務。

六、社區照顧：辦理日間照顧、家庭托顧

日間照顧（含失智症日間照顧）：是提供失能失智長輩白天社會互動、健康促進、復健學習的地方，讓長輩在熟悉的社區中就近得到照顧，傍晚回到熟悉的家裡共享天倫。臺北市於2015年起積極以日照中心為主，提供小規模多機能服務，讓長輩可在社區中由同一服務單位提供日間照顧、居家服務及機構喘息等多元社區照顧服務，以支持長者在地安老。截至2016年2月臺北市計有17家日間照顧中心提供至多550人服務，其中共3家中心提供小規模多機能服務，布建密度為全國之冠。

家庭托顧：由合格照顧服務員於自家住所提供失能失智長輩白日之

家庭式照顧環境，本市為鼓勵失能者使用家庭托顧服務，除補助送托交通費，且感念失智症長者照顧不易，凡失智症受託個案，不論其失能程度，均以重度失能標準補助之，以期達到服務品質。

七、安寧緩和醫療——推動安寧照顧社區化、落實在地老化、在地善終政策

安寧緩和醫療在臺灣已推動30餘年，從全人、全家、全程、全隊及全社區的五全為核心，舉凡「癌症」、「末期運動神經元」、「老年期及初老期器質性精神病態（如失智症）」、「其他大腦變質（如嚴重中風、腦傷）」、「心臟衰竭」、「慢性氣道阻塞疾病」、「肺部其他疾病」、「慢性肝病及肝硬化」、「急性腎衰竭」及「慢性腎衰竭及腎衰竭」，並經醫師判定為生命末期者，都是服務的對象。

根據2014年全國安寧居家收案統計，臺北市囿於大都會型態，雖安寧居家醫師、護理師、其他專業人員及臨終方面的訪視次數較低於全國平均值；然臺北市政府衛生局堅持為了使生命末期的民眾能有機會如願回到熟悉的家裡嚥下最後一口氣，為人生畫下一個圓滿的句點，同時降低無效醫療與減少病人及家屬受苦，仍積極致力推廣安寧療護。

1. 2015年委由市立聯合醫院將社區安寧療護列為重要推展任務，積極推動安寧療護人才培訓與業務擴展，除辦理二梯次乙類社區安寧教育訓練，共計有526位醫事及行政人員完成訓練；更陸續辦理12梯次臨床見習課程，並有198位醫事人員完成8小時臨床見習課程；其中包括臺北市照顧管理中心之照顧管理專員及督導，其計35位全員均接受乙類社區安寧療護認證，藉由家訪評估之機會，以深入社區協助推廣社區安寧療護。

2. 盤點照顧資源，積極落實行動並轉化為各醫院照顧市民健康的常規醫療業務之一環，並推廣、加強非癌末期病人照護率，讓民眾面對生命課

題的態度更加開放。

八、居服人力提升計畫

為積極留任並擴增本市居家照顧服務員人力，以及因應長期照顧服務法實施後服務人力需求，本市首創全國之先，除提供居家服務員交通費補助外，2016年度亦規劃居家照顧服務員月薪聘僱制，且工時納入交通轉場時數、教育訓練及候班、特休等居家服務相關且依勞基法規定應給付工資之時數，提升本市居家服務員勞動條件，穩定其薪資待遇，並增加全職服務員比例。同時新增專業分級職涯升遷管道，並規劃產學合作及多元人力招募和輔導留任專案，以積極提升本市居家服務人力質、量。

第十七章 照顧整合的啟動：日間照顧與居家照顧

涂心寧、王懿範

壹、前言

「在地老化」是先進國家長期照顧政策的目標，而連續性照顧爲長期照顧政策規劃依據，在社區提供有照顧需求的高齡失能者整合且持續性的長期照顧服務，以支持家庭照顧能量。我國自1993年起邁入高齡化社會以來，65歲以上高齡者所占比率持續攀升，2016年3月底2,981,770人，達全人口12.7%（內政部戶政司，2016/3/31），我國爲達成在地老化的目標，長期照顧服務項目相對多元，仍以居家式和社區式服務爲主，因而也形成居家照顧服務與日間照顧服務的發展，行政院在2012年1月公布的社會福利政策綱領的福利服務內容第十四項中提到，政府在照顧老人及身心障礙者應以居家式及社區式服務爲主、機構式服務爲輔，另於福利服務內容的第五項亦提及對各項健康與福利服務之提供，應以可近性、連續性、 滿足全人需求等爲原則進行規劃。因此，可以看出政府視居家式與社區式之在地老化連續性及整合性照顧服務爲主要政策，但如何使這兩項照顧服務在社區展開協力運作模式，是我們開始要關注的議題。

貳、現況分析

一、居家服務發展脈絡與定義

1980年代居家服務稱爲「在宅服務」，僅對60歲以上低收入戶或孤苦無依老人提供文書、休閒、精神支持、醫事等服務（陸光，1998：轉引自黃雲生），2003年10月24日院臺內字第0920004674號函核定「照顧服務福利及產業發展方案」，開啓「非中低收入戶居家服務計畫」；在2005年1月提出「失能老人及身心障礙者補助使用居家服務計畫」、在2005年4月提出「居家服務提供單位管理營運規範」等，意旨要符合失能老人及身心障礙者使用居家服務之需求、建立照顧服務支持體系、擴大服務對象及補助範圍、提倡民眾付費購買機制、促進民眾就業、規範相關營運管理等，進而使居家服務能有所成長，因此，開始吸引許多民間組織投入成爲居家服務提供單位。2007年3月公告「我國長期照顧體系十年計畫——大溫暖社會福利套案之旗艦計畫」，長期照顧體系十年計畫擴大辦理居家服務，加強培訓相關人力並改善照顧服務員勞動條件，以留任人力。爲擴大辦理居家服務，委託民間組織是政府採用的方法，至2016年3月底止，除金門縣、連江縣外，其餘各縣市皆委託民間組織辦理。

居家服務爲長期照顧中社區照顧的一環（社會工作辭典，2000）中對居家服務做出以下的定義：居家照顧服務之目的在於運用受過專業訓練的人員，協助居家之罹患慢性病或無自我照顧能力者，促使其具備獨立自我照顧能力及社會適應力。另呂寶靜（2012）提出，居家照顧服務乃是藉各項服務方案，以協助受照顧者留在社區中，協助他們繼續維持原有的角色，並提供基本而非全部之協助，以增強其生活技巧與獨立之能力。依我國長期照顧體系十年計畫中，居家服務是一項回復服務對象社會功能的服務，由受過訓且領有受訓證明之照顧服務員至服務對象家中提供服務，服務內容包括：(1)家務及日常生活照顧：換洗衣物之洗濯與修補、生活起居空間之居家環境改善、家務與文書服務、餐飲服務、陪同或代購生活必需用品、陪同就醫或聯絡醫療機構、其他相關之居家服務。(2)身體照顧服務：協助沐浴、如廁、穿換衣物、進食、服藥、口腔清潔、翻身、叩背、肢體關節活動、上下床、陪同散步與運動、協助使用日常生活輔助器具、其他服務。

二、日間照顧服務發展脈絡與定義

日間照顧在我國長期照顧發展脈絡中，相較於居家或機構式照顧，其建置時程較晚。我國的老人日間照顧服務，早期是由社會福利和衛生醫療機關各自主管辦理。社會福利機關所主管的臺南市松柏育樂中心是在1985年開辦，醫療單位機關所主管的省立豐原醫院開辦日間照顧室是在1990年，之後則陸續有其他醫院附設之老人日間照顧中心開辦（呂寶靜，2012；呂寶靜等人，2014）。2007年4月3日行政院函核定「我國長期照顧十年計畫」，將「居家服務」、「日間照顧」及「家庭托顧」等3項服務措施併稱爲「照顧服務」（陳素春，2011）。

內政部自2008年起積極督導各縣市政府透過長期照顧整合計畫，結合民間資源發展日間照顧服務模式，2010年以「一縣一日照中心」爲目標，並強化宣導日間照顧服務，2011年除連江縣受限特殊地理因素外，已達成每一縣市皆設置至少1處日照中心之階段性目標。緊接著提出「日間照顧呷百二」3年計畫（2011-2013），計畫在2013年以前，我國至少設立120所日照中心，同時更期望每位老人家都能在健康、安全、友善的環境裡，快快樂樂地「呷百二」。2011年至2013年期間總共增設54所日間照顧中心，至2013年12月31日止，除連江縣外，已達我國設置120所日間照顧中心的目標（衛生福利部官網12月日間照顧中心120，阿公阿嬤呷百二新聞，2013）。爲因應我國長期照顧服務迫切需求，穩定最缺乏基層服務人力，行政院緊鑼密鼓於2014年5月28日宣布「臺灣368照顧服務計畫」（2014-2016）。計畫中明訂我國368鄉鎮建置多元日間照顧服務，以達成一鄉鎮一日照的重大政策目標，讓失能長輩在白天就近於社區得到妥適的照顧服務，至2015年6月底，我國完成89個偏遠地區綜合型長照服務據點、199間日間照顧服務中心。

有關我國對日間照顧服務的定義，1987年臺灣省政府社會處對日間托老的界定爲，「針對年滿60歲以上身體健康、行動方便而日間乏人照顧，且生活能力較佳之老人，提供簡單復健服務、餐點服務、交通接送服務，舉辦各項老人文康、娛樂、研習、進修活動及諮詢服務」。王增勇（1997）認爲從臺灣日間照顧服務發展來看，1999年前日間照顧服務以「日間托老」服務的模式推動，照顧對象包含健康老人及輕度失能老人，服務內容主要是提供受托者文康活動與午餐；1999年以後內政部則積極推動日間照顧服務，且以照顧失能老人爲重點。蕭文高（2013）指出老人日間照顧主要是以定點方式，提供社區民眾白天至照顧場所使用服務，或是對有暫時性照顧需求之家庭，安排老人接受短期性的暫托照顧。由於服務使用者不需在夜間住宿機構，晚上可回到原生家庭與家人維持既有互動，降低生心理衰退所帶來之衝擊，因此常被視爲具有去機構化效果之社區照顧服務。呂寶靜（2012）綜合國外學者對於日間照顧服務的論述，就服務對象而言，日間照顧服務的功能有下列4項：(1)維持或改善個案的身心功能（或極大化案主的生理和心理功能）；(2)增進案主的社會化，減少社會孤立感；(3)增加案主的滿足感；(4)預防或延緩案主進住機構。就家庭照顧者而言，具有下列功能：(1)提供照顧者獲得喘息的機會；(2)促進照顧者繼續就業；(3)增進照顧者的持續照顧能力。

我國2007年行政院公布的「長期照顧十年計畫」，其基本目標爲「建構完整之我國長期照顧體系，保障身心功能障礙者能獲得適切的服務，增進獨立生活能力，提升生活品質，以維持尊嚴與自主」。計畫中將日間照顧列爲照顧服務項目之一，主要提供輕、中度失能、失智老人，定期或不定期日間往返日間照顧中心，維持並促進其生活自立、消除社會孤立感、延緩功能退化、重建其人格尊嚴、豐富其社會生活，並以促進長者「社會參與」、「提高身心機能」爲服務定位（陳素春，2011）。服務內容包括：(1)生活照顧、(2)生活自立訓練、(3)健康促進、(4)文康休閒活動、(5)提供或連結交通服務、(6)家屬教育及諮詢服務、(7)護理服務、(8)復健服務、(9)備餐服務。就日間照顧服務的類型，Weissert（1977）針對美國日間照顧方案進行研究，將日間照顧方案區分爲二種類型：「復建取向」（rehabilitation oriented）及「多元目標取向」（multipurpose oriented）。前者較重視醫療及生理健康，後者相較而言，對醫療及生理健康的強調程度較低，反之對社會需求強調程度則較高。前者可又稱「醫療型」，後稱則可稱爲「非醫療型」或「社會型」（王增勇，1998）。Naleppa（2004）依據服務類型的差異，再將日間照顧劃分爲：「社會型」、「醫療型」和「混合型」。「社會型」：提供社交、創意、教育 活動、餐飲、營養管理等服務；「醫療型」：提供護理、個人與醫療照顧或是物理及職能治療等服務：以及「混合型」：同時提供了醫療型及社會型服務 （蕭文高，2013）。O’Keefe和Siebenaler（2006）則重新將日間照顧區分爲「社會型」（social model）、「健康或醫療型」（health or medical model）以及「專科（門）型」（specialized model），其中「健康或醫療型」有時會兼具部分社會型功能，而「專科（門）型」則指的是針對特定的人口群，如患有精神疾病、多發性硬化症（Multiple Sclerosis, MS）、後天性腦損傷（Acquired Brain Injure, ABI）以及相關的失智症。依據我國長期照顧十年計畫，全國由政府（委託）辦理之日間照顧中心包含失能失智混合型、純失智型，如依據O'Keefe和Siebenaler 的分類來說，我國失能失智混合型偏向於「社會型」，但其服務內涵中又不失醫療型的功能。而影響醫療型功能的多寡，則與接受委託承辦的服務單位是否具有醫療或復健背景有相當大的關係。而純失智的日間照顧則屬於「失智專科（門）型」，但其仍以社會型的功能爲主，目前國內僅針對失智症患者設有「專科（門）型」日間照顧服務。

三、居家照顧服務與日間照顧服務整合

2016年我國衛生福利部公告的2025衛生福利政策白皮書中表示，我國老年失能人口獲得服務的比率，已從2008年2.3%提高到2015年11月的34.5%，增加14倍，服務量超過16萬人，顯見我國政府積極建置長期照顧服務資源網的用心。雖這些年我國政府大力積極發展日間照顧中心，但以表17-2來看，不論是失智或失能日間照顧中心，服務使用量需再強化。林明禛（2011）曾針對老人日間照顧的服務品質建構進行研究，日間照服務於串連原有居家生活，以提升整體生活功能的核心作法是構成服務品質面向的重要指標之一。我們以「人」爲中心來看，人是不可分割性的個體，生活也是不可切割的，因此，照顧服務是一個連續性、全面性的過程，應讓不同的服務有交集與整合。所以，我國要開始具有建構整體性服務的思維，而非只是聚焦在各項照顧服務的服務人數、服務時數、服務人次等量化指標上。

表17-1　臺灣居家服務提供現況

年度（年）	單位數（間）	服務人數（人）	總服務時數（時）	每人每年服務時數（時）	每人每月服務時數（時）
2009	127	22,392	5,233,456	233.7	19.5
2010	132	28,398	7,371,917	259.6	21.6
2011	144	33,193	9,002,335	271.2	22.6
2012	149	37,994	10,366,734	272.9	22.7
2013	162	41,486	11,553,091	278.5	23.2
2014	168	43,584	11,707,321	268.6	22.4
2015	181	46,428	11,851,478	255.3	21.3

資料來源：長期照顧十年計畫——居家服務，衛生福利部統計處2016/3/31，居服聯盟整理。

表17-2　臺灣日間照顧服務提供現況

年度（年）	失智症老人日間照顧中心			失能老人日間照顧中心		
	單位數（間）	服務人數（人）	每間中心平均服務人數（人）	單位數（間）	服務人數（人）	每間中心平均服務人數（人）
2009	-	58	-	-	557	-
2010	-	154	-	-	744	-
2011	15	145	9.7	58	1,061	18.3
2012	17	202	11.9	66	1,578	23.9
2013	18	273	15.2	73	1,605	22.0
2014	26	387	14.9	120	1,927	16.1
2015	29	421	14.5	142	2,572	18.1

資料來源：長期照顧十年計畫——日間照顧，衛生福利部統計處2016/3/31，涂心寧整理。

2007年4月3日行政院函核定「我國長期照顧十年計畫」，將「居家服務」、「日間照顧」及「家庭托顧」等3項服務措施併稱爲「照顧服務」，所核定的服務時數可相互使用。從表17-3來看，使用居家照顧服務的人數比例是71.2%，使用日間照顧服務的人數比例是2.9%，使用比例有明顯差異。但目前現況是並未有具體作法使民眾喜愛相互使用，其因素如下：(1)居家照顧服務與日間照顧服務二者服務提供單位未整合；(2)同時提供居家照顧服務與日間照顧的服務提供單位，其二者服務提供所在地未盡相同；(3)居家照顧服務與日間照顧服務收費模式不同。如以日間照顧服務項目中有生活自立訓練與復健服務，當服務對象可能會因天氣或心情等因素未至日間照顧服務中心時，則可由居家照顧服務即時提供服務，以使生活自立訓練與復健服務有連續性服務。但以因素1和2來看，服務提供單位間要做到以人爲中心的照顧服務整合有其困難度；另以因素3來看，

表17-3 臺灣長期照顧十年計畫服務使用現況

服務內容項目	服務使用人數（%）
居家服務	71.2
日間照顧	2.9
家庭托顧	0.2
輔具購買、租借及居家無障礙環境改善服務	6.8
老人營養餐飲服務	10.0
長期照顧機構服務	2.6
交通接送服務	26.8
居家護理	14.6
居家（社區）復健	14.1
喘息服務	26.8

資料來源：蔡誾誾（2014）。長照服務法的發展與規劃。義守大學長期照顧服務產業發展論壇，涂心寧整理。

居家照顧服務只有一種以「時」計價方式，日間照顧服務則有以「時」、「天」、「月」三種不同計價方式。當二種照顧服務同時使用時，民眾無法迅速了解這種複雜的計價轉換模式，服務提供單位必須花費較多時間作說明。依據上述3項因素，民眾和服務提供單位爲求簡便，目前較多是選擇單一種照顧服務，因此，除了民眾目前使用的是不連續、不整合的照顧服務外，對服務提供單位而言，因爲會增加很多行政時間與溝通時間而也沒有整合性照顧思維的動機，而使用服務不具完整性。

爲提供老人使用多項服務之選擇，2015年我國推出多元照顧中心（小規模多機能）服務計畫，至2015年年底有22間多元照顧中心。服務提供單位以辦理日間照顧服務爲基礎，採堆積木方式擴充多項服務。辦理小規模多機能服務之服務單位，應至少具備以下第1項至第3項服務之功能，並可擴充第4項至第6項等其他服務項目：(1)日間照顧服務；(2)居家服務；(3)臨時住宿服務（喘息服務）；(4)餐飮服務；(5)交通接送服務；(6)其他長照相關服務。此服務計畫可看出連續性及整合性全方位照顧精神，但因服務計畫中6項服務項目的行政財源及委辦執行方式尚未完全整合，以致服務提供單位並無法提供相對性服務。另外服務管理經驗複製擴散的成效尚未具體，故多元照顧中心（小規模多機能）服務計畫可以居家照顧與日間照顧之整合爲起始點。

建議

居家服務與日間照顧服務都具備降低長期照顧成本及預防或延緩長者失能加重的功能，也是我國發展較爲成熟的照顧服務，不僅落實「在地老化」，也提供家庭支援功能。

對於將此二種照顧服務整合有以下建議：

1. 服務提供單位間建立區域性服務網絡，定期討論以服務對象爲中心的服務模式，創造專業對話與合作的機會。

2. 日間照顧服務中心設置複雜性減低，給予彈性，增加服務提供單位投入意願。

3. 盤整服務提供單位服務區域與服務能量，促進整合照顧服務具體思維與作法。

4. 服務收費模式以照顧服務目標與品質價值訂定總額，促使服務品質價值的彰顯。希透過這4項的建議作法，成為我國整合社區照顧的啓端。

四、日本整合照顧服務發展脈絡與定義

日本介護保險法於1997年立法，2000年4月1日起實施，該法以市町村（相當我國鄉鎮市區）為保險人，65歲以上之國民為第一號被保險人，40歲至64歲為第二號被保險人，運用社會保險方式，落實高齡者之照顧。服務內容包括在宅協助與提供地區型服務設施。該法設定每3年為定期檢討保險費率與保險給付等財務問題；每5年則依保險給付狀況、國民負擔能力等進行制度整體之檢討，並提出法律修正。日本政府首度進行制度檢討時發現，在需要照顧者與輕度失能者人數逐年增加，以及失智老人照顧問題日益嚴重之情況下，居家式照顧服務之質與量卻跟不上被保險人之需求，致使部分受照顧者被迫選擇機構式照顧服務（呂慧芬，2008）。2003年，厚生勞動省老健局提出「2015年高齡者照護（2003）」，其中檢討「照顧管理（care management）」制度並未發揮預期之效能，各地區執行狀況不同，其主因是城鄉醫護資源與財政預算差距大。

為了積極推動社區式照顧服務，並與居家式照顧服務進行結合，以建構良好社區整體照顧服務體系且落實介護保險在地老化之精神，2005年修法時以「預防重視型體系」為重心，將介護預防納入保險中。將支援需求認定分為「要支援1-2」級和照護需求認定「要介護1-5」級等7個層級。並於2006年設置「區域整合支援中心（comprehensive regional support centers）」及推廣社區式密合型照顧服務。區域整合支援中心的人力配置

有社會福祉士（social worker）、保健師、照顧管理專員等專業人員，以專業團隊執行照顧服務綜合諮詢與支援、預防照顧管理、整合性與持續性管理等業務。藉由結合居家式與社區式服務，建構符合在地老化目標之區域整合性照顧體系。區域的標準是約30分鐘車程以內可達之日常生活圈，即以中學學區爲劃分區域，人口規模2-3萬人爲範圍（如圖17-1）。使高齡者能安心和安全地繼續在其熟悉的社區，並保有尊嚴且可以自立生活。

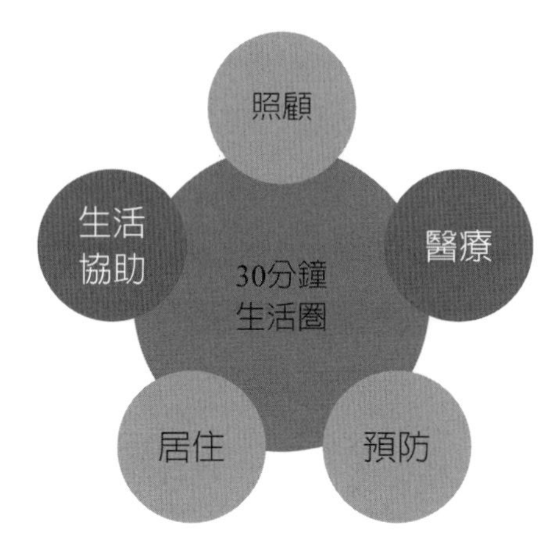

圖17-1　日本區域照顧

2011年6月第二次大幅修訂介護保險法，於2012年4月將「區域整合性照護體系」列爲核心目標，著重失智症對策；強調醫療與照顧結合；並建構多職種協力合作的社區整合網絡；且增設「365天24小時定期巡迴、隨時對應型訪問照護」、「複合型服務」等保險給付項目。「365天24小時定期巡迴、隨時對應型訪問照護」是照顧服務提供者以定時多次巡迴照顧服務滿足服務對象基本需求，並當服務對象隨時有照顧需求時，也可以獲得照顧服務。服務內容是居家照顧、居家護理、協助就醫，增加居家生活之安全感；「複合型服務」是指單一照顧服務提供者提供二種以上之照顧服務，服務對象可視需要提出短期入住機構、日間照顧或到宅訪問看護服務等服務項目。除可使服務具彈性外，亦可避免過往不同服務提供者間相互溝通不良之問題，另也使服務提供者整合照顧與護理等專業人力資源，進而提高整體經營效率。另外，爲使以服務對象爲主體的整合照顧體系能運行更順暢，同意介護福祉士此類照顧服務人員，自2015年4月起，在縣市政府認可之研習單位接受約50小時訓練與登錄後，即可執行抽痰或管灌飲食等醫療輔助行爲，並可補充醫護人員人力缺口。

因應2025年75歲以上高齡者占多數及失智症快速增加的社會，2013年10月介護保險制度修訂，於2015年4月正式架構區域整合性照護體系（如圖17-2、圖17-3）。區域整合性照護體系主要是提供居家基本需求，如有醫療、照顧、預防等多元化生活支援服務，以確保生活上的安全、安心與健康。並強化市町村權限，支援需求「要支援1-2」級的支援服務，由與民眾生活最貼近的市町村來管理，加速居家照顧服務能量，因此開展了「介護預防、日常生活支援總合事業」的轉移至市町村的作業。預計2017年4月，所有市町村要全面實施「介護預防、日常生活支援總合事業」，一可減輕介護保險之負擔；二可提升區域照顧責任，此舉是爲照顧責任從中央有限轉移到地方之策略。這項總合事業強調是運用社區營造方式建立共生社會，而不是去創造新的服務模式；強化社區居民自發性預防失能意識，如運用社區空間辦理健康操之類運動與活動；市町村公所定期召開社區照顧會議，如可邀宅配公司一起加入討論社區高齡者採買物品之便利性；日常生活支援如陪同外出、家務整理、清洗衣物等由社區居民相互協助；居家照顧服務員人力則運用在需要有專業技術的中重度照顧方面。

區域整合性照護體系重要關鍵就是各服務提供單位與居民在社區間相互合作，並以服務對象爲中心的資訊共有，且將服務與資源無縫接軌，更透過居民本身、民間團體、地方政府、介護保險等全面性合作，達到自助、互助、公助、共助有效運用。

區域整合照護系統的定位

○透過圖示清楚呈現出構成區域整合照護系統的5項要素（住居、醫療、照顧、預防、生活支援），並顯示各要素之間在相互合作的同時，有著密不可分的關係。
○將區域内的「住居」、「生活支援」等生活基礎，比喻為花盆、土壤，將「醫療」、「照顧」、「預防」等專業服務，比喻為植栽。
○如同在沒有花盆和土壤的地方，無法好好培養植栽的道理一樣，在區域整合照護系統裡，要能夠提供長者一個充分維護其個人隱私及尊嚴的「住居」，且在這樣的環境裡，要規劃有讓長者能夠安心過生活的「生活支援、福利服務」，成了不可或缺的根本要素。相信唯有在養分充足的土壤中，才能夠有效發揮專業人員在「醫療、護理」「照顧、復健」「保健、預防」等方面的專長。

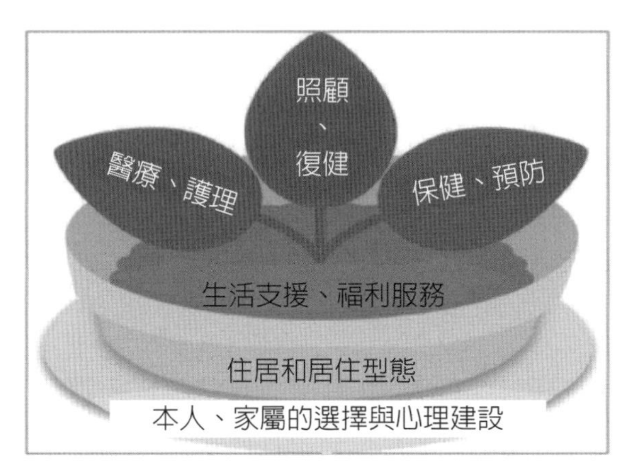

出處：2013年3月　區域整合照護研究會報告「為探討建構區域整合照護體統的論點」

圖17-2　區域整合照護系統的定位

資料來源：浜田博（2015），日本的日間照顧服務事業發展，臺灣居家服務策略聯盟，傳習，2015亞太長期照顧發展策略國際研討會。

區域整合照護系統

○為了讓長者在重度要介護的狀態下，依然能夠保有自我的生活，同時還能夠繼續住在自己熟悉的環境，直到人生的最後一刻，以嬰兒潮世代步入75歲時的2025年為目標，建構在未來能夠實現提供住居、醫療、照顧、預防、生活支援一體化的區域整合照護系統。
○估計日後失智長者將持續增加，為了同時提供失智長者在區域內的生活協助，建構區域整合照護系統將變得格外重要。
○對比總人口數沒有增加，但75歲以上的人口卻快速成長的大都會區，和75歲以上的人口呈現緩慢增加，但總人口數卻出現遞減的地方城市等，高齡化的發展情形將出現顯著的地方差異。
身為承保方的地方政府或縣市政府，應根據地方的自主性和主體性，規劃符合地方特性的區域整合照護系統。

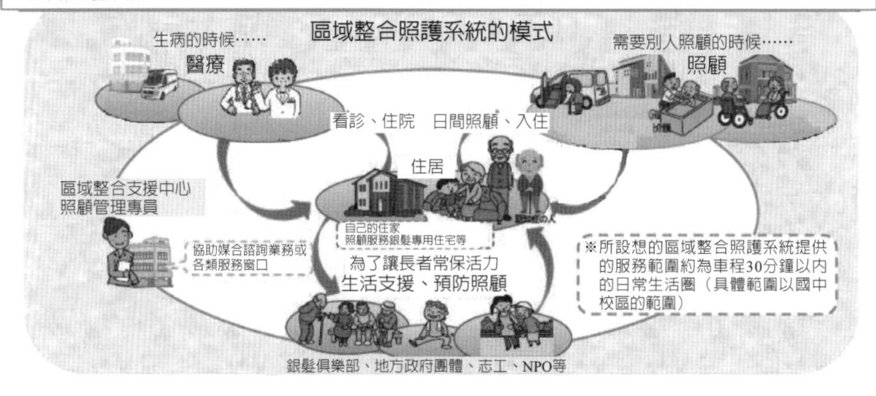

圖17-3　區域整合照護系統

資料來源：浜田博（2015），日本的日間照顧服務事業發展，臺灣居家服務策略聯盟，傳習，2015亞太長期照顧發展策略國際研討會。

五、臺灣整合照顧服務的突破方向

我國社區總體營造起始於1993年12月，以「建立社區文化、凝聚社區共識、建構社區生命共同體的概念」作爲主要目標，透過民眾參與的力量以達到社區自主與永續發展；透過居民共學能量以達知識學習與社會發展，社區總體營造也是公私部門協力模式的最佳體現。如前所述，日本政府「介護預防、日常生活支援總合事業」才開始要以社區營造模式成爲建構照顧體系的一環，將權力由中央轉移至市町村；臺灣20多年前即有社區營造基礎，我們早以村鄰里的社區動力向中央包圍，因此，我們應該可以運用此基礎加速布建整合照顧服務網絡，再加上我國的居家照顧服務、居家整合醫療、居家護理、居家復健和居家安寧療護，目前完全是各司其職，且橫向聯繫不足造成照顧不連續問題。專業分工後無法合作、連結、銜接或專業間有重疊、落差，則服務資源間會呈現片段、不完整，服務就會僵化，並且不易及時回應服務對象需求，所以建立整合服務網透過標準需求的評估和合宜程度照顧（Level of Care）資源的銜接及質量管理是可以平衡品質與成本的重要因素之一。

社區營造的是生活，生活長期累積就是文化，照顧與生活是密不可分；醫療與照顧緊密相輔，因此，將生活、照顧、醫療三元素透過社區營造方式融入到社區內，在社區內整合。我們可以先找具有營造能力的社區，將其區域內的照顧服務提供單位、醫療單位，透過定期接觸產生共識，並設置生活協助照顧管理員，了解社區脈動、掌握社區資源，建立社區人際，使照顧與醫療專業人員能與社區結合，以達「人需爲主導、社區爲基礎、專業爲輔助」的整合照顧服務目標。欲使社區整合照顧服務體系良好運作，要有誘因與激勵措施鼓勵民間團體轉向在社區內提供照顧，除服務直接與間接經費外，另可提供經費予民間團體運用ICT技術（即建置軟體系統與雲端伺服器）結合遠距健康照護服務平臺資訊（如醫療雲、照護雲、健康雲等雲端資料庫），使病人在社區中亦能獲得適當的持續性照顧，藉分享個案跨機構完整的醫療照顧與長照服務資訊，使在社區內提供服務的單位迅速及完整了解服務對象的第一手資訊外，也可使政府單位同步清楚服務情形，更可使服務對象或其家人享有共同資訊並透過討論分享，因爲這樣參與而大大提升安心感及自我照顧的知識和能力。

我國長期照顧十年計畫在各縣市設置長期照顧管理中心，中心配置照顧管理專員掌理照顧管理業務，有服務需求者必須經由其進行照顧服務評估、服務計畫擬訂及資源連結；照顧管理員也是公權力的執行者，避免公部門資源錯置或浪費也是很重要的。然照顧管理專員處於重要但不被政府重視的職場環境，致使出現長期人力不足的窘境，也因而未能全力專注於照顧管理的業務上。爲使這個長期照顧服務的靈魂人物能適當地發揮角色功能，政府應積極建立照顧管理專員的策略性人力資源制度及全面檢討教育訓練機制，創造有磁性的職場環境。另可仿效日本政府區域整合支援中心以中學區爲劃分標準，以使我國的長期照顧管理中心「在地性」能更明確，以能提供可近性、即時性服務。

參、結語

從日本發展經驗可以了解，照顧是以居家、社區爲主，機構爲輔，同時具備醫療與照顧需求；並強調健康老化的觀念，人活著就要動，不要輕易覺得自己做不來而要依賴他人完成。在美國則由醫療體系利用了兩次的「平衡」運動推動居家型的社區照顧。第一次專注於醫療及社區照顧的平衡提倡社區照顧，及「再平衡」（re-balance）專注於居家與機構照顧的平衡以居民照顧爲主。

我國政策上將社區照顧列爲主要發展趨勢之一，希冀政府對所謂的「社區」提出明確定義與發展計畫，必須於社區內建構結合醫療、照顧、預防、居住及生活協助等服務的持續性與完整性照顧體系。居家照顧服務與日間照顧服務是可讓服務對象能留在原本熟悉社區生活的最在地的照顧服務，藉由服務團隊的協助，維持或提升其生活的獨立自主與維持生活品質，同時也可協助強化家庭照顧功能，豐富其生活並減少機構式的照顧（如醫院或護理之家的入住）。服務單位往往局限在自有熟悉專業領域，而忽略了要以「服務對象」爲中心的思維，將其他專業領域作爲整合照顧的夥伴，導致有照顧服務缺口與服務品質落差。在服務提供的過程中，整合各種服務模式的差異性，將政府與民間之分工及角色明確定位，並且跨域合作才是重要趨勢，方能奠定未來照顧服務的發展方向。

新公布的「十年長照2.0」除了在服務、人力及財源的擴充外也提出「整合」爲施政指標。初步計畫是以試辦A（社區整合型服務中心）、擴充B（複合型服務中心）及廣設C（巷弄長照站）的逐步規劃建立社區整體照顧模式。社區整合型服務中心（A）的選擇不應限在機構的種類及社區照顧的經驗，而是中心機構對「整合」理念及社區爲服務基礎的承諾、整合執行能力（如社區結盟、個案開發、服務輸送、人力資源培植等）及配套管理資源（如標準的全人評估體系、個案管理體制、跨服務體系的IT及數據分析能力）。如果將來計畫走論人、論質、論案或包裹式計酬，則要考量A的照顧協調及協同合作的能力，甚至於風險的管理。

在整合的模式尚未定案的過程中，無可否認居家及日間照顧扮演著銜接社區照顧及醫療服務的關鍵角色。醫療、復健及預防的適當的導入居家及日間照顧，配合公平合理的給付及全人的照顧管理已經有證實的成果：支持社區生活、提高照顧品質、降低急診、再住院及機構照顧的使用及民眾及家屬高度的滿意度（如美國的PACE及快速增長的「管理式長照社區支持照顧」（Managed Long Term Support and Services, MLTSS）的包裹式付費模式。換言之，居家及日間照顧在社區基層的醫養整合上具有關鍵及策略性的地位。

參考文獻

1. 內政部（2006），2015年經濟發展願景之大溫暖社會福利套案第一階段3年衝刺計畫（2007-2009）。
2. 內政部戶政司（2016），戶籍登記現住人口數按5歲、10歲年齡組分。
3. 行政院（2007），我國長期照顧十年計畫摘要本。取自http://www.enable.org.tw/iss/pdf/d-5.pdf。
4. 行政院經濟建設委員會（2004），照顧服務福利及產業發展方案。2008年11月9日，取自http://www.cepd.gov.tw/m1.aspx?sNo=0000465&ex=%20&ic。
5. 衛生福利部統計處（2016），長期照顧十年計畫——居家照顧、日間照顧。
6. 衛生福利部官網12月新聞（2013），日間照顧中心120，阿公阿嬤呷百二。
7. 行政院「臺灣368照顧服務計畫」（2014-2016），取自http://www.ey.gov.tw/News_Content.aspx?n=F8BAEBE9491FC830&s=8CE2B4DD55E167AD。
8. 衛生福利部（2016），2025衛生福利政策白皮書。
9. 吳玉琴（2004），臺灣居家服務的現況與檢討。社區發展季刊，106，132-140。
10. 吳淑瓊（2004），從「建構長期照護體系先導計畫」之執行看我國社區式長期照護體系之建構。社區發展季刊106期，2004, 06。
11. 吳淑瓊、王正、林萬億、吳玉琴、王榮璋（1999），建構臺灣長期照護體系十年計畫。行政院社會福利推動小組委員會。

12. 吳淑瓊，莊坤洋（2001），在地老化：臺灣廿一世紀長期照護的政策方向。臺灣衛誌，第20卷第3期，頁192-201。
13. 官有垣、陳正芬（2002），我國居家服務購買服務契約體系運作之初探。社區發展季刊98期，2002, 07。
14. 林萬億、陳郁文、秦文力（1997），社會福利公辦民營模式與法制之研究。內政部委託研究報告，未出版。
15. 陳伶珠（2008），居家服務的歷史與發展。吳玉琴主編，居家服務操作手冊（頁15-26）。臺北：中華民國老人福利推動聯盟。
16. 陳淑君、莊秀美（2006），臺北市居家服務實施現況與相關議題探討。
17. 黃素珍、高迪理、林金卿、陳淑美、廖美玲（1994），獨居老人在宅服務需求研究——以彰化縣鹿港鎮爲例。社會工作學刊，3，93-116。
18. 黃雲生（2001），社會福利。民營化趨勢中非營利組織之資源依賴與組織自主性——以臺中市政府老人居家服務之委託爲例。嘉義，南華大學非營利事業管理研究所碩士論文。
19. 詹火生（2011），建構我國長照制度的政策思維。
20. 劉淑瓊（2001），社會服務民營化再探：迷思與現實。社會政策與社會工作學刊，5(2)：7-56。
21. 蔡啓源（2000），老人居家服務之探討。社區發展季刊，91：252-268。
22. 蔡啓源（2001），老人居家服務之檢析。社區發展季刊，95，228-238。
23. 陳明珍編著（2000），居家服務工作手冊。彰化：內政部彰化老人養護中心。
24. 蔡漢賢主編（2000），社會工作辭典。臺北：內政部社區發展雜誌社。

25. 呂慧芬（2008），日本社區整體照護制度之研究。社區發展季刊，121，P406-407。
26. 呂寶靜（2012），臺灣日間照顧和居家服務之展望。臺灣因應高齡社會來臨的政策研討會。
27. 王增勇（1997），臺北市老人日間照顧服務方案規劃研究報告，臺北市政府社會局委託研究。
28. 王增勇（1998），西方日間照顧的歷史與重要議題。社區發展季刊，83，168-190。
29. 王潔媛（2003），老人使用日間照顧服務適應過程之探討──以臺北市爲例。台大社工研究所。
30. 林明禎（2011），社會服務品質的建構與提升──以老人日間照顧爲例。臺灣健康照顧研究學刊，11，23-44。
31. 陳素春（2011），日間照顧服務之發展與展望。全國日間照顧服務研討會。
32. 蕭文高（2013），南投縣日間照顧中心老人生活品質影響因素之研究。社會政策與社會工作學刊，17(1)，89-130。
33. 蔡誾誾（2014），長照服務法的發展與規劃。義守大學長期照顧服務產業發展論壇。
34. 蔡惠雅、張玉龍、詹火生（2015），視角的轉變──從服務使用者觀點看我國老人日間照顧服務品質。臺灣社區工作與社區研究學刊第五卷第二期。
35. 朱日僑（2015），日本介護保險制度之重要運作與變革。衛生福利部社會保險司出國報告。
36. 王懿範（2014），急性後期照護國際趨勢──美國急性後期照護現況與未來發展。全民健康保險急性後期照護研討會，臺北市公務人力發展中心。

37. 龔行健、王懿範等（2014-2015），長期照護與醫療服務資訊整合研究計畫案——以腦中風急性期後的醫療與長照需求整合爲例。臺北：衛生福利部。

38. Kettner, P. M., & L. L. Martin (1987). Purchase of Service Contracting. Newbury Park, CA: Sage.

39. Norman Johnson (1989). The privatization of Welfare. Social Policy and Administration, 23(1):17-30.

40. O'Keefe, J., & Siebenaler, K. (2006). Adult day services: A key community service for older adults: Washington, DC: US Department of Health and Human Services.

41. Weissert WG. (1977). Adult day care programs in the United States: current research projects and a survey of 10 centers. Public Health Rep, 92(1): 49-56.

42. Naleppa, M. J. (2004). "Adult Day Care", in Mezey, M. D. et al. (eds.), The Encyclopedia of Elder Care. New York: Prometheus Books.

第十八章 全人自立支援照顧的臺灣實踐

林金立

面臨高齡化浪潮，政府積極推動各項長期照顧政策，來因應因爲高齡化之後帶來的失能照顧問題，長期照顧服務法於2015年6月公布，預計於2017年實施，當我們關注於政策發展走向，也積極引進各種服務模式之時，有另一個重要課題卻常被忽略了，就是照顧技術是否有隨之成長、精進？照顧的價值是否在服務過程中被實踐了？現在的照顧方式，能讓照顧工作者獲得成就感嗎？

壹、自立支援照顧，重新建立照顧意識

一、照顧形象必須源於照顧價值的建立

有人認爲照顧不就是把屎把尿的工作？這個說法一半對、但一半錯，雖然照顧的內容確實有相當大的比例是這些基本工作，但是更重要的是讓失能長者能夠重新恢復自己上廁所的能力，這才是眞正的照顧！

很多人會問做得到嗎？爲什麼要這麼做？包尿布不是比較方便嗎？會不會增加工作壓力，反而留不住人力？這些問題在我們實證的過程中一再地被提及，也都是改變的過程中必然會發生的挑戰，但當長者進步之後，第一線照顧服務員的成就感很自然的出現了。當長者的日常生活活動（Activities of Daily Living, ADL）能力進步了，照顧壓力自然減輕，最後照顧的工作環境很自然的開始彼此討論，怎麼讓長者可以進步？這個歷程

的轉變其實正是提升長期照顧形象與成就感最重要的工作，光靠形象廣告是不夠的，惟有眞正的投入照顧技術的提升，才是提升整體長期照顧的不二法門！

長期照顧到底是什麼？上過課的都知道，長期照顧是讓失能者重新獲得自主生活能力的一種服務，透過服務補足其缺失的能力，維持其殘存功能的繼續發揮，進一步的是讓喪失的生活功能可以透過訓練逐漸回復！

如果還認爲照顧只需要愛心與耐心就足夠了，那是大大的錯誤了，我們必須確信這個價值與方向，然後努力達成。

二、認識自立支援照顧

自立支援照顧是日本長期照顧的重要核心價値，什麼是自立支援照顧？日本國際醫療福祉大學的竹內孝仁教授說，所謂生活功能自立支援照顧，就是要充分的進行日常生活活動（ADL）的照顧，最重要的是要確保解決大多數日常生活活動功能的實際問題，提升案主的生活品質（QOL），也就是即使在要人照顧的狀態，盡可能在自己可以做的範圍內，過一個自己能支配的生活，致力讓老人過他想要過的生活，很快樂的過生活。

日常生活活動（ADL）包括進食、咀嚼、功能性移動（床上移動、輪椅移動、移位、行走）、穿脫衣物、沐浴、廁所衛生（大、小便）等，透過長期照顧服務，協助這些功能的滿足，進一步讓這些功能可以回復回來，讓長者的自主生活能力可以一步步提升。

舉例來說：一個長者還能進食、咀嚼，可是手會抖動，很難自己將飯菜送到嘴裡，在以往的照顧，照顧服務員爲了追求快速，可能就直接幫長者夾菜、攪拌、餵食，感覺起來這樣的服務好像很貼心，可是卻會讓長者愈來愈依賴、功能愈來愈退化，到後來原本還有的功能（舉手、擺臂）可能都喪失了，這就是我們在照顧現場常看到的「廢用症候群」，因爲不當的照顧造成的功能退化。

那如果是自立支援照顧會怎麼做？首先會先觀察長者還剩下來的功能有哪些？然後運用其他服務來補不足的地方，例如配合他的手臂功能設計適合的湯匙，找深一點的湯匙減少飯菜掉落，用餐的時候鼓勵他自己夾菜到碗裡，或是由他指揮決定要夾哪道菜，鼓勵他自己送飯菜到嘴哩，如果眞的不行，輕輕扶住手背、減少手的抖動，讓他可以更順利地自己進食，這個過程就是自立支援照顧的實踐方式，能有這樣的思考方式，就是照顧意識。

貳、日本從社會性住院走向以人爲本的照顧歷程

臺灣很多的照顧學習取自於日本，當我們欣羨日本的照顧發展時，也要了解日本是如何從30年前的「照顧黑暗期」，走到現在以人爲本的照顧實踐，這期間經歷了非常大的改革來發展照顧學與照顧技術，能夠了解日本的照顧發展，才更能理解臺灣要學習的方向。

一、社會性住院

日本在1980年代，服務供給量不足，政府提供給經濟弱勢的獨居老人免費服務，一般的家庭即使有錢也不見得可以購買到長照服務，當時的社會風氣認爲照顧的責任必須由家庭負擔，特別認爲是女性的職責，家庭照顧負擔日益沉重，再加上1973年日本實施老人醫療免費措施，許多家庭爲了經濟層面的考量，選擇將老人送到醫院入住，愈來愈多老人因爲失能需要被照顧，而被送到醫院，而醫療的目的應該是治療，可是後來也演變成不以治療爲目的的經營，讓老人久病不起，反而有利可圖，惡意醫療的情況嚴重，浪費了醫療支出，這種情況日本稱之爲「社會性住院」。而在

醫院內都是多人房，只用一條布簾來保護長者的隱私，人力不足與空間受限，長者只能在自己的床上用餐，完全失去原本的生活模式，到了80年代末期，日本全國約有20萬名老人處於這種社會性住院的狀態（徐明仿，2013）。

二、不人道的約束照顧嚴重

當時由於照顧的價値與專業性仍未確立，多數的照顧機構都藉口因爲人力不足，爲了保護老人的安全、提升工作效率，所以必須透過約束身體或是用藥物，來限制老人的行動，而且爲了清潔方便，所有老人一入住，幾乎毫無例外地穿起紙尿布，並且長期臥床，每天只能看著天花板，吃著混雜在一起的飯菜，夜間尿布經常超過12小時才換，這樣的場景令學者與媒體感嘆地稱之爲「照顧黑暗期」，住在養護機構的長者根本是生活在人間地獄。

三、擺脫不了的惡性循環

這樣子任意綁老人、強包尿布、藥物控制、輕易插鼻胃管的非人性工作內容，讓長照工作者很難獲得工作的喜悅與成就感，因爲缺乏照顧理念，更難找出工作的意義，人員離職率高，因此造成人力更不足，照顧現場更經常性採用非人性化照顧，照顧品質更爲低落，廢用症候群嚴重，老人的身心功能變得更差，失能和失智更爲加重，工作人員照顧情緒壓力變大，工作形象更爲低落，照顧工作變成是就業市場中最不願意選擇的工作之一。

四、日本的改革

1973年竹內孝仁教授提出「臥床是人爲的」，倡導零臥床運動；1985年起，朝日新聞連續5年做了一系列的報導，揭發日本長照服務的惡劣狀態，並向社會呼籲所謂的老人臥床是人為所造成，他們是「被迫臥床的老人」；日本政府於1989年起制定並執行一系列的「黃金計畫」，以「零臥床老人作戰」，向國民宣導照顧的理念（徐明仿，2013）。

「零臥床老人作戰」的10項照顧原則（徐明仿，2013）：

1. 預防得到腦中風和骨折。

2. 老人的長期臥床是人為所引起的問題。過度的臥床靜養，只會造成反效果。

3. 復健要及早開始進行，才能有效提高成效。讓我們一起實踐「從床上開始做復健」。

4. 從生活裡做復健。從用餐、如廁、穿脫衣服的生活動作裡開始實踐生活復健。

5. 新的一天始於換衣服；裝扮是一件很重要的事。用餐的地點和睡覺的地點要分開，讓生活有節奏感。

6. 不過度照顧、不離開視線，是照顧的基本原則。尊重老人也想自立的心情。

7. 從床上移位到輪椅。活用輔具，擴大老人的活動範圍。

8. 裝設扶手、去除地面的高低差，住得安心舒適，活用創意來改善環境。

9. 從家庭、社區、社會裡發現生活中的喜悅。大家一起來預防整天窩在家裡的情形。

10. 積極訓練生活功能和使用日間照顧服務。要消除老人的臥床問題，需要你我他的力量、需要社區的力量。

從「零臥床老人作戰」中可以知道，「生活自立、維持正常生活」的自立支援觀點與具體做法開始出現，日本的照顧理念開始產生明顯的變化，提升使用者的生活品質（Quality Of Life, QOL）的意涵，從早期的

「生命維持」演變到「生活提升」，以及今日的「豐富人生」，實現了以人爲本的照顧。

五、自立支援的理念與原則入法

自立支援的原則成爲日本照顧工作的核心價值，在2000年實施的介護保險法，第一條即明確指出照顧的理念：

1. 維持老人的尊嚴：即使失能、失智，都要維持老人的尊嚴。

2. 使用者本位：盡可能依照本人的想法和選擇來提供照顧服務。

3. 幫助實現自立生活：盡可能活用本人的身心功能來提供照顧服務，以維持本人生活的自主性。

照顧管理專員在擬定照顧計畫時，必須要尊重使用者本人的想法，尊重其生活、人生的持續性，與使用者共同決定服務的時間、地方、內容，並且以協助使用者繼續維持原本的生活型態爲考量（徐明仿，2013）。

參、臺灣自立支援照顧的發展

一、臺灣的導入歷程

日本1980年代照顧黑暗期的狀態，與臺灣現況是一致的，我們的照顧現場正陷入人力缺乏、約束嚴重、照顧價值低落的惡性循環中，實務界期盼政府提出解決策略，政府也努力尋訪解決藥方，不斷引進其他國家的照顧模式，可是對照顧理論、技術的發展等基本功，投入卻是不多，臺灣長照實務界與日本接觸頻繁，對於自立支援並不陌生，部分的應用、宣導或是教育訓練其實一直都有，包括竹內孝仁教授等學者，也獲邀多次來臺灣演講，可是比較完整的導入、實證與發展的經驗，應該是自雲林縣老人保護協會與同仁仁愛之家開始，他們也是第一個發展臺灣本土自立支援模式的濫觴。

雲林縣老人保護協會於2006年，在日本接觸了自立支援的觀念，於2010年財團法人同仁仁愛之家嘗試導入，可是因爲對於自立支援理論與技術的了解不足，以及機構缺乏共識而成效有限。2011年雲林縣老人保護協會成立長泰老學堂日照中心，一開始即以自立支援照顧爲理念實行，搭配能力回復機的操作與運動，3個月後，有6成的長者ADL都提升了，在日照中心的成效較容易出現，應該與長者的失能狀況較輕，且有強烈的進步意識有關係。而照顧狀況更惡劣、最需要改變的住宿式機構，導入卻是困難重重，眞正的突破要一直到2013年，與群馬縣高崎福祉法人新町元氣村花水木寮結盟後，完整學習自立支援照顧的理論與技術，並且到日本實務工作現場進行長時間的見習，才逐漸領悟了自立支援的內涵與操作方式，再加上有日照中心的實施經驗，重新彙整後，繼續進行實證。

財團法人同仁仁愛之家於2013年，經歷了一年多的組織共識建立與訓練。2014年1月成立工作小組推動，2014年8月開始執行零約束的照顧原則。2015年1月達成零約束的目標，導入自立支援照顧的個案，有近4成的長者在3個月後，ADL都有明顯進步。以照顧目標來審視，有8成的照顧目標獲得達成，更重要的是照顧現場的跨專業整合的氛圍逐漸形成。

2014年12月，雲林縣辦理了臺灣第一次的自立支援成果示範觀摩會，2015年雲林縣老人保護協會與長泰社福基金會共同成立自立支援學院，全力推動臺灣模式的自立支援照顧，該年臺中市政府委託弘光科技大學護理系導入試辦，至2016年已經有屏東縣、高雄市、嘉義縣、彰化縣、臺中市等縣市政府投入，全臺灣超過60個長照機構投入應用，自立支援在臺灣的發展逐漸有本土化的模式出現。

二、推動的困難

導入自立支援照顧最常遇到的困難包括：

1. 主管的認知不足：當主管面臨個案權益以及照顧效率的抉擇時，經常是回到了照顧效率的思考。

2. 工作人員的抗拒：理由不外是人力不足、風險發生誰負責等。

3. 理論與技術不足：自立支援照顧理念的實踐，必須應用不同的照顧理論與技術，不是理念宣導而已，更不是團康活動。

4. 照顧服務員的提升：照顧工作最重要的人物是照顧服務員，成功關鍵也在於照顧服務員身上，但是在經營管理上，卻經常忽視了他們的養成以及權益發展。

綜觀前述的限制，其中最關鍵的因素在於主管的認知，在臺灣要成功導入，不能只要求下屬辦理，必須是由上而下的親力親爲，才能夠建構出來成果。

三、共同照顧意識的建立，是導入的關鍵因素

1. 由上而下、無差別的全員體驗訓練：爲了學習照顧的技術，並發展照顧意識，導入之初，雲林縣老人保護協會與同仁仁愛之家赴日參加介護訓練，由理事長帶領一同參與約束、排泄、餵食等深刻體驗，體認解除約束與尿布的必要性與決心，並且開始在機構內，由上而下、全體人員無差別性的體驗與訓練，逐漸建立照顧意識的基礎。

2. 成立工作小組，重視照顧服務員的參與及討論：成員包括護理、社工、營養師、物理治療師或職能治療師以及照顧服務員，其中最應該重視的是照顧服務員的意見，因爲他們是實際執行者。

3. 與家屬共同討論照顧計畫：與家屬共同討論照顧計畫，並且專注於小改善，透過此來激勵長者與家屬的繼續參與，並且改善照顧關係。

4. 建立內部職涯發展制度：照顧服務員是最關鍵人物，同仁仁愛之家針對照顧服務員推動了下列措施：

- 主任的人選資格增加照顧服務背景。
- 護理照顧組增加一名副組長，且明定爲照顧服務資格。
- 增設6個照顧區，以照顧服務員爲區長。

• 印製名片：以其中一位男性的大學畢業生爲例，擔任照顧服務員兩年後，即晉升爲護理照顧組副組長，名片上除了職務名稱外，也印上其取得的技術士證照名稱。

肆、自立支援照顧的整合性服務

自立支援照顧要如何做呢？

一、第一步先提升基本照顧

透過水、飲食、排便、運動以及生活規律性的確實實施，調理長者的身體狀況，讓因爲身體不適、虛弱之因素造成的周邊症狀排除掉。

飲食
每日1500大卡
喝水
每天1500 c.c.
改善身體狀況
能力回復
運動
步行、能力回復運動
排便
至少每1至3天一次

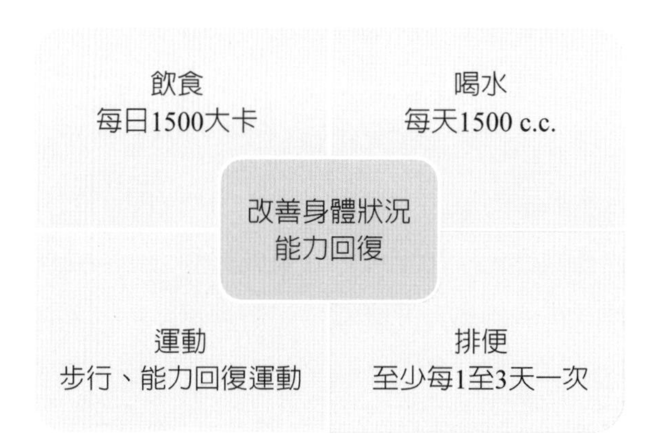

要把基本照顧做好，第一要務是喝水。喝水改變了，不僅長者生理機能會提升，機構也跟著改變了。

水是人體中的主要的成分，高齡者的體重50%是水分，以一個60公斤的高齡者而言，體內水分就占了30公斤，水是全身體液的媒介物，所有身體細胞的生理化學反應都與水分有關，運送養分及廢物，調節體溫，以及是體內的潤滑劑，包括唾液、腸胃道黏液、泌尿道黏液的分泌、關節液的潤滑等，均需水分的存在。

醫學報告也指出，當缺水1-2%，會有意識障礙的問題；缺水2-3%，會發燒、循環機能受影響；達到7%，會出現幻覺；超過10%，則可能有死亡風險。

那試想，長者常常因爲擔心頻尿，所以過中午就減少喝水，晚餐後幾乎滴水不沾，長期處於缺水狀態，直接造成的影響就是排便不順、代謝失衡、煩躁、吞嚥困難，在缺水的狀態下，失智長者的黃昏症候群甚至會因此更嚴重。

在照顧現場經常看到的狀況，因爲缺水會造成便秘，但時常無法體察到這個原因，卻只是使用甘油丸，或是長期使用軟便劑來解決問題，結果造成大小便失禁，原本正常的排泄功能可能因爲基本照顧的不足，反而變得喪失。相對的，如果能去了解問題發生的原因，從根本去解決，這樣思考歷程就是「照顧意識」。

當機構開始確實執行喝水正常化時，其實就是整體改變的開始。爲了促進長者願意自然喝水的意願，我們必須開始增加他們的社會互動，從原本只是把他們放在輪椅、架個桌板，改變成移到桌子旁邊，讓他們彼此有更多的互動。時時跟他們聊天閒話家常，發展更多的簡易運動，長者自然會口渴，喝水自然會增加。透過此，長者不僅水分增加了，社會參與及認知意識也逐漸好轉，與照顧者的關係開始改變，還包括手的運動、手指協調、吞嚥功能、排泄功能在這過程中都獲得提升，好的照顧可以幫助長者回復功能的原因即在此。

先從喝水開始，逐漸地讓飲食、運動與坐在馬桶上排便都能實踐，去除掉因爲照顧不足產生的廢用症候群，眞正看到長者的狀況，才能擬定下一步的能力回復照顧計畫。

二、從照顧視野擬定照顧計畫

病理分類在照顧的應用上，可以增加我們對長者狀況的理解，可是對於自立支援照顧計畫的擬定與執行幫助有限制。舉例來說，我們知道長者是因爲中風造成失能，也知道他的功能獨立量表（Functional Independence Measure, FIM）分數狀況等，可是在生活照顧中，照顧服務員要怎麼執行能力回復計畫呢？

這時候就可以從照顧視野來分類了，照顧視野是從長者的ADL、工具性日常生活活動能力量表（Instrumental Activities of Daily Living, IADL）以及其外顯行爲模式來進行分類分型，再去尋找到解決這些問題的對應策略，並進而依此制定照顧計畫，最終以提升生活自主能力爲目標。

而所有的生活自主能力的提升，在照顧計畫上則再簡化爲四個目標，當這四個目標都達成了，可以說基本的獨立生活能力就足夠了：

1. 不要坐輪椅。
2. 不要穿尿布。
3. 不要別人餵食。
4. 不要別人協助洗澡。

照顧視野分類的功能在讓照顧計畫更爲具體可實施，也讓照顧服務員工作價值更爲重要，因爲從觀察、分類與實施，都能彰顯出照顧服務員的重要性。

三、從步行能力提升自立支援整合照顧

最關鍵的就是步行能力的提升，這幾乎可以說是自立支援照顧的最優

先重要目標。

步行是日常生活活動（ADL）的基礎：

1. 當被照顧者可以步行時，就用不到尿布了，可以自立就可以上廁所不需包尿布。

2. 如果被照顧者無法步行，即使可以自主吃飯，但移動仍需要照顧。

3. 步行與ADL能力的關係。

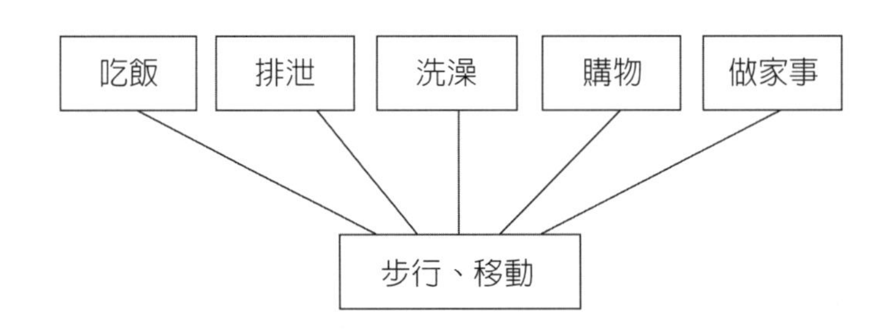

4. 步行與排泄、吞嚥的關係。

步行對於自立支援照顧的重要性，除了是能提升移動到廁所的能力外，同時也因爲步行中，會產生站立大腸反射的作用，促進排便，而且步行能力的提升也可以改善意識程度，意識程度提升後，對於尿、便意，排泄抑制的排泄訓練，以及去除鼻胃管的吞嚥訓練都有直接的幫助。

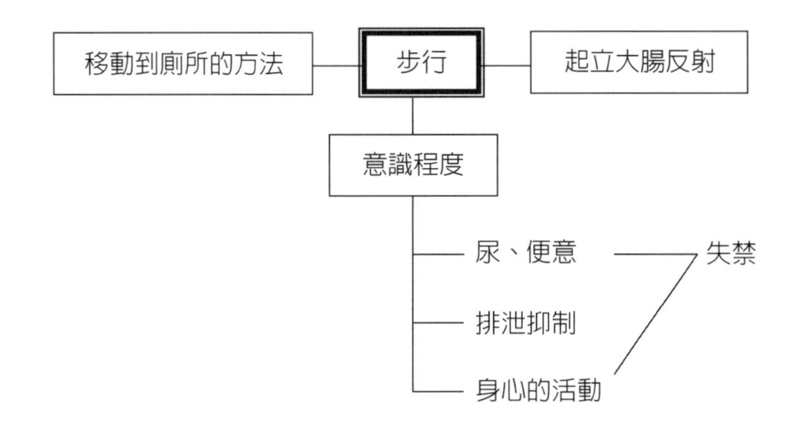

步行能力降低，除了因爲疾病、意外造成的機能障礙，以及老化原因外，與基本照顧的不足更是息息相關：

1. 脫水、水分不足會使步行的穩定性降低，因此容易跌倒，最後造成被約束。

2. 營養不足造成體力不足，造成步行持久力降低。

3. 長期臥床、久坐，造成下肢運動不足，直接造成步行下滑。

四、照顧意識的關鍵：不約束的決心

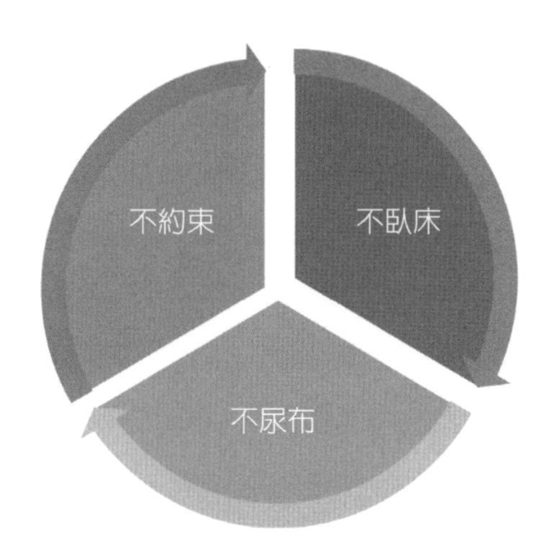

自立支援照顧三個原則：不約束、不臥床、不尿布。在實踐過程中，最重要的關鍵是貫徹不約束的決心，也唯有不約束，才會去思考個別化的照顧方式，如果約束是那麼容易，所有的照顧技術都是白費了。

長期照顧機構因不當的約束而對老人造成傷害的例子非常多，包括壓瘡、姿勢性低血壓、循環血量減少、肌肉張力減弱、尿失禁、便秘、約束部位受傷及產生固定不動的合併症等問題，約束的理由以預防跌倒、拔管爲主要理由，其他如控制老人的問題行爲，如煩躁、混亂、遊走或暴力行爲、傷害他人及自己，但研究也發現，被約束的老人比未使用約束的老人跌倒率高出三倍，因爲方便照顧，反而造成長者更大的風險。

臺灣的養護（長期照護）定型化契約範本第十二條規定，必須具備下列四個條件，才能進行約束：

1. 有傷害自己或他人之行爲，或常有跌倒情事，而有安全顧慮之虞。

2. 無其他替代照顧措施者。

3. 受照顧者或其委託者同意。

4. 並經醫師診斷或有臨床護理工作3年以上護理人員參據醫師既往診斷紀錄。

上述4個要件同時具備，才可以依約束準則及同意書，「得」使用適當約束物品，而我們的約束經常未經上述程序就任意進行，這不只是違背個案權益，更可能有法律的風險。

五、組成跨專業團隊

自立支援照顧的實踐絕不是單一護理或照顧專業可以完成，必須有醫療、職能治療、物理治療、空間輔具專業的共同導入，共同思考解決照顧問題，才能夠實踐，而這正是目前長期照顧最不足的地方。

舉例來說，一個要訓練控制大小便、自行如廁的長者，就必須要有醫師調整軟便劑的劑量、營養師調整飲食的纖維素，增加消化與腸胃蠕動、照顧者定期扶至馬桶排便、因應他的身體狀況調整空間與輔具、訓練下肢與括約肌的力量，以及鼓勵與心理支持等各面向的專業導入，透過這個過程也讓長照人員獲得跨領域的學習與能力。

伍、自立支援照顧的臺灣實證成果

一、自立支援整體實施的成效

財團法人同仁仁愛之家實施的第一年，採取工作小組方式進行，從2014年1月至2015年1月，一年的期間，以照顧目標來分類，陸續導入的案次有118案次，審視執行成果如下：

- 零尿布：導入42人，完全移除共19位。
- 零約束：導入9人，皆完全移除。
- 零臥床：導入11人，目前每日皆達4-5小時未臥床。
- ADL訓練：導入35人，22人有顯著提升。
- 步行訓練：導入21人，有顯著進步的18位。

整體來看，有8成的照顧目標達成。

二、能力回復運動對生活自主能力的幫助

長者無法行走、無法進行自主生活照顧活動的原因，很多時候不是肌肉無力，而是因為主動肌與拮抗肌、關節僵化及肌肉張力等因素，造成肌肉的協調性不足，「能力回復運動」強調的不是「強化」肌肉，而是「活化」肌肉，喚醒身體肌群主動肌與拮抗肌的協調性，使步行正常化，也就是喚回肌肉對於走路的記憶。

系統性的生活自立訓練，會特別針對高齡者容易老化的肌群與動作，喚醒生活自立機能動作中所需要的肌肉記憶，因此與一般的運動模式，以訓練肌肉為目標是不同的。

能力回復運動模式分為機械式與非機械式，非機械式的運動方面，可以透過緩慢、長時間、輕鬆的行走來達成。可是因為許多失能長者的肢體功能受到限制，為了更有效率的活動到身體不同部位的未醒肌肉，就有了

「機械式」的能力回復機的發展。

機械式的能力回復機主要是將失能者特別需要加強訓練的動作歸納爲6種形式，分別由6臺機器來協助重新啓動因衰老而不活化的肌肉群，藉由訓練的韻律提升失能者動作的協調性。運動模式主要爲反覆性、低負荷的方法，做定向、穩定、往返、節奏性的低阻力性活動與運動，這些運動對身體的負荷甚至低於泡澡。透過這種非常輕鬆的固定式運動，讓因老化或器質性傷害而致機能低下的肌群運動活化，變得更有效率。

而在一般實務照顧中，也可以運用日常生活用具來製作能力回復器具，藉著文化刺激與熟悉感，讓肢體動作更快熟悉生活自理機能狀態。

長泰老學堂日照中心與同仁仁愛之家同時實施機械式與非機械式的能力回復運動，每3個月進行一次前後測，平均統計的成果有6成多行走能力有明顯的進步，7成在起身站立有明顯的進步，對失能長者的獨立自主生活能力提升有很大的幫助。

三、工作價值感提升，離職率下降，人員開始年輕化

同仁仁愛之家實施之前，2013年離職率28%，平均年齡53歲，實施2年後，2015年的離職率降至8%，全年僅4人離職，其中照顧服務員零離職，員工人數從62人增加至74人，整體平均年齡降至43歲，30歲以下的照顧服務員增加5位，其中有3位是大學畢業，有很明顯年輕化的趨勢。

因爲照顧價值的確立，經歷過實踐初期的不適應，現在照顧現場的氣氛跟著轉變，照顧者與長者之間逐漸產生「同體共存」的相處關係。照顧者能夠去理解長者問題行爲的緣由，長者對環境產生信任及安全感，照顧工作逐漸變成有樂趣及成就感，開始能夠吸引年輕人投入。

陸、結語

1980年代，日本脫離看不見出口的惡性循環的方式，是從確定照顧價值開始，臺灣此刻面臨了宛如日本照顧黑暗期的處境，不能只是學習別人的成功服務模式，或是宣傳照顧形象，這是治標不治本，我們必須回到照顧的基本功與基本價值的建立，也就是自立支援照顧的實踐與落實。透過各個面向、各種理論的應用，發展出臺灣的自立支援照顧，也唯有照顧能夠真的變成一門專業學問，這門學問才能永續發展，發展臺灣照顧學，這是刻不容緩的工作。

參考文獻

1. 徐明仿（2013），老人福利服務，p5-12。華格納。臺中市。
2. 竹內孝仁（2015），雷若莉譯。竹內失智症照護指南。原水。臺中市。
3. 林金立（2015），論文發表：臺灣長期照顧品質發展的策略。亞太長期照顧國際研討會。居家服務聯盟。新北市。
4. 林金立（2015），論文發表：臺灣自立支援發展的策略。衛生福利部中區老人之家年刊。

結語　整合照顧的國際趨勢及系統建立的考量

王懿範

本書以美國爲重點，日本爲參考回顧國內外整合醫療與長照在制度及服務上的挑戰、經驗及解決方案。結論是整合照顧是必然的世界趨勢。不同國家以不同模式配合各自獨特的社會文化環境試圖整合，以提高照顧的全面性、可近性、持續性、高品質、高效率及高價值。隨著高齡化、疾病的慢性化及服務的專業化，世界整合服務的重點均朝向以人爲核心的「醫療照顧、長期照顧、生活照顧」的整合。健保及長照2.0同時以全人照顧爲導向推動，爲臺灣創造了獨特的整合契機。

整合照顧系統的推動需要明確的理念和持續的過程，除了在政策面需要政府的承諾變通，在執行面需要民眾的支持和產業的參與；在財務上需要建立公平的給付及正面的誘因；在策劃面需要清楚的藍圖、工具及創新的思維；在推動過程中需要合理的評估工具並導入資訊科技提升服務的價值及持續的優化。

在轉型的過程中，照顧的觀念由疾病的治療轉向健康促進活化及失能的預防；照顧的焦點除了專業的干預外，更注重個案的自我照顧；照顧的重心也從機構轉移至家庭與社區；政府部門的責任則由法規把關轉至政策鬆綁以提升服務的創新及對民眾的價值；財務給付的改革由以量計酬轉爲以人計酬，終究是一種進而建立對全民健康（population health）全責（accountability）的手段（由政府和照顧機構共同負責而非政府推給機構負責，反之亦然）。

除了對全人照顧的承諾外，政府及業者都需要轉型的知識、技術、數據與工具、新理念的啓發及共同的學習與分享。政府與產業雖然著重點及方法不同，但最終目標一致，在系統的整合上相輔相成互學共享。政策的規劃及適當的鬆綁可以給予產業發展方向及參與的信心，進而啓動並加速整合的實踐步調。產業在服務管理及資訊體系的投入可以支持政府政策的順利落實。民眾加入的價值是增進對問題實質的了解、解決方案的可行性、執行上的順利落實及持續性的確保服務的品質、安全及成效。

政府在2016年9月推出長照2.0，在強化優質、普及與平價的原則下，發展以使用者爲中心的在地化、社區化因地制宜的長照顧服務模式。長照2.0強調以人爲中心的觀念，計畫藉由社區整合型服務中心（A級長照旗艦店）、複合型日間服務中心（B級長照專賣店）與巷弄照顧站（C級長照柑仔店）透過試辦推動長照服務的整合。

臺灣健保在總額支付制度下，主要仍採論量計酬模式，但在過去幾年也啓動了以人爲中心的整合照顧制度。除了DRGs支付（住院定額支付）部分的執行外，已經試辦整合性照顧計畫，例如家庭醫師、門診整合照顧、論質計酬、論人計酬等，在地區醫院試辦急性後照顧，並在社區中試辦在宅醫療、居家護理、居家呼吸照顧與居家安寧療。目前正在考慮選擇性的擴展論質計酬、論人計酬及PACE模式，逐步建立全責照顧（Accountable Care）模式。

雖然注意力仍然偏於本身內部的整合，健保的改革及長照2.0的推動均反應出政府對全人照顧明確的承諾。衛福部在林奏延部長親自領導跨部門的專案小組分責合作，共同推動長照2.0是明確的起步，也建構了醫養整合的基礎及啓動。

臺灣如何在健保和長照推動整合的同時，在法規面、財務面、評估面、服務面、管理面、人力面及資訊系統等各層面的共同規劃達到整合，是目前亟待解決之議題，也是臺灣繼健保亮麗成績後，建立全人照顧模範的機會。無論日後長照的財源是採用保險、稅收或市場機制，健保是否全面實施DRGs或擴大論人計酬，就民眾的需求、經費的善用、服務的成效、給付的銜接及民眾滿意度的提升上，均驅使政府及產業即時導入醫養整合的全人照顧原則。

蔡英文總統及陳建仁副總統在「十年長照2.0」政策中明確提出整合衛生、社會福利、退輔等部門服務，發展以服務使用者為中心（service user centered）的服務體系，排除部門各自為政的弊端。覆閱全書章節，作者團隊除了對全人照顧的承諾外，亦反映出對政府整合政策的支持，進而前瞻性和啓發性的地分享他們的的經驗和建言實屬難得。與美、日不同之處，臺灣有機會本著政府對全人照顧的承諾、衛生福利部的架構，在建立長照及健保改革的同時導入及落實整合的觀念，可以更快更有效率的地規劃一個公平、可近、透明化、有效率、有持續性並能滿足人民需要的全民福利體系。

國家圖書館出版品預行編目資料

醫療與長照整合：打造全人照顧體系／王懿範，邱文達等著．－－初版．－－臺北市：五南，2016.11
面；　公分
ISBN 978-957-11-8858-4（平裝）

1.健康照護體系　2.醫療服務　3.長期照護

419.5　　105018050

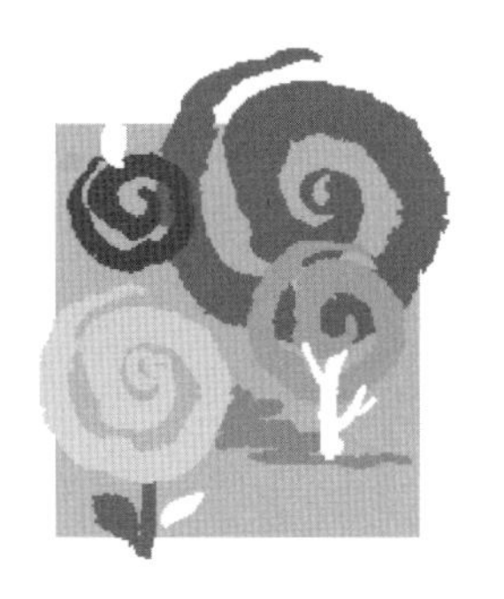

4E02

醫療與長照整合——打造全人照顧體系

作　　者 — 王亭貴　王祖琪　王懿範　李玉春
李孟智　林依瑩　林金立　邱文達
洪燕妮　范雅渝　孫茂勝　涂心寧
涂明香　張博論　張耀懋　莊美如
許碧珊　陳再晉　陳秀玫　陳珮青
陳惠姿　陳逸卉　陳適卿　楊文達
廖妙淯　熊　昭　鄧世雄　鄧素文
鄧復旦　賴仲亮　韓德生　簡慧娟
（依姓名筆劃排序）
發 行 人 — 楊榮川
總 召 集 — 閻雲
榮譽總顧問 — 邱文達
總策劃暨總編輯 — 王懿範
執行編輯 — 陳惠姿　林進修
助理編輯 — 趙于賢
封面設計 — 斐類設計工作室
出 版 者 — 五南圖書出版股份有限公司
地　　址：106台北市大安區和平東路二段339號4樓
電　　話：(02)2705-5066　　傳　真：(02)2706-6100
網　　址：http://www.wunan.com.tw
電子郵件：wunan@wunan.com.tw
劃撥帳號：01068953
戶　　名：五南圖書出版股份有限公司
法律顧問　林勝安律師事務所　林勝安律師
出版日期　2016年11月初版一刷
　　　　　2019年8月初版二刷
定　　價　新臺幣450元